______________________드림

척추 이야기

아무도 말해주지 않는

척추 이야기

초판 인쇄 2016년 9월 1일
초판 발행 2016년 9월 10일

지은이 도은식
펴낸이 김광열
펴낸곳 (주)스타리치북스

출판책임 이혜숙
책임편집 한수지
출판진행 안미성
편집교정 이상희
본문편집 권대홍 · 조인경
경영지원 공잔듸 · 권다혜 · 김문숙 · 김지혜 · 김진영 · 김충모
　　　　　　문성연 · 박지희 · 신자은 · 유다윤 · 이광수 · 이지혜
　　　　　　정은희 · 정종국 · 한정록 · 황경옥 · 허태연

등록 2013년 6월 12일 제2013-000172호
주소 서울시 강남구 강남대로62길 3 한진빌딩 3~8층
전화 02-2051-8477

스타리치북스 페이스북 www.facebook.com/starrichbooks
스타리치북스 블로그 blog.naver.com/books_han
스타리치 잉글리시 www.starrichenglish.co.kr
스타리치몰 www.starrichmall.co.kr
홈페이지 www.starrich.co.kr
스타리치 기업가정신 www.ceospirit.co.kr

값 20,000원
ISBN 979-11-85982-29-8 13190

아무도 말해주지 않는
척추 이야기

| 도은식 지음 |

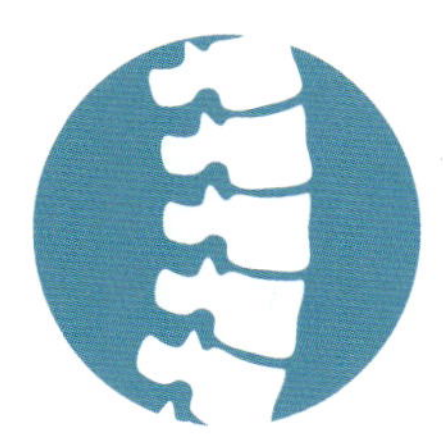

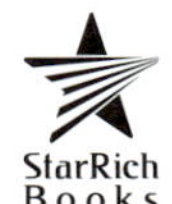

StarRich
BOOKS

‘승풍파랑乘風破浪’은 바람을 타고 물결을 헤쳐 나간다는 뜻으로 어떠한 역경도 이겨내면서 목표를 향해 나아가는 원대한 포부를 말한다. 대학에서 레지던트 과정을 밟을 때부터 척추 환자를 수술하고 치료했으니 30여 년 동안 척추전문의로 살아오면서 의료인으로서 승풍파랑을 이루기 위해 최선을 다했다고 생각한다.

병원은 단순히 환자를 치료하는 데만 그치는 곳이 아니기에 치료가 끝난 환자의 삶의 질까지 높이려고 노력해야 한다는 신념으로 살아왔다. 정직하게 진료해 누구나 자기 질환에 대해 정확히 진단받고 치료할 수 있는 환경을 만들어 환자에게 인정받고 사회에 기여할 수 있어야 한다는 생각은 의사로서 환자를 만나는 한 계속될 것이다.

더조은병원은 이러한 신념을 바탕으로 13년 동안 환자를 위한 진료를 해오면서 명실상부 대한민국을 대표하는 척추전문병원으로 자리잡았다. 국내 최고의 의료진과 시설을 갖추고 수면부위마취를 통한 고령자 척추수술의 새로운 지평을 열었다. 또한 옆구리디스크, 목 인공디스크 수술 경험이 많은 것은 물론 무중력감압치료, 디스크내 열치료술, 경막외 내시경레이저 시술, 고주파수핵감압술 등 새로운 치료법을 끊임없이 개발하여 소개해오고 있다. 남들과 같은 수준으로는 경쟁에서 살아남을 수 없기 때문이다.

그러나 결코 과거의 결과에 만족하지 않고 항상 미래를 준비하는 창조적인 경영을 바탕으로 우리나라를 넘어 아시아에서 최고라고 인정받는 병원이 되도록 노력하고 있다. 환자가 중심이 되는 병원, 정도를 걷는 병원, 미래를 준비하는 병원, 어려운 이웃과 함께하는 병원을 지향하며 묵묵히 최선을 다하고 싶다.

더조은병원에는 더 좋은 의료진이 있고 더 좋은 사람들이 있다. '내 집처럼 편안하고, 가족처럼 친근한 병원을 만들자'는 비전을 이루기 위해 처음 시작하는 마음으로 최선을 다해 진료하려고 한다. 조은병원의 도울 조助, 은혜 은恩이라는 이름처럼 고통받는 환자를 가족처럼 돕는 것이 목표다.

내 인생에 사명은 무엇인지 고민한다. 인생의 후반전에 들어섰으니 전문의로서 여러 NGO 단체에서 더 활발하게 활동해야겠다는 생각도 한다. 봉사도 더 많이 해야 한다. 의사로서 아픈 사람들을 고쳐주는 게 내 기본 사명이며, 이 일에서 가장 큰 보람을 느낀다.

이 책에는 그동안의 경험을 바탕으로 척추 관련 질환으로 고통스러워하는 환자들과 그 곁에서 애태울 보호자들에게 도움이 될 내용을 담았다.

먼저 척추전문의로 살아온 30여 년 삶을 되돌아보았다. 의사가 되려고 마음먹은 뒤 의과대학에서 공부를 마치고 대학교수를 하다가 개인의원을 열게 된 이야기, 선진 의료 시스템을 배우러 미국 유학에 오른 이야기, 국제학회를 이끌어온 이야기 그리고 전문의로서 봉사와 나눔을 실천하는 삶을 살아온 이야기를 정리했다.

여기에 환자는 왜 의사를 믿지 않는지 현실을 진단하고, 환자를 위하는 좋은 의사와 환자를 이용하는 나쁜 의사를 구별하는 기준은 무엇인지, 대학병원과 전문병원의 차이는 무엇인지, 허리 질환은 비수술 치료가 정답인지 짚어보고, 인터넷을 비롯해 항간에 떠도는 허리 건강을 망치는 잘못된 상식 등 평소 환자들이 궁금해하는 내용도 담았다. 또한 인증받은 의료기관이란 무엇이고 전문병원제도는 무엇인지, 이런 제도를 두는 이유는 무엇인지를 알아보고 비수술치료와 수술치료 모두 가능한 척추전문병원과 그렇지 않은 병원의 차이점과 장단점은 무엇인지 설명했다.

모든 병은 원인을 제대로 알고 빠르게 치료해야 한다. 그래서 디스크가 튀어나와 아픈 허리디스크병, 디스크가 늙은 퇴행성 디스크, 신경통로가 좁아진 척추관협착증, 척추가 휜 척추측만증, 척추뼈가 찌그러진 척추압박골절, 목의 디스크가 튀어나온 목디스크, 목이 앞으로 일자가 된 거북목증후군 등 나를 아프게 하는 증상의 원인은 무엇이고 어떻게 치료해야 하는지 구체적으로 설명했다. 그리고 어떤 경우 비수술로 치료하는지, 중증이상은 왜 수술로 치료해야 하는지, 신뢰받는 병원이 되어야 하는 이유는 무엇인지도 다루었다.

또한 독자들이 이해하기 쉽도록 실제 치료사례도 소개했다. 90세 고령자가 수술한 이야기, 어깨와 팔이 저린데 원인을 못 찾아 고생한 환자 이야기, 결혼을 앞둔 20대 아가씨가 퇴행성 디스크에 걸려 놀란 이야기, 허리통증으로 직장을 잃을 뻔한 환자 이야기 등이 그것이다. 이에 더해 더조은병원의 특화분야인 퇴행성 디스크, 옆구리디스크, 목 디스크의 치료방법을 소개하고 매일 10분 척추가 건강해지는 구체적인 운동요법을 알기 쉽도록 그림과 함께 설명했다.

마지막으로 바람직한 의사와 환자의 관계는 어떠해야 하는지, 의료규제를 하는 이유는 무엇인지 짚어보았다. 또 우리나라 의료시장이 발전하려면 의사가 어떤 고민을 해야 하고 왜 해외시장으로 나가야 하는지 등 척추전문병원이 나아갈 길을 모색해보았다.

그리고 각 장 말미에 있는 '도은식 원장의 이슈 진단'에서는 의료계에서 이슈가 되고 있는 내용을 칼럼 형식으로 실었다.

앞으로 가야 할 길이 멀다. 이 책이 척추에 문제가 있어 고통받는 많은 사람이 육체적·정신적으로 덜 힘들게 척추를 치료하고 건강한 삶을 되찾아 행복하게 살아가는 데 조금이나마 도움이 되기 바란다.

2016년 8월

신경외과 전문의·의학박사 도은식

차례

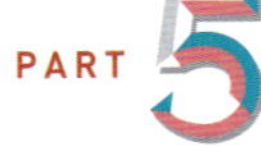

PART 5
우리나라 의료가 나아갈 길

P · A · R · T 1

척추전문의로 살아온 30여 년

실력은 오랜 경험에서 나오며 그 경험은 나이에 비례한다.
언변이 뛰어난 의사보다는
경험이 많은 의사를 선택해야 한다.

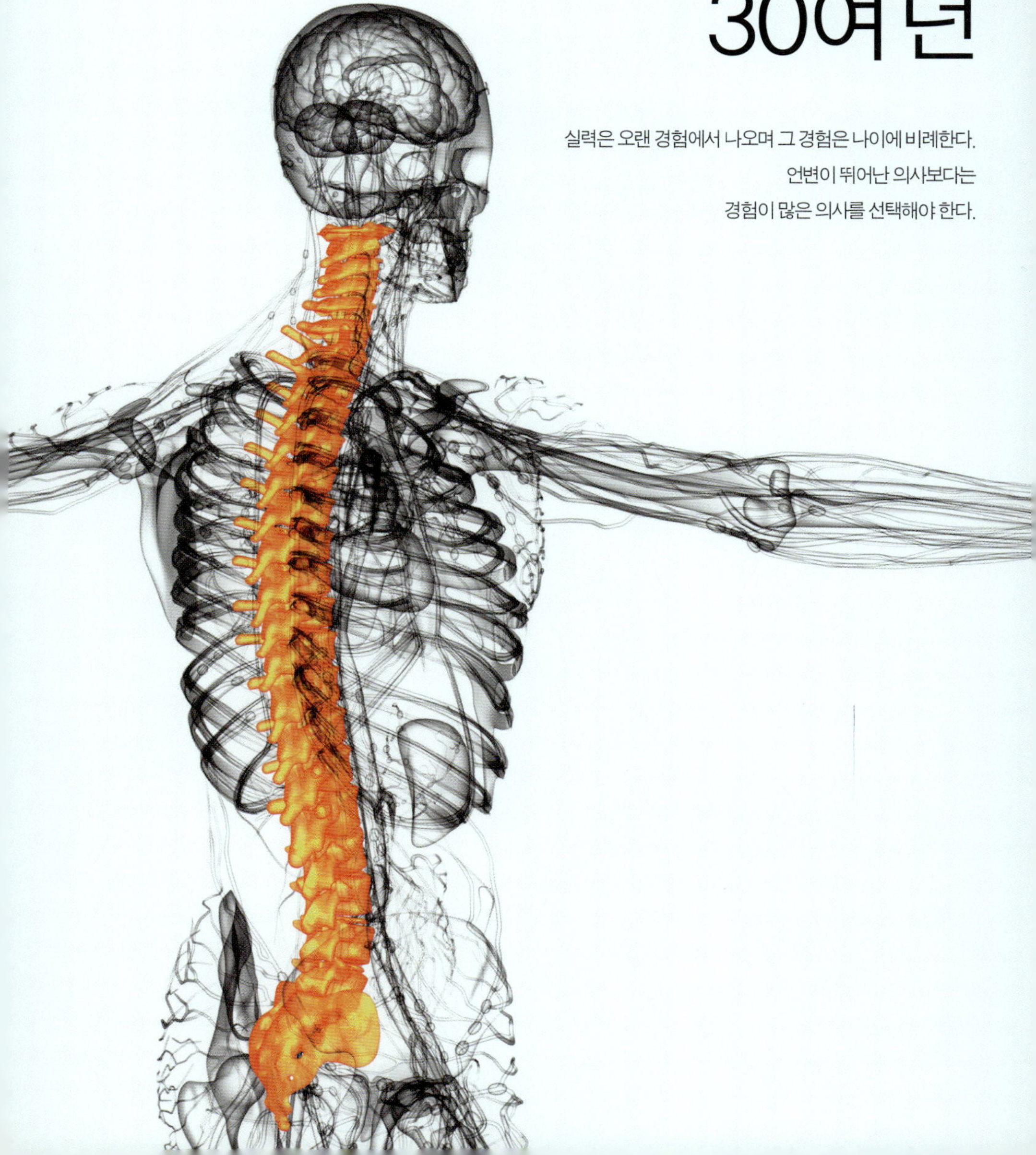

인술을 펼치는
의료인을 꿈꾸다

나는 어릴 때부터 의료인이 되어 의술을 펼치는 것이 나의 숙명인 것처럼 생각했던 것 같다. 부모님도 내가 의과대학에 들어가 의사가 되길 원하셨고, 나 자신도 의대에 가고 싶었다. 병원에서 일하시는 아버지를 보며 자연스럽게 나도 의사가 되어야겠다는 꿈을 어렸을 때부터 키웠는지도 모른다. 가끔 '왜 이렇게 어려운 걸 공부하지?' 할 때도 있었지만 의사가 아닌 내 모습은 상상도 할 수 없었다.

경북대학교 의과대학을 졸업하고 신경외과 전문의가 된 뒤 잠시 영남대학교 의과대학에서 교수로 있었다. 그 후 1991년 대구에서 '영남신경외과'라는 이름으로 개인의원을 열었다. 그때 당시 대구·경북 지역에서 우리 병원이 개인 신경외과로서는 규모가 제일 컸는데, 성심성의껏 진료한 덕분이었는지 병원에 대한 전반적인 평가가 좋았다. 병원이 유명해지면서 환자가 경상도 전체에서 찾아왔다.

개원 후 약 6년간 환자들을 치료하느라 늘 정신없이 바빴지만 잠깐 짬이 날 때마다 문득 나 자신이 타성에 젖어 있는 것 같고, 의사로서 한계 같은 것이 느껴졌다. 병원이 잘되었다지만 좁은 진료실에서 평생을 보내야 한다고 생각하니 내 삶에 희망이 없다는 느낌마저 들었다. 그리고 새로운 도전을 해야겠다는 생각이 강하게 밀려왔다. 나 자신이 좀 더 발전하려면 선진 의료 시스템을 배우는 방법밖에 없다고 결론을 내리게 되었다.

미국에는 대학병원에서 근무하다가 개원하는 의사들에게 외래교수 자격을 주는 제도가 있다. 나는 개원의였지만 임상교수 자격으로 미국 대학에 교환교수(visiting scholar)로 갈 수 있는지 알아보았고, 애틀랜타에 있는 에모리대학에서 좋다는 연락이 왔다. 그러나 7년간 개원했던 병원을 포기하고 가족과 함께 미국으로 간다는 것은 지금 생각해도 큰 모험이었다. 한국 의사로는 처음으로 에모리대학 척추센터에서 교환교수로 있으며 미국의 의료 시스템을 배웠다. 미국에서는 먼저 외래에서 환자를 진료한 뒤 수술해야 한다는 소견이 나오면 대학병원에서 수술하는 식이었다. 나는 외래환자만 본 것이 아니라 수술과 실험에까지 적극적으로 참여했다. 그리고 플로리다대학에 가서 메덱스Medx라는 재활운동기구 운용법을 배운 다음 한국 신경외과 의사로는 처음으로 자격증(certificate)을 받았다.

그때 에모리 척추센터에서는 골형성단백질BMP, Bone Morphogenetric Protein을 이용해 척추융합술을 할 때 골융합을 촉진하는 단백질에 대한 연구를 했는데 나는 운 좋게 연구에도 참여하고 논문도 썼다. 이렇듯 미국에서 약 1년 6개월의 기간이었지만 다양하게 배우고 여러 시스템을 경험한 것이 내 인생에서 커다란 전환점이 되었고, 다시금 의욕적으로 척추전문의의 길을 걸을 수 있는 단단한 밑거름이 되었다.

한국으로 돌아온 뒤 그동안 쌓은 지식과 경험을 바탕으로 개인병원에서는 하기 힘든 수술까지 다 하면서 바쁜 나날을 보내던 어느 날, 서울 자양동의 '○○병원'이라는 곳에서 사람들이 찾아왔다. 당시 중형병원이었던 ○○병원에서 척추센터를 새로 열려고 하는데 이 센터의 센터장을 내가 맡아주면 좋겠다고 했다. 지금까지 대구 지역에서만 활동해왔는데 서울로 올라가는 것이 내 인생에 어떤 의미가 될지 가늠할 수 없었다. 하지만 더 넓은 세상으로 나아가 의료인의 길을 걷는 것이 또 하나의 새로운 도전이 될 거라는 생각에 ○○병원으로 옮기기로 했다. 물론 아내를 비롯한 가족의 동의가 있었다.

병원에서는 병원 홍보도 할 겸 나를 매스컴에 자주 노출시켜주었다. 나는 방송에 출연하거나 신문에 기고하는 등 환자를 만나는 사이사이 언론 활동을 활발하게 했다. 그 결과 ○○병원은 전국적으로 유명해졌다. 언론을 통해 소문이 나자 환자들이 몰려왔고, ○○병원은 서울에서도 리모델링을 해서 성공한 대표적인 사례가 되었다. 병원이 유명해지니까 척추관절 전문병원인데 다른 질환자도 많이 찾아왔다. 덩달아 대우도 좋아지고 나름대로 유명해졌지만 이 길이 과연 내가 가고자 한 그 길이었나, 여기서 내 뜻을 온전히 구현할 수 있을까 하는 물음이 마음속에서 올라왔다.

의료인으로서 내가 정말 구현하고 싶은 것은 무엇이었을까? 미국으로 떠나기 전 했던 고민을 또다시 하게 되었다. 진정한 의료인으로서 의술은 물론 인술을 펼칠 수 있으려면 어떻게 해야 할까? 여러 날 고심한 끝에 결국 병원을 그만두기로 했다. 어렸을 적 의사가 되기를 소망하면서 품었던 내 뜻을 오롯이 펼칠 수 있는 자리를 나 스스로 만들어야겠다고 결심했다.

조은병원에서
더조은병원으로

2003년 11월 서초동 법원 뒤에 '조은병원'이라는 이름으로 병원을 새로 열었다. 의사가 되겠다고 마음먹으면서 늘 꿈꾸었던 것들을 펼칠 수 있는 장을 서울에서 마련한 것이다. 조은에서 '조'는 도울 조助, '은'은 은혜 은恩이다. '고통받는 환자를 내 가족처럼 이웃처럼 함께하는 조은병원'이 병원의 슬로건인데, 이것은 조은助恩 두 글자를 풀어놓은 것이다.

큰 뜻을 품고 서울에서 개인병원을 열었지만 막상 서울에 기반이 없으니 처음에는 너무 답답한 기분이었다. 그러다 2005년경 병원이 크게 성장하는 계기가 있었다. '무중력감압기'라고 해서 척추를 수술하지 않고 견인 치료하는 기계가 있다. 당시 우리 병원에 설치되어 있었는데 공중파 뉴스에 우리 병원에 있는 이 기계를 소개하는 장면이

30초 정도 나왔고, 이를 본 환자들의 반응이 폭발적이었다. 수술하지 않고 척추를 치료할 수 있다고 하니 그야말로 전화통에 불이 났다. 그동안 척추 때문에 고생한 환자들이 얼마나 많았는지 다시 한 번 깨닫는 동시에 내가 해야 할 일이 참 많구나, 열심히 해야겠구나 다짐하는 기회가 되었다.

병원이 알려지고 환자가 몰리면서 치료 공간이 부족해졌다. 2008년 학동역 근처로 확장 이전하면서 이름도 '더(the)조은병원'으로 바꾸었다. 'the 조은병원'에서 the에는 ① 유일한(only) 조은병원, ② better, more 두 가지 뜻이 담겨 있다. 그런데 최근 'the 건강한…', 'the 기쁜…' 등처럼 상호에 'the'를 붙이는 것이 트렌드가 되었다. 병원 설립 이념은 '내 집처럼 편안한 병원, 가족처럼 친근한 직원들, 친절하고 실력 있는 의사들, 어려운 이웃들과 함께하는 병원'을 지향하고자 했다.

'더조은병원'은 현재 신경외과(척추센터), 정형외과, 재활의학과(운동재활센터), 내과(종합검진센터), 영상의학과, 마취통증의학과 등에서 국내 최고의 의료진이 첨단의료를 구현하고 있다. '더조은병원'은 보건복지부 지정 척추전문병원으로서 앞으로도 더 좋은 장비와 치료기를 우선적으로 설치하여 대형병원에 뒤지지 않는 시설과 장비를 갖추어나갈 것이다.

코미스국제학회를 이끌다

코미스(KOMISS, 대한최소침습척추수술학회)는 미세침습척추학회다. 미세침습은 최소한의 상처를 내고 척추수술을 하는 것을 말한다. 우리나라에서는 척추를 신경외과와 정형외과가 담당하는데 정형외과에서는 척추뿐만 아니라 무릎, 어깨 등 우리 몸의 모든 뼈를 다 다룬다.

코미스학회에서는 척추수술을 할 때 내시경을 비롯해 적게 째고 수술하는 기법을 연구해 발표한다. 우리나라 신경외과 의사 중에서 척추수술을 하는 의사들이 모이는데 회원은 300여 명이다. 학회 회원이 되기 위한 특별한 자격이 있는 것은 아니다. 신경외과 의사로서 척추를 다루는 이들은 누구나 회원이 될 수 있다.

우리나라에서는 척추수술의 80~90퍼센트를 개원가 신경외과에서 한다. 이는 중국이나 일본과 다른 상황인데 이들 나라에서는 주로 정

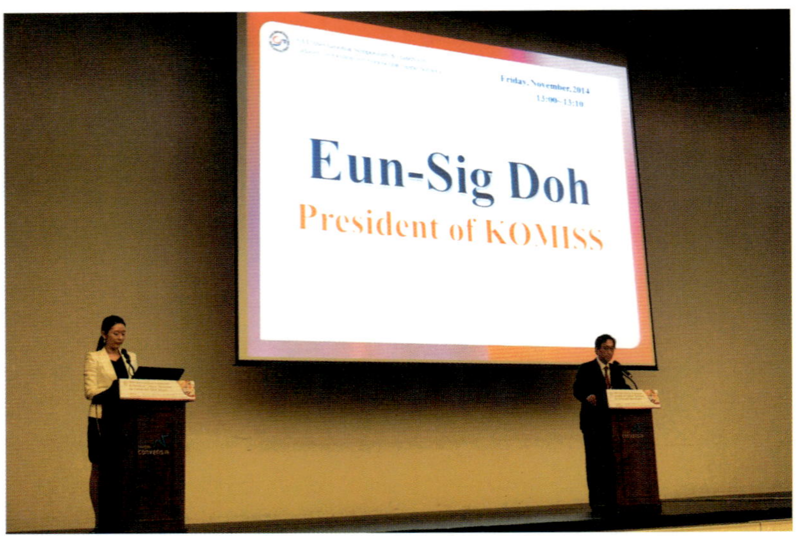

2014년 11월 인천 송도에서 열린 코미스국제학회에서 학회장으로서 인사말을 하는 도은식 원장

형외과에서 척추수술을 한다. 그렇다면 왜 우리나라에서는 신경외과에서 척추수술을 많이 하게 되었을까? 신경외과는 처음부터 내시경을 이용하거나 최소침습수술을 많이 했고 지금도 여러 기법을 꾸준히 연구하고 있다. 그런데 환자들이 비수술 또는 수술을 하더라도 간단한 방법을 선호하면서 이런 결과가 나오게 되었다고 생각한다.

코미스학회에서는 척추수술과 관련된 새로운 기구, 장비를 소개한다. 또한 신경외과 의사가 최소침습척추수술을 하는 이론적인 근거를 제시할 뿐 아니라 서로 기술도 가르쳐주고 공유한다. 우리나라 최소침습척추수술MISS, Minimally Invasive Spine Surgery 기술은 세계적으로도 상당한 수준에 올라 있다. 이걸 우리나라뿐 아니라 아시아학회를 중심으로 국제학회에 알리자고 해서 2년에 한 번씩 국제학회를 열고 있다.

학회는 1년에 봄, 가을 두 번 여는데 봄 학회에는 우리나라 의사들이 참석하지만 가을 학회에는 전 세계에서 내로라하는 의사들이 참석한다. 내가 회장으로 있은 2014년 11월에 국제학회가 인천 송도에서 성대하게 열렸는데, 중국, 인도, 말레이시아 등에서 40~50명이 참석했고 우리나라에서도 200명 정도 참석했다. 학회는 모두 영어로 진행되었는데 참가자들에게 도움이 상당히 많이 되었다는 긍정적인 평가를 받았다. 2016년 6월에는 세계미세침습척추학회(WCMISST)가 제주도에서 열렸다. 학회 회장으로 재임 중 이 학회를 성공적으로 유치하게되어 더욱 의미가 깊었다.

외국에서도 관련 학회가 자주 열리지만 환자를 진료하고 수술하는

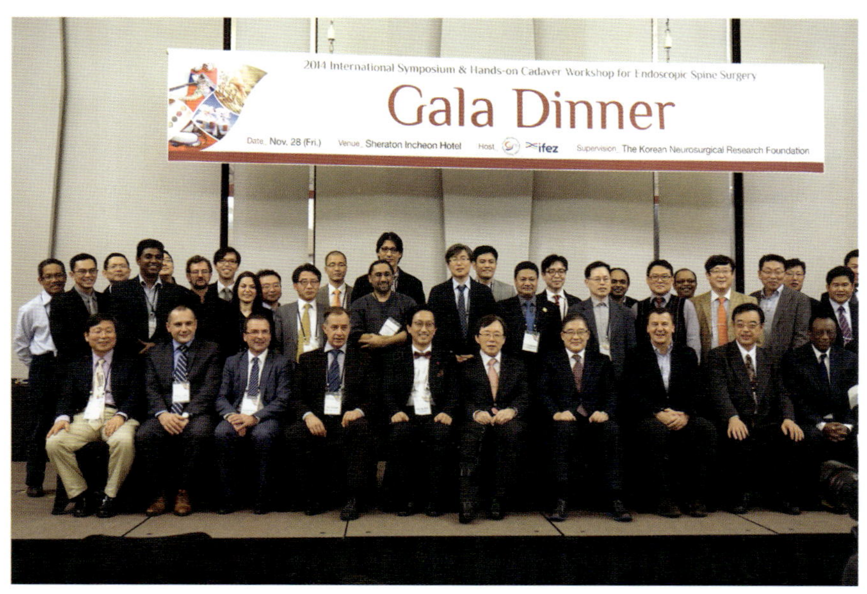

코미스국제학회 중 기념사진

일정이 바쁘다 보니 외국에는 자주 가지 못한다. 하지만 한국 사람으로서 미국에서 의사가 되어 척추전문의를 하는 사람들과 한국 척추전문의들의 모임인 KASS(Korean American Spine Society)가 미국에서 있는데 여기서 강의를 요청해오면 시간을 쪼개서라도 참석하려고 한다. 배움의 세계에는 끝이 없기 때문이다.

<h1>봉사와 나눔을
실천하는 삶</h1>

와이즈멘과 월드비전에서 봉사하다

1920년 미국 오하이오주에서 창설된 국제와이즈멘(Y's Men International)이라는 봉사활동단체가 있다. YMCA의 이상실현을 돕기 위해 만들어져 YMCA 중추 단체가 되었는데, 모든 인류를 위한 좀 더 나은 세계를 건설하겠다는 이상을 실현하고자 한다. 현재 세계 9개 지역 72개국의 1,500개 클럽에서 회원 3만여 명이 활동하고 있는데, 나는 대구에 있을 때 7년 정도 와이즈멘 회원으로 활동하면서 의료진료 및 봉사를 했다. 서울에 올라와서는 주로 교회를 통해서 봉사활동을 했다. 중국 우루무치, 칭하이 쪽 오지로 의료선교를 나갔는데, 환자들을 진료한 뒤 치료해주고 상담하는 일을 하였다.

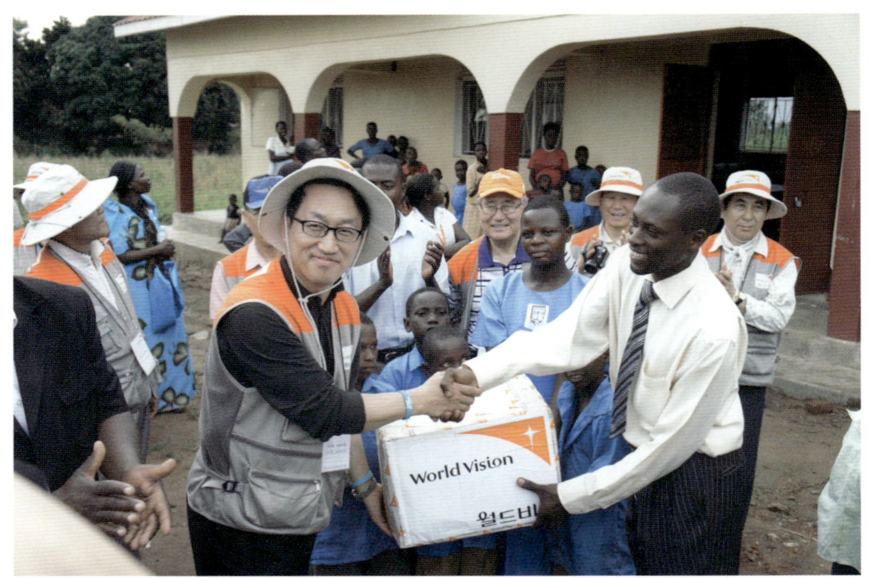

월드비전을 통해 의료시설이 부족한 아프리카 여러 나라에 의료품을 전달하고 있다.

　우리나라 최대의 비정부기구단체(NGO)인 월드비전에서는 운영위원으로 있으면서 의료봉사를 하고 있다. 월드비전은 주로 어린이 사역을 많이 하지만 전국적으로 복지관 위탁사업도 다양하게 하는데, 그중 임대아파트나 영세민이 많이 사는 곳의 어린이들과 독거노인들을 돌보고 있다. 더조은병원은 또한 몇 년 전부터 월드비전과 함께 도시 영세 노인들의 무료 수술을 지원해오고 있다.

　월드비전은 국내뿐 아니라 해외에서도 활발히 활동하는데, 나는 월드비전과 함께 아프리카에서는 생활이 힘든 빈민들이 사는 마을에서 지역개발사업을 하면서 의료 나눔을 하고 있다. 또한 월드비전을

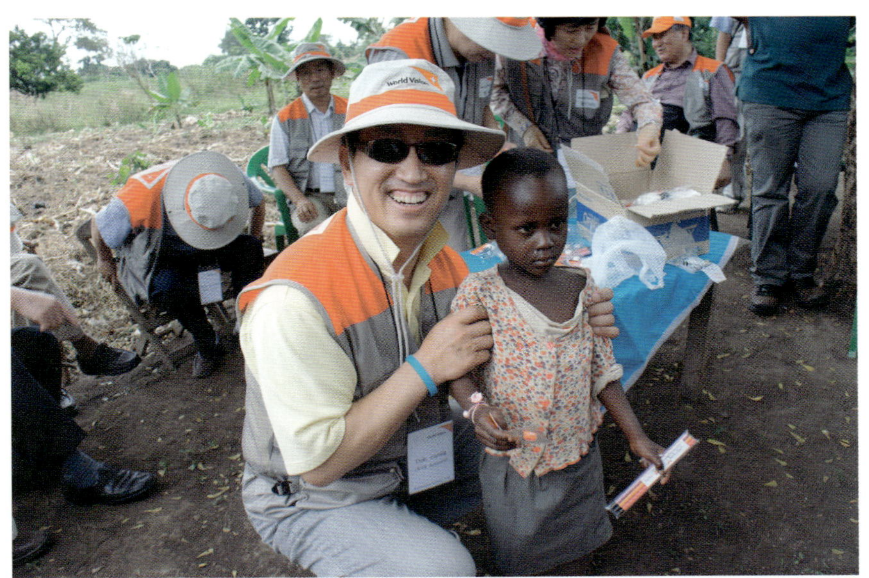

한 달에 3만 원을 기부하면 아프리카의 한 가정에 경제적으로 큰 도움이 된다.

통해 볼리비아, 콩고, 니제르, 인도는 물론 아프리카 지역에 사는 아이들을 후원하고 있다. 한 달에 3만 원이면 아이들이 학교에 다니고 한 가족이 어느 정도 생활을 할 수 있다.

게인코리아에서 다양한 봉사활동을 펼치다

2009년 창립한 게인GAiN, Global aid network코리아는 우리나라는 물론 구호와 개발이 필요한 나라와 지역을 돕는 국제구호협력 단체로서 인도주의적 지원을 매개로 삶의 변화를 추구한다. 게인은 1991년 구소련 연방에서 벌인 인도주의 구호활동을 시작으로 1998년 캐나다에서 게

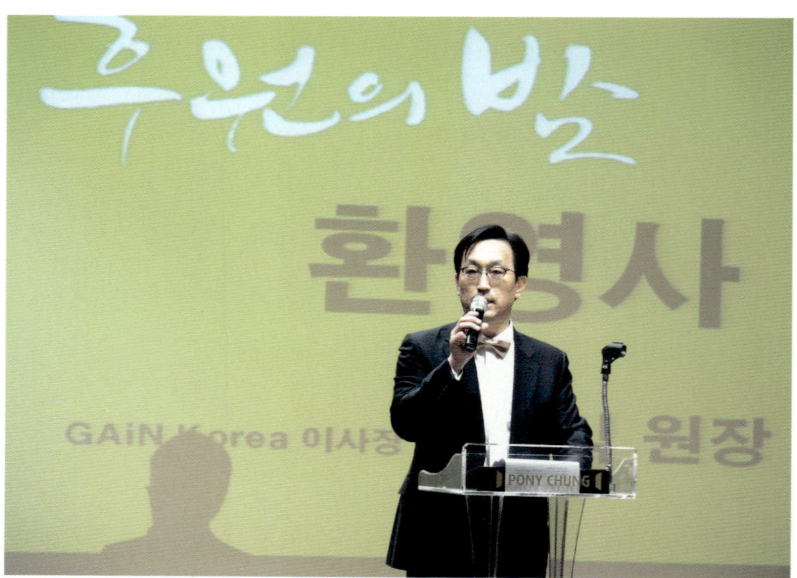

2015년 11월 게인코리아 후원의 밤 행사에서 환영사를 하는 도은식 원장

인GAIN이라는 명칭을 사용하면서 본격적으로 활동하고 있다. 지금까지 41개국에 2억 달러 이상을 전달했으며, 1만 2,000여 명의 해외 자원봉사자들이 참여했다. 게인코리아는 대학생 선교단체 중에서도 역사가 오래된 한국대학생선교회CCC, Korea Campus Crusade for Christ와 협력하여 구호활동을 벌이고 있다.

게인코리아에서는 CCC와 함께 마실 물이 없어 고통받는 아프리카 주민을 위해 '생명의 물(Water for Life)' 프로젝트를 3차에 걸쳐 진행하였다. 이 프로젝트는 저개발국가 주민을 위해 우물을 파서 그들이 깨끗한 물을 마실 수 있도록 하는 사업이다. 1차 '생명의 물'에서는 탄자니아에 우물을 6개 팠고, 2차에서는 탄자니아에 4개, 파키스탄에 1개를

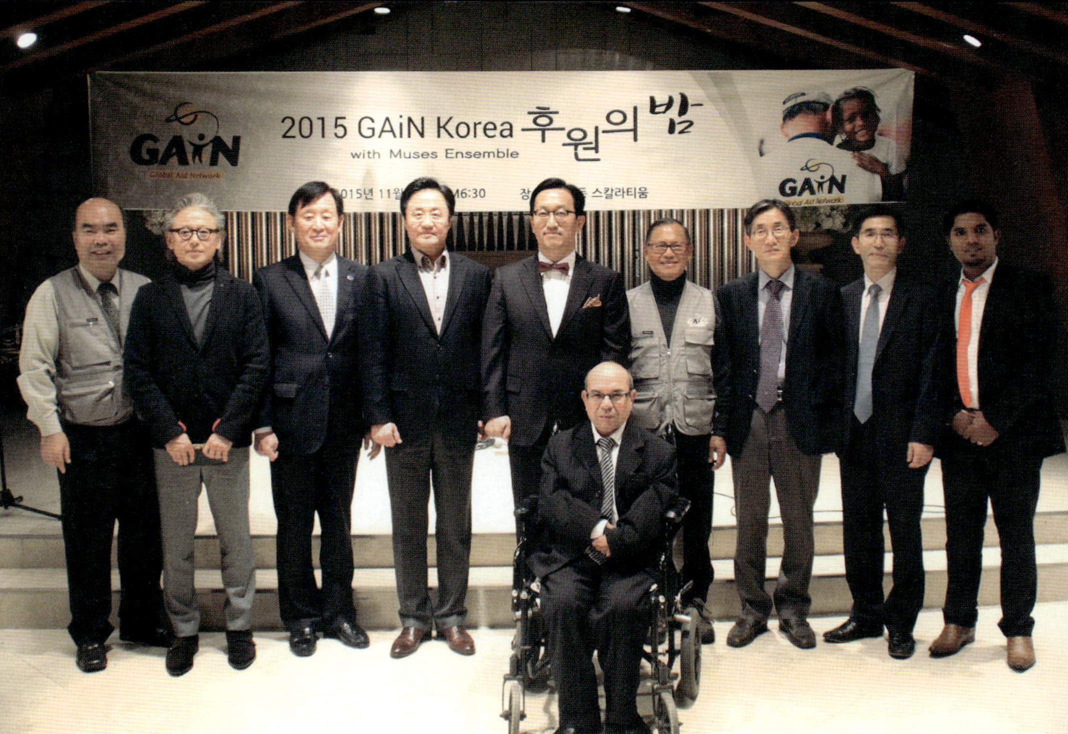

게인코리아 후원의 밤 행사 기념촬영

팠으며, 3차에서는 아프리카 베닝에 4개를 팠다. 우물이 하나만 있어도 3,000명 정도가 깨끗한 물을 마실 수 있다.

필리핀에서 태풍으로 주민들이 피해를 당했을 때는 긴급 의료활동을 1차와 2차로 나눠 진행하였다. 파키스탄에 큰 홍수가 났을 때도 긴급구호에 동참하였다. 홍수 피해 이재민들에게 성금을 지원하고 컨테이너 8개 분량의 구호품을 파키스탄 북서부 카르사다 지역 등으로 보내 이재민 가정에 전달한 것이다.

2010년 카리브해에 있는 섬나라 아이티공화국에서 대지진이 일어나 인구 200만 명이 거주하는 도시를 강타하는 바람에 막대한 피해가

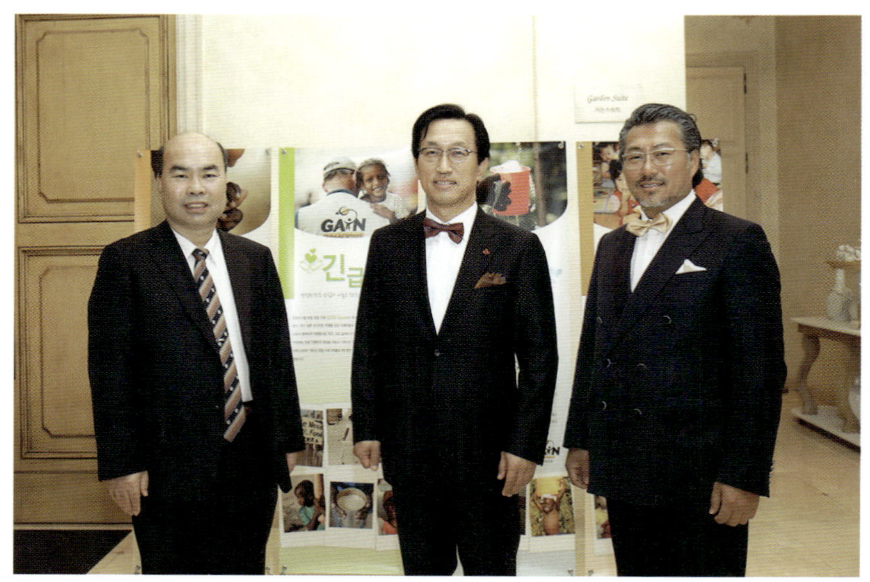

2010년 아이티공화국 난민을 돕기 위해 열린 나눔 디너 콘서트에 참석한 도은식 원장

발생하였을 때는 피해 난민을 돕기 위한 디너 콘서트를 열었는데, 이 때 직접 무대에 올라 노래를 부르기도 했다. 인도네시아에서 일어난 쓰나미와 필리핀 태풍 피해 긴급구호로 자원봉사단을 파견했을 뿐 아니라 의약품과 기타 물품을 지원했다. 동일본 대지진이 일어났을 때도 긴급구호 자금으로 5만 6,000달러를 전달했다.

대구에서 있을 때 필리핀에서 피나투보화산이 폭발했다는 소식을 듣고 피난민들을 위해 의료봉사를 간 적이 있는데 매일 하루에 300명 정도를 진료했다. 그런데 그곳에 사는 사람들은 영어로 대화가 안 되다 보니 따갈로어를 영어로 통역한 다음 다시 우리말로 통역해야 했다. 지금 생각해보면 힘들었던 만큼 보람도 컸던 일이었다.

게인코리아와 함께 국내외에서 청소년 결연 프로젝트도 하고 있다. 대표적으로 농촌에 있는 청소년들과 대학생들을 연결해서 서로 멘토·멘티 역할을 할 수 있도록 돕고 있다. 대학생이 한 달에 한 번씩 중학생, 고등학생을 만나 대화하면서 이들에게 꿈을 심어주고 있다.

이렇듯 의사가 되기로 마음먹었을 때부터 영리만을 목적으로 환자를 진료하는 것이 아니라 인간의 존엄성을 생각하면서 환자를 만나기를 소망했던 것들을 조금씩 실천할 수 있어서 보람 있다. 한 개인으로서도 사회를 위해 기여하고 나누는 삶을 살 수 있어서 오히려 나 자신이 행복하고 즐겁게 살아가는 원동력이 되고 있다.

더조은병원과
함께하는 봉사활동

더조은병원에서는 수술받은 환자들을 직접 방문하여 건강상담을 하고 정기적으로 건강을 체크해주는 방문간호를 지속적으로 하고 있다. 또한 시골에 계시는 어르신들의 척추질환을 치료하기 위해 무료로 검사를 해주고 있다. 그동안 더조은병원은 충청북도 음성, 경기도 이천시, 경기도 양주군 등을 찾아 어르신들을 진료하고 간호하였다.

우리나라의 의료기술이 뛰어나다는 사실이 세계적으로 알려지면서 의료관광으로 우리나라에 들어와 치료를 받으려는 외국인 환자들이 갈수록 늘고 있다. 의료관광은 개인이 자신의 거주지를 벗어나 다른 지방이나 외국으로 이동하여 현지 의료기관이나 요양기관, 휴양기관 등에서 질병을 치료하거나 건강의 유지, 회복, 증진 등의 활동을 하

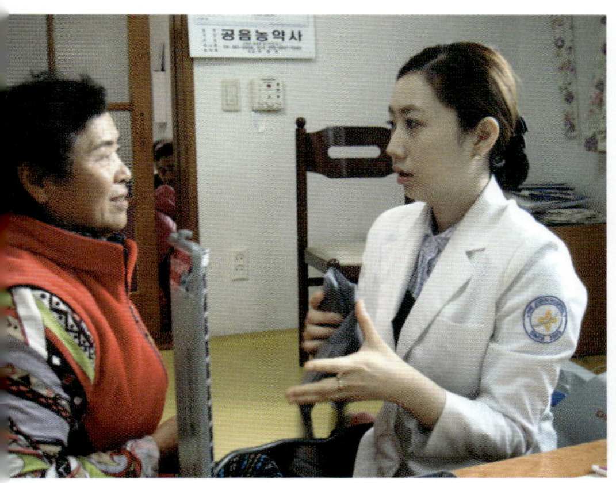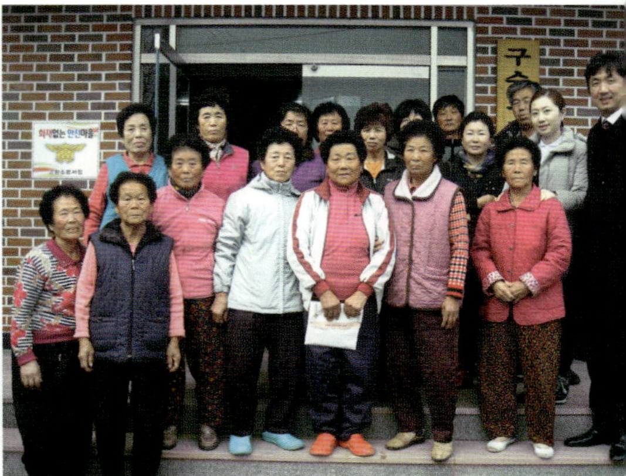

더조은병원은 의료혜택을 받기 어려운 분들을 대상으로 방문간호를 하고 있다.

는 것으로, 건강상태에 따라 현지에서의 요양, 관광, 쇼핑, 문화체험 등의 활동을 겸하는 것을 말한다. 더조은병원은 외국인 환자 유치기관으로서 러시아, 몽골, 일본, 중국 등 세계 여러 나라에서 찾아온 환자들을 돕고 있다.

강남노인종합복지관에서는 건강강좌를 정기적으로 열고 있다. 허리 통증을 호소하는 어르신들은 대부분 그냥 참으며 지낸다. 이런 어르신들을 위해 허리 통증의 원인과 치료법에 대한 강의를 한 다음 어르신들이 궁금해 하는 점과 고민을 나누는 시간도 마련한다. 다니엘복지원에는 직원들이 매월 첫째 주 토요일 봉사활동을 나간다.

복지원에서는 지적장애(IQ 70 이하)가 있는 경증 장애인 남성 100여 명이 생활하고 있는데, 이들을 대상으로 상담과 교육은 물론 직업재활

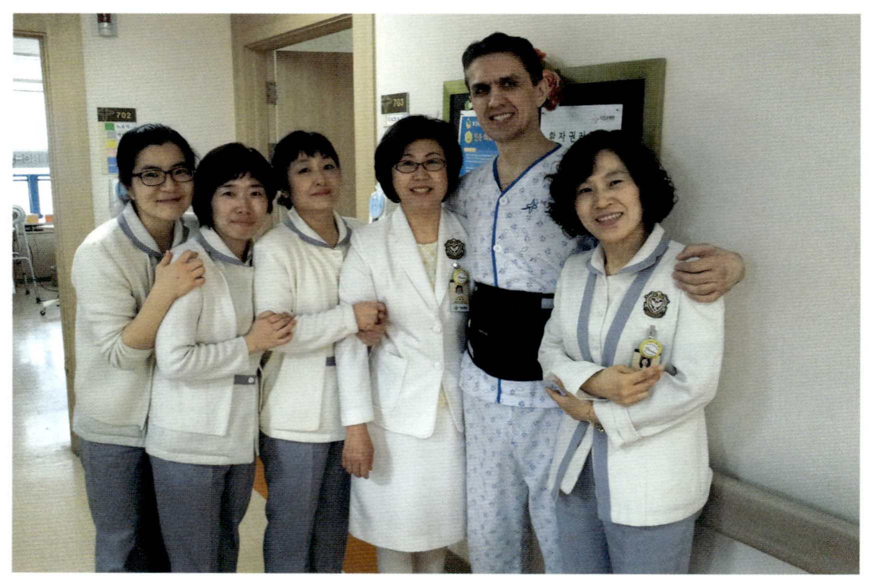

더조은병원에는 국내뿐 아니라 러시아, 중국, 일본 등 다양한 국가의 환자들이 치료를 위해 방문하고 있다.

서비스를 한다.

해마다 더조은병원 전 직원이 참여하는 연말 봉사활동 또한 다양하게 하고 있다. 그중 청계산 일대에서 휴지 줍기 등 청계산을 청소하는 '청계산 클린캠페인'을 하고 있다. 청계산은 많은 이들이 찾는 만큼 오래도록 훼손하지 않고 보존하는 것이 우리가 다음 세대를 위해서 해야 할 일이 아닌가 싶다.

연말 봉사활동의 하나로 추운 겨울을 난방도 안 되는 곳에서 지내는 분들이 겨울을 따뜻하게 보낼 수 있도록 '사랑의 연탄 나누기' 봉사

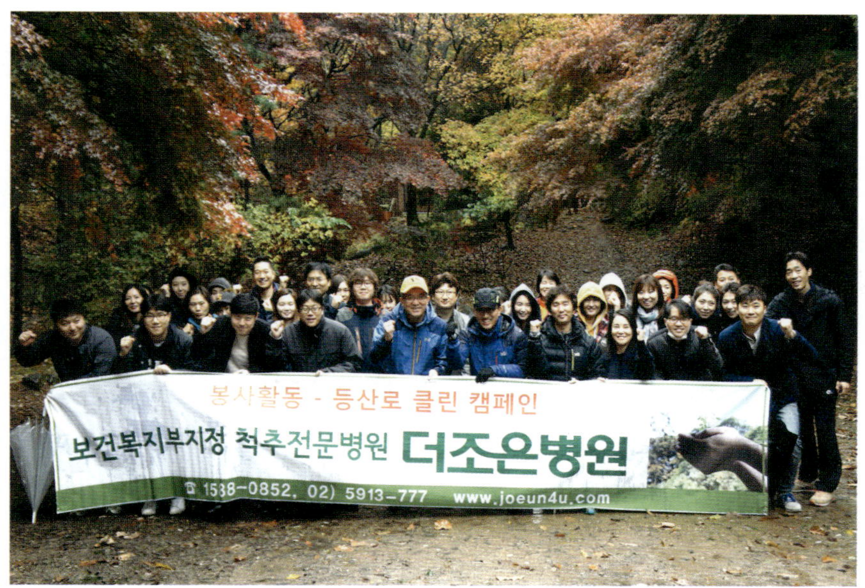

더조은병원은 매년 청계산 일대에서 휴지를 줍는 청계산 클린캠페인을 실시하고 있다.

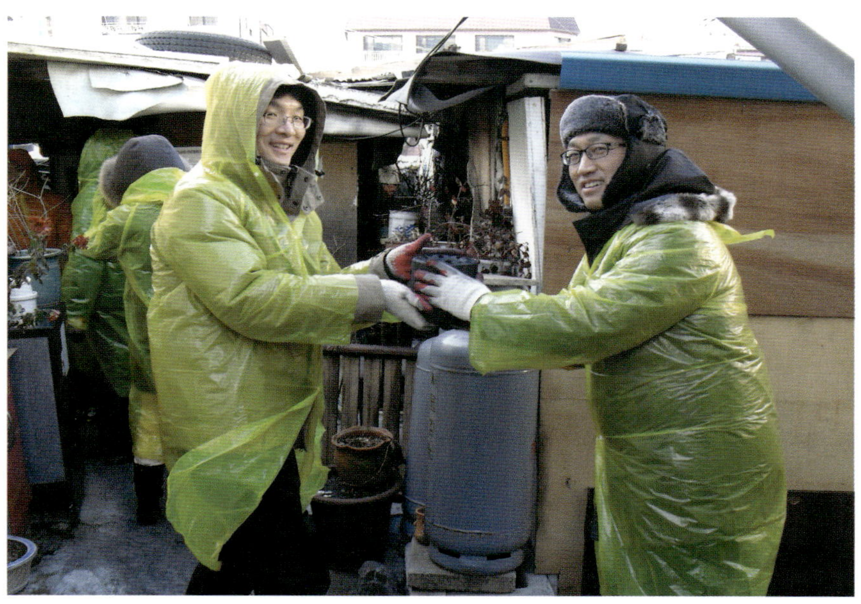

직원들과 함께 어려운 이웃을 위한 사랑의 연탄 나누기 봉사활동을 하고 있는 도은식 원장

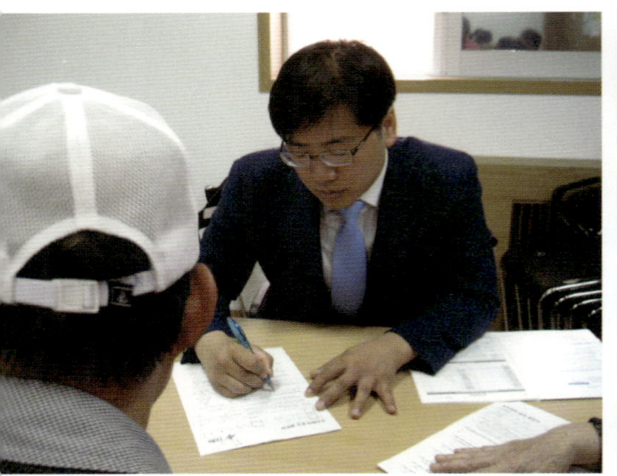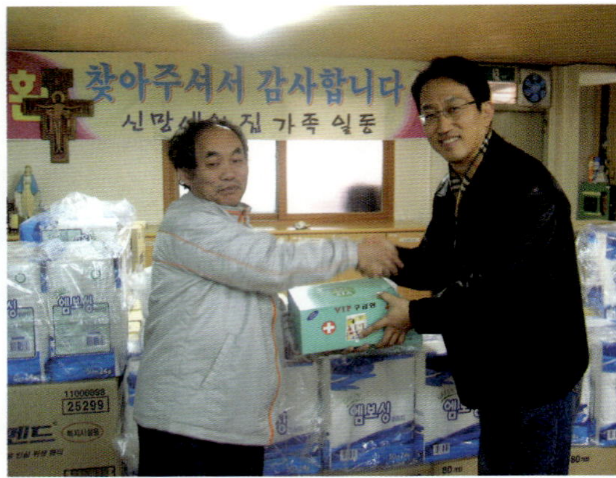

더조은병원은 도움의 손길이 필요한 어르신들을 위해 전문의가 직접 찾아가 1:1 상담과 진료를 하고, 의약품 등을 전달하는 봉사활동을 하고 있다.

를 하고 있다. 누가 알아주지 않더라도 직원들과 함께 조금이나마 손길을 보태고 베풂으로써 마음까지 깨끗해지고 따듯해질 수 있기에 앞으로도 이런 활동을 지속해나갈 것이다.

척추전문의로 산다는 것

레지던트 과정을 밟을 때부터 척추 환자를 진찰하고, 수술하고, 치료했으니 거의 30년 동안 척추 환자를 보아왔다. 하지만 척추외과라는 것이 하면 할수록 만만치 않은 분야라는 생각이 든다. 그 이유는 눈에 보이지 않는 통증을 치료해야 하기 때문이다.

예를 들어 암에 걸리면 암덩어리를 잘라내야 한다. 그렇게 하지 않으면 환자가 죽는다. 하지만 척추가 비틀어지든 튀어나오든 척추 환자들은 아프지 않으면 병원을 잘 찾지 않는다. 그리고 많이 아파서 참을 수 없을 정도가 되어야 병원을 찾는 만큼 빨리 아프지 않게 해달라고 호소한다. 그러니 의사로서는 통증이 어디서 오는지, 어떻게 치료하면 통증이 빨리 사라질지를 고민할 수밖에 없다.

우리 병원에는 다른 병원과 달리 노인 환자가 많이 찾아온다. 몇 년 전 97세 되는 분을 수술했더니 신문에도 보도되었다. 노인들은 나이가 있어서 수술하기가 매우 어렵다. 노인들은 이미 척추가 다 망가졌지만 의사한테 수술을 받으면 통증이 사라질 거라고 기대한다. 의사로서는 이미 척추가 망가졌으니 급한 불만 꺼주는 것이다 보니 노인들이 원하는 대로 수술만 하면 하나도 아프지 않게 해주기가 어렵다.

암수술을 하고 나서 환자가 아프건 안 아프건 5년이 지나도 재발하지 않으면 수술을 잘했다고 얘기한다. 하지만 척추는 그렇지 않다. 의사는 척추수술을 만족스럽게 했는데 환자가 계속 아프다고 하면 치료를 잘했다고 볼 수 없다. 어찌 보면 환자가 만족하느냐 안 하느냐에 따라 수술의 성과가 달라진다. 그렇게 볼 때 척추는 통증을 치료하는 게 주요 목적이 되기 때문에 환자의 주관적 판단이 많이 개입된다. 따라서 의사가 할 만큼 했어도 환자가 의사에게 불만을 품을 수 있다.

통증은 대부분 복합적으로 오는데, 의사는 그걸 다 파악해야 한다. 특히 척추의사는 통증을 잘 파악하고 환자가 처한 여러 상황을 빨리 알아야 한다. 그렇게 해야 명의가 될 수 있다. 오랫동안 척추 환자를 치료하다 보니 환자를 볼 때 나 나름대로 철학이 생겼다.

먼저 환자의 증상이 어디서 비롯하는지 파악해야 한다. 환자들은 대부분 '허리가 아프다, 다리가 아프다, 엉덩이가 아프다, 걷지 못하겠다'고 호소한다. 한 군데만 아프다고 하는 환자도 있지만 그야말로 '여기저기가 다 쑤시고 아프다'고 하는 환자도 있다. 그래서 이런 통증이 어디서 오는지 원인을 정확하게 파악해야 한다. 환자가 무슨 일을 하는지, 어떤 상황에서 사는지도 알아야 한다.

환자가 아프다고 하는 것을 객관적인 검사로 입증해야 한다. 환자가 아프다고 말한다고 해서 검사도 제대로 하지 않은 채 수술부터 하려고 드는 것은 엉터리다. MRI(magnetic resonance imaging, 자기공명영상)도 찍고 엑스레이도 찍고, 의심이 가는 사항은 모두 검사해서 종합적으로 판단하고 확인한 뒤 치료 방법을 선택해야 한다.

환자가 오른쪽이 아프다고 할 경우 왼쪽이 더 심한 것은 아닌지 보아야 한다. 의사가 볼 때 이 사람의 통증이 어디서 오는가 하는 것과 검사상 발견된 부위를 수술하면 통증을 없애고 고칠 수 있겠다는 확신이 들 때 수술해야 한다. 또한 내가 수술하면 환자의 고통을 덜어줄 수 있고 내게 그런 능력이 있다는 자신이 있을 때 수술하겠다고 해야 한다. 그래야 수술 결과도 좋은데 이는 무슨 일을 하든 마찬가지일 것이다.

나는 이 철학에 맞지 않으면 수술을 하지 않는다. 환자는 아파 죽겠다고 하는데 검사해보면 나오는 것이 아무것도 없는 경우가 있다. 게다가 환자가 나서서 자꾸만 수술해달라고 우긴다. 이럴 때는 다른 목적, 즉 2차적 이익(Secondary gain)이 있는지 살펴보아야 한다.

한번은 군인이 와서 허리가 아파 죽겠으니 나사를 박는 수술을 해달라고 했다. 그래서 검사해보았지만 아무것도 나오는 것이 없었다. 그래서 수술을 해주지 않았다. 이런 경우 나중에 보면 보험을 여러 개 들어놓고 허리가 아픈데 고정술을 해달라고 하는 사람들도 가끔 있다. 검사 결과 아무 증상이 없는데도 환자의 요구에 따라 수술을 해주는 행위는 의사로서 기본 양심을 저버린 일이라고 생각한다.

간혹 외과의사 가운데는 수술을 빨리 해야만 능력이 있는 걸로 잘 못 알고 빨리 하려고 하는 이들이 있다. 하지만 빨리 하는 것보다 더 중요한 것은 정확하게 하는 것이다. 정확하게 하면서 경력이 쌓이다 보면 속도는 나게 되어 있다. 그래서 할 걸 다하면서도 빨리 하는 의사가 정말 실력 있는 의사다.

수술하다가 이 정도면 됐다고 판단되더라도 마지막으로 한 번 더 확인해야 한다. 예를 들어 목디스크 수술을 할 때 이 정도면 다 되었겠지 했는데 마지막에 숨어 있던 디스크가 또 나오는 경우도 있다. 그래서 환자를 위해서 이왕 수술을 시작한 김에 좀 더 최선을 다해야 한다. 환자의 증상이 어디서 오고 어디를 치료하면 되는지 정확하게 모르고 치료에 임하는 의사는 그 병원에서 3년 정도만 있으면 이른바 악성 환자(black patients)만 남게 되어 있다.

수술해서 좋아진 사람은 다시 병원을 찾지 않지만 계속해서 좋지 않은 사람은 진료를 받으러 자꾸 병원에 온다. 그렇게 되면 "수술했는데 왜 아프냐? 수술을 잘못한 거 아니냐?"하는 사람들만 남는다. 그럼 그 의사는 다른 병원으로 갈 수밖에 없다. 하지만 이런 의사는 다른 병원에 가서도 3년 정도 있다 보면 똑같은 상황이 일어나 또다시 다른 병원으로 옮겨가야 한다.

10년 전 내게 수술한 이들이 다시 병원을 찾아오는 일이 있다. 그런 사람들은 수술받은 부위 말고 다른 데 문제가 생긴 것이다. 그래서 "잘 지내시죠?" 하고 인사를 건네면 "원장님 덕분에 한동안 아프지 않고 잘 지냈는데 요즘 들어 다시 아프기 시작했습니다"라고 한다. 사진을 찍어보면 전에 수술한 부위 주변이 무너져 있는 경우가 많다. 이럴 때는 보완 치료를 해야 한다.

의사는 경우에 따라 아주 정밀한 수술을 해야 하기 때문에 한 번의 작은 실수가 환자에게는 영구적인 장애를 남길 수 있고, 때론 치명적일 수 있다. 그러니 나를 믿고 나에게 자신을 맡긴 환자 한 사람 한 사람에게 할 수 있는 모든 것을 다 해야 한다. 또한 항상 초심으로 환자를 맞이해야 한다. 경험이 많고 경력이 쌓였으니까 잘할 수 있다고 생각하면 안 된다. 늘 처음처럼 환자에게 겸손하게 하고 질환을 치료하기 위해 최선을 다해야 한다.

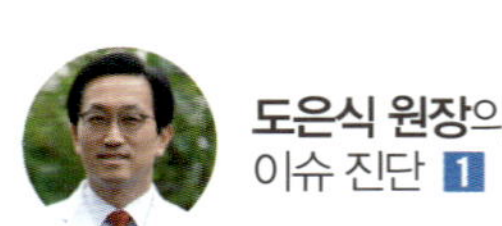

의사도 경영을 알아야 한다

우리나라에서는 의과대학을 졸업하면 보통 대학에서 학생들을 가르치며 환자를 진료하거나 개인병원을 열거나 월급 의사가 된다. 그런데 내가 처음부터 개인병원을 운영해서인지 경영에 밝을 거라고 생각하는 이들이 있다. 물론 나도 병원을 규모 있게 운영하려고 노력을 많이 한다. 우리 병원의 직원이 100명이 넘으니 중소기업 규모 정도는 되는데, 나름대로 공부를 해도 경영 쪽으로 알아야 할 것들이 계속해서 나온다.

우리나라 의료기관은 85퍼센트 정도가 개인이 운영한다고 한다. 개원의들은 자기 주머니에서 나온 자금에 은행에서 대출을 받아서 병원 문을 연다. 그런데 수가 강제지정처럼 수가를 획일적으로 지정하고 물가가 10~15퍼센트 오를 때도 수가는 1~2퍼센트 올리는 상황이 계속되고 있다. 수가 자체가 원가 보장이 안 되는데다 의사들끼리 경쟁이 심해지니 경영 압박을 이기지 못하고 극단적인 선택을 하는 의사까지 있다. 정부에서는 의사를 규제하는 내용을 담은 법률로 의사들을 압박한다. 그러면서 매스컴에서는 계속해서 의사들은 자기 밥그릇만 챙긴다는 식으로 매도한다.

게다가 우리나라는 의료를 공공재로만 생각한다. 의료가 부가가치가 상당히 높은 선진 미래산업이라는 것을 알면서도 의료는 싸게 보급해야 한다고 생각한

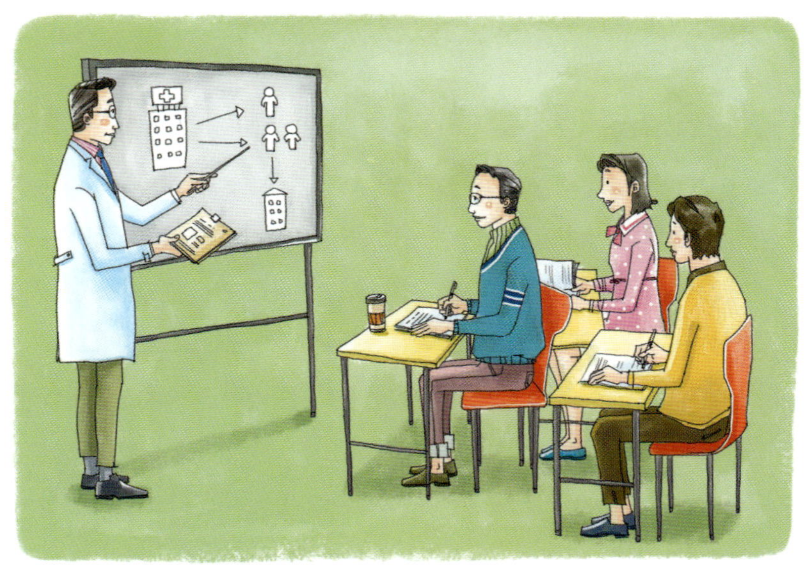

병원을 운영하려면 의사도 기업의 CEO처럼 경영을 배워야 한다.

다. 우리나라에서는 1차산업인 제조업이 점점 사라지면서 산업의 중심이 서비스업으로 넘어간 지 오래되었다. 그런데도 의료에 투자해서 의료 서비스를 키우자고 하면 반대한다. 그렇게 되면 의료가 점점 돈이 많은 사람을 위해서만 존재하게 된다고 보기 때문일 것이다.

하지만 우리나라는 건강보험제도가 잘 만들어져 있고 사보험도 활성화되어 있다. 수가가 정해져 있어 병원이 마음대로 진료비를 받을 수 없다. 그러면 차라리 시설을 잘 갖춰서 외국인 환자를 끌어들인다든지 기업화해서 단가를 낮춘다든지 해야 하는데 그것마저 할 수 없다.

그럼에도 우리나라에서 최고 인재들이 의료계에 있다. 의과대학에 인재들이 많으니 이제는 의사들이 환자들 진료만 하는 것이 아니라 의료 쪽의 다른 비즈니스를 적극적으로 해보는 것도 의미가 있다. 하지만 아직까지 의사는 진료만 하면 된다는 인식이 퍼져 있다.

나는 고려대학교 최고경영자과정(AIP)에서 공부했고 대한의사협회와 서울대학병원이 같이하는 의료경영고위과정(AHP)도 들었다. 서울대학교 공과대학에서 이과계 CEO들끼리 공부할 때는 최우수논문상도 받았다. 환자를 진료하기에도 바쁜데 시간을 쪼개어 이런 공부를 하는 이유는 병원을 운영하는 데 이렇게 배운 지식이 도움이 되기 때문이다.

지금처럼 의료 환경이 좋지 않고 경영이 어려워질수록 의사들이 경영을 알아야 한다. 그런데도 의사들은 의과대학에서 경영을 배우지 않는다. 나는 의사들이 예과 과정에서 경영학을 공부해야 한다고 생각한다. 의사가 되기 전에 경영의 기본을 배워야 하는 것이다. 개인병원을 하려면 직원을 관리해야 하니 쉽게 말해서 의사들도 이제는 CEO가 되어야 한다.

P·A·R·T 2

척추건강에 대한 오해와 진실

모든 척추질환이나 디스크질환 환자에게
진통제가 아예 필요가 없다는 것은 잘못이다.
통증을 줄여주면 근육의 강직이 풀어지고 혈액순환이 개선되므로
진통제는 대증적인 증상을 치료하는 과정에서 꼭 필요하다.

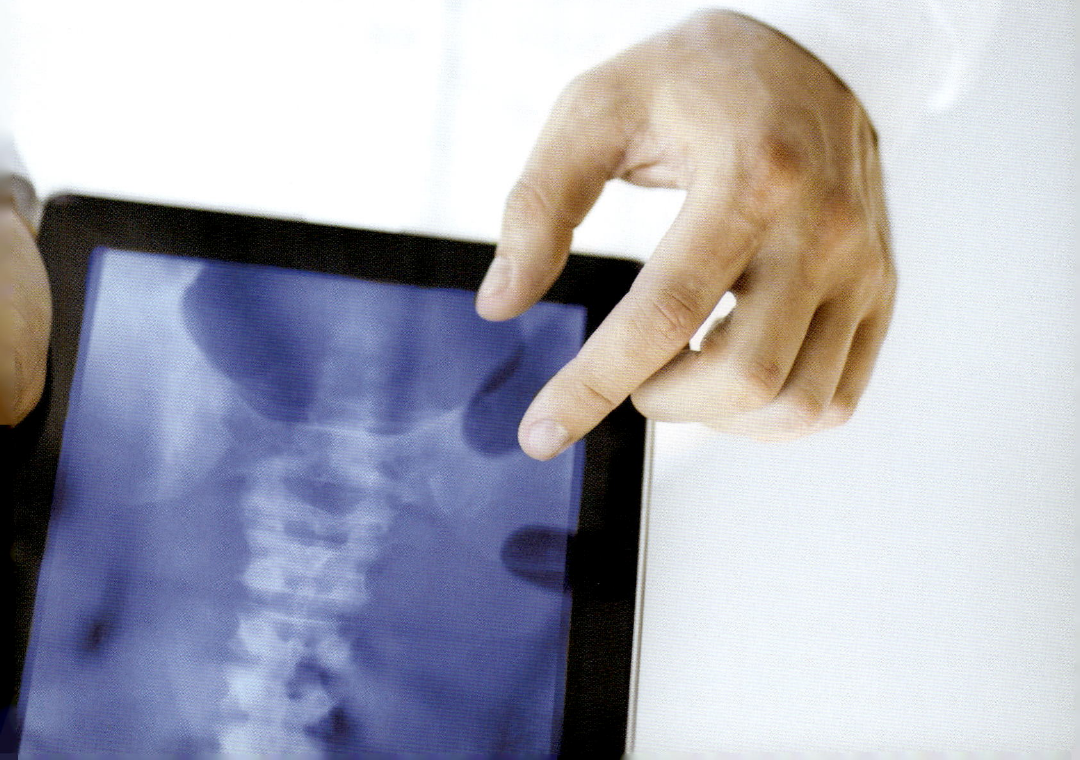

환자가 의사를
믿지 않는다

환자는 치료를 잘하면서 진료비는 저렴한 병원을 찾게 되어 있다. 하지만 30~40년 아팠던 허리를 단번에 치료할 수 있는 척추병원은 없다. 그런데도 환자들은 그런 병원을 찾기 위해 시간과 비용을 들인다.

환자가 진료실로 들어오면 먼저 문진을 하고 필요하면 MRI나 엑스레이 등의 검사를 해서 상태를 파악한 뒤 그에 맞는 치료법을 제시한다. 그런데 어떤 환자들은 스스로 치료법을 선택하고 싶어한다. 꼭 수술이 필요한 상황인데도 수술을 거부하는 환자들이 많다. 병원에 오기 전에 이미 어떤 치료를 받아야겠다고 스스로 결정하고 오는 것이다.

요즘은 인터넷에서 검색해보면 수많은 의료정보를 접할 수 있고, 방송매체에서도 다양한 의료 프로그램을 만들어 방송한다. 그런데 수술하는 장면을 보여주면 시청자들의 관심이 떨어지게 되어 있다. 수술

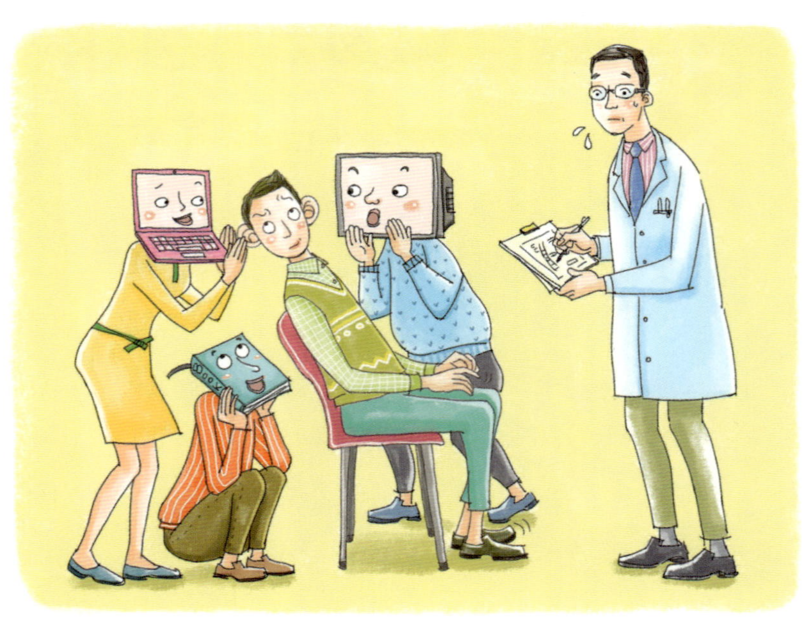

하지 않고도 짧은 시간에 치료가 가능하다고 해야 대중의 관심을 끌 수 있다. 그러다 보니 자연스럽게 의료정보가 비수술 쪽으로 치중되는 경향이 있다.

한편, 환자에게 적절한 치료법을 제시하지 않는 의사들도 있다. 수술이 필요한데도 간단한 치료만 해서 통증을 완화해준다. 그러면 환자들은 당장 통증이 줄어드니 수술 안 하고 치료할 수 있다고 생각하는 것이다. 하지만 이렇게 되면 근본적인 치료는 할 수 없다.

척추건강을 위협하는 요인 중 하나는 이렇게 환자가 의사를 믿지 않고 다른 정보나 자신의 판단을 더 믿는다는 것이다. 척추수술을 하면 큰일 난다는 근거 없는 이야기가 이미 우리 사회에 널리 퍼져 있지 않은가?

나는 검사를 해보니 특별한 증상이 없고 통증만 호소하는 환자에게는 비수술 치료를 권유한다. 그런데 꼭 수술이 필요한 환자나 다른 병원에서 비수술 치료를 했지만 호전되지 않아서 우리 병원에 온 환자들 또한 비수술 치료만 해달라고 하는 경우가 있다. 전문병원 의사로서, 척추수술 권위자로서 수술해야만 치료할 수 있다고 판단해 수술을 권하면 다른 병원으로 가는 환자들도 있다. 그런 모습을 볼 때마다 안타깝고 어떻게 하면 의사 말을 믿을 수 있게 할지 고민하게 된다.

환자가 전적으로 의사를 믿고 의사도 진심으로 환자를 위해 치료하는, 서로 믿는 분위기가 하루빨리 만들어지기를 고대한다.

좋은 의사,
나쁜 의사

우리나라에는 의사 등급제가 없다. 다만 경력이 10년 이상 되면 환자가 특정 의사를 선택해 진료받을 수 있는 선택진료 제도가 있다. 경험이 많은 의사에게 진료받을 수 있는 선택권을 환자에게 주는 것이다. 특히 외과의 경우, 수술 경험이 많은 의사에게 맡기는 것이 정말 중요한데, 보통 40대 후반에서 50대 초·중반까지를 외과의사의 전성기로 본다.

우리나라에 척추병원이 많다 보니 척추병원끼리 경쟁하는 일이 생기면서 부정적인 분위기가 형성되었다. 개원가 의사들을 보는 세간의 시선이 긍정적이지 않을 때도 많다. 개원가 의사들이 돈만 생각해 수술 쪽으로 유도한다는 식으로 오해하기도 한다.

이렇듯 개원가 의사들에 대한 부정적 인식이 확산되면서 굳이 대

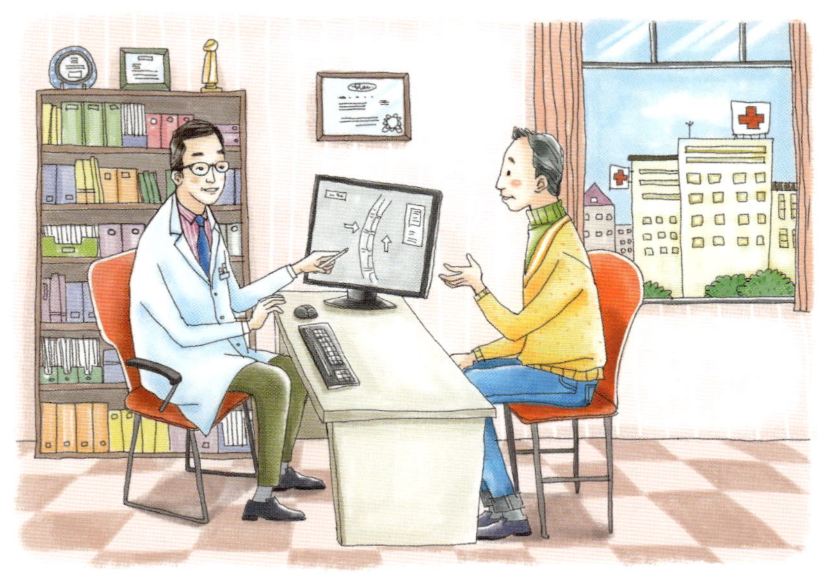

형병원에서 치료하지 않아도 되는 환자들까지 대형병원으로 몰리기도 한다. 그렇게 되면 제때 치료하지 못하는 일이 생길 수도 있고 제대로 치료받지 못하고 돈과 시간만 허비하는 경우가 생길 수도 있다.

환자를 위하는 정말 좋은 의사는 한 분야에서 경험이 많고 환자의 증상을 정직하게 말해주는 의사다. 좋은 의사라면, 환자 상태에 더 적합한 병원이 있으면 환자에게 그쪽으로 가라고 말해줄 수 있어야 한다. 치료가 아닌 수익을 위해 비수술만 권유하는 것이 아니라 수술이 필요하면 상황을 정확하게 설명해주는 것이 진짜 좋은 의사가 할 일이 아닌가 싶다. 또 잘못 알려진 것이 있으면 바로잡고 정확하게 말해주는 것이 의사의 의무라고 생각한다.

환자들도 의사를 제대로 평가하는 법을 알아야 한다. 내 허리를 맡기는데 당연히 실력 있는 의사를 선택해야 하지 않겠는가. 실력은 오랜 경험에서 나오며 그 경험은 나이에 비례한다. 언변이 뛰어난 의사보다는 경험이 많은 의사를 선택해야 한다.

허리는 비수술 치료가 답이다?

척추질환에서 환자의 증상과 관계없이 무조건 좋은 치료법은 존재하지 않는다.

비수술이 답이 아니라 제대로 된 진단에 따라 수술로 할지, 비수술로 할지 판단하는 것이 답이다. 모든 척추질환을 비수술로 치료할 수 있다면 누가 수술로 치료하려고 하겠는가? 하지만 수술해야 치료할 수 있는 환자가 분명히 있으며, 이런 환자는 수술해야만 한다.

그런데 실상은 제대로 진단을 못 내리고 정확한 치료도 안 해주면서 환자가 지쳐 떨어져나갈 때까지 잡고 있는 의사가 많다. 다시 한 번 강조하지만 무조건 비수술이 답이라는 것은 거짓말이다. 주사나 약물로 모두 치료할 수 있다고 주장하는 병원들 중에는 수술 자체가 안 되는 곳도 많다.

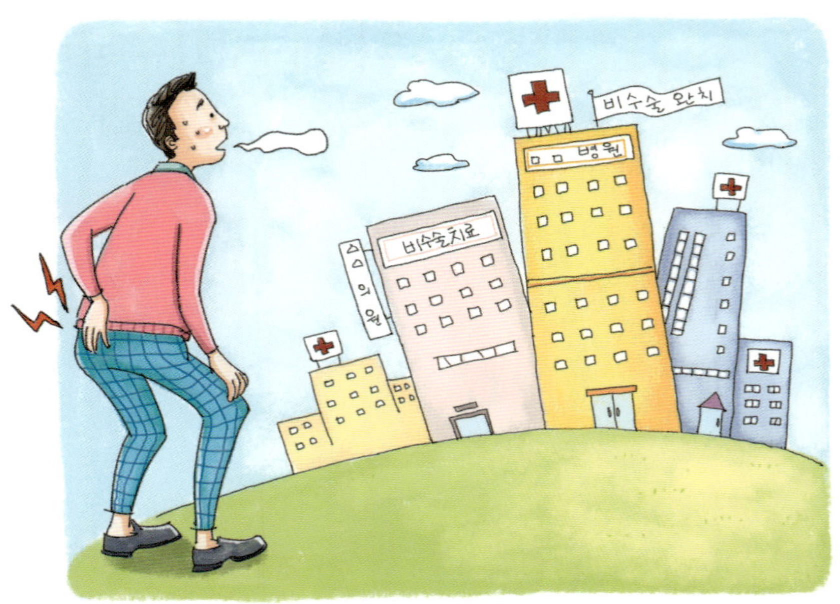

외국의 경우 1차 의료기관 의사는 진단만 한 다음 수술을 해야 하면 시설이 갖춰진 병원에서 수술할 수 있게 입원을 시킨다. 이를 개방병원(attending system)이라고 하는데 우리나라는 아직 이런 제도가 없기 때문에 병원마다 모든 장비를 다 갖춰야 한다. 그러다 보니 비용 또한 많이 들게 되어 있다.

우리나라 의료시장에서 척추시장 규모가 가장 큰데다 노령화 사회가 됨에 따라 성장 가능성 또한 크다. 따라서 병원들이 서로 협력하여 같이 발전해나가는 것이 환자들에게도 도움이 될 것이다.

대학병원과 전문병원의 차이

대개의 경우 쌍꺼풀 수술이나 코 성형을 하려고 대학병원 성형외과에 가지 않고 라식을 하려고 대학병원 안과에 가지 않듯이 척추질환 또한 전문병원에서 먼저 치료해도 된다.

전문병원은 척추 분야에 집중되어 있어 대학병원보다 의료 서비스를 더 집중적으로 제공할 수 있으며 수술 건수 또한 대학병원보다 결코 부족하지 않다.

대학병원은 수술일정에 한계가 있고 대학교수들은 매일 수술하지 않는다. 하지만 전문병원은 매일 수술한다. 우리 병원의 경우 수술방이 5개인데 보통 대학병원은 의사가 수술할 수 있는 방이 하나밖에 없다. 그러니 자연스럽게 전문병원 의사가 더 많이 수술하고 경험을 더욱 풍부하게 쌓을 수 있는 것이다.

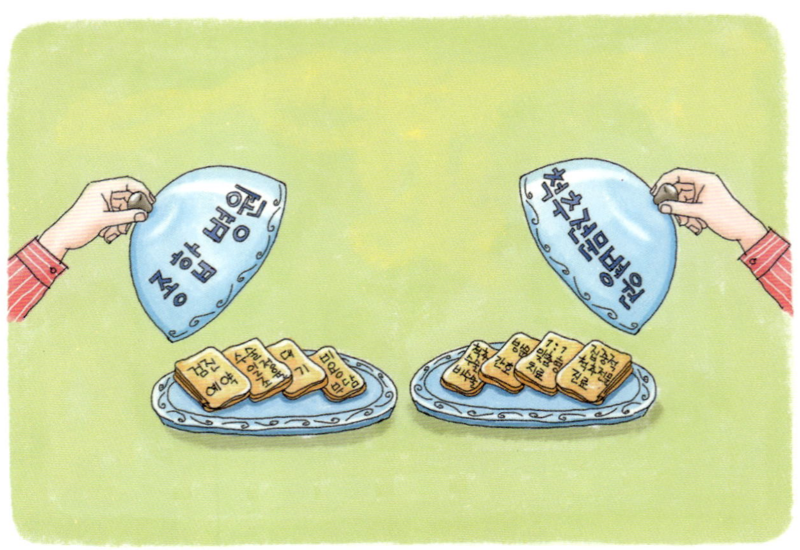

다만 좀 더 큰 수술, 예를 들어 암이 전이되어 있는 수술이라면 암 치료도 해야 하니 여러 과가 협진하는 대학병원이 좋을 수 있다.

전문병원의 장점은 환자별 맞춤치료가 가능하고 대학병원처럼 예약부터 수술까지 오래 기다릴 필요가 없다는 것이다. 따라서 척추질환을 치료하려고 할 때는 전문병원을 찾는 것이 훨씬 좋다고 생각한다.

잘못된 상식이 허리 건강을 망친다

수영이 척추에 좋다?

물속에서는 저항이 일정하므로 부력에 따라 가볍게 운동하면 칼로리가 많이 소모되는데, 수영을 하면 물속에서 어깨도 돌리고 발도 차게 된다. 따라서 수영은 척추보다는 관절에 더 좋다. 수영을 하면 폐활량을 늘리는 데 좋고 심장에도 좋으며 척추에도 나쁘지 않다. 따라서 척추재활 환자들에게 수영을 권한다. 이때 접영은 피해야 하는데, 접영은 허리를 강하게 많이 써야 하므로 추천하지 않는다. 목디스크 환자의 경우는 오히려 자유형이 좋지 않을 수도 있다.

허리 아플 때 뜨거운 찜질을 하면 좋다?

어느 부위든 뜨거운 찜질을 하면 혈액순환이 좋아진다. 혈관이 확장되

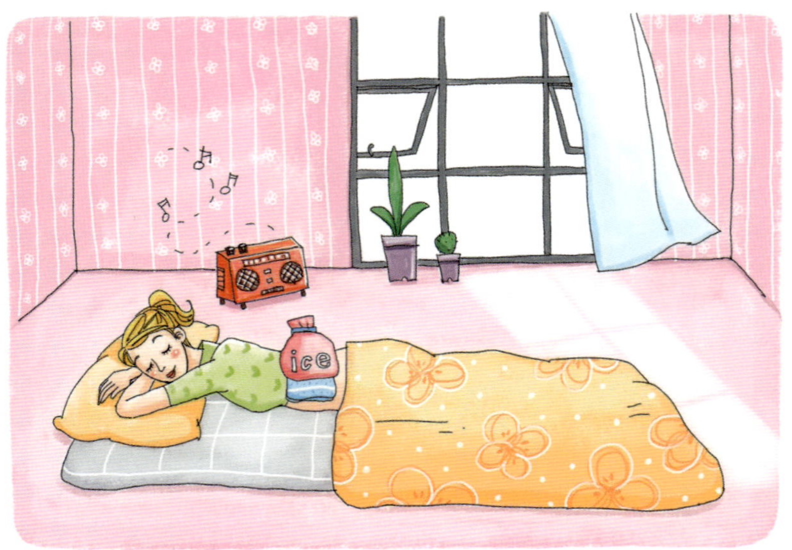

찜질을 하면 혈액순환이 좋아지지만 붓기가 있을 때는 차가운 찜질을 해야 한다.

고 혈액이 많이 돌면서 혈관의 통증을 치료하는 물질이 공급돼 치료를 돕는다. 하지만 붓기가 있을 때는 차가운 찜질을 해야 한다. 수술한 지 얼마 안 된 환자는 뜨거운 찜질을 하면 감염 위험이 있으므로 피해야 한다. 일반적으로 핫팩을 하면 혈액순환이 좋아지고 그에 따라 근육도 이완되는 효과가 있다.

커피가 골다공증의 주범이다?

커피에는 신경계를 자극하는 카페인이 들어 있어서 각성효과가 있다. 지방을 분해하는 효과가 있으며, 위를 자극해서 위산분비를 촉진하는 효과도 있다. 하지만 골다공증을 촉진하는 주범이라고 볼 수는 없다.

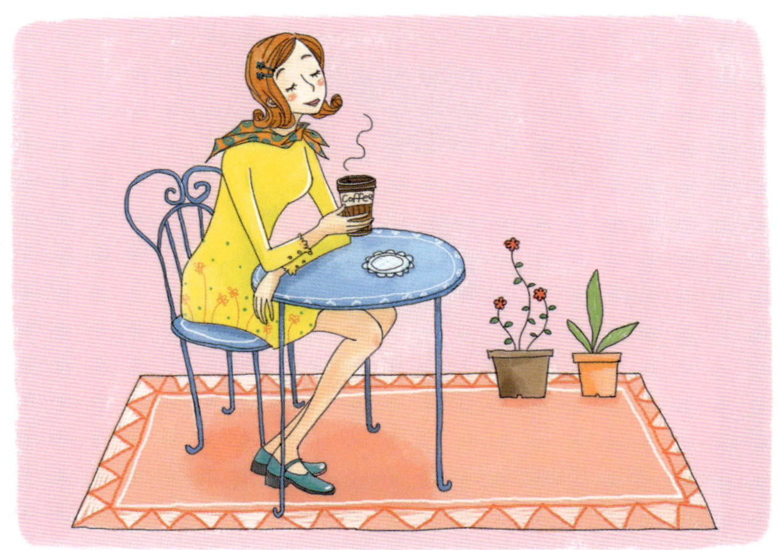

신경계를 자극하는 카페인은 각성효과가 있지만 골다공증을 촉진하는 주범이라고 볼 수는 없다.

엎드려서 자면 허리에 부담이 덜 간다?

꼭 그런 것은 아니다. 사람의 척추에 가장 자연스러운 자세는 서 있는 것이다. 그런데 종족에 따라 섰을 때 요추의 만곡, 즉 허리가 앞쪽으로 굽어지는 모양이 다르다. 백인이 더 직선적이고 흑인은 앞쪽으로 굽었으며 황인은 그 중간이다. 이는 개인차도 있어서 개인에 따라서 배가 나오면서 허리가 휜 사람도 있고 굽은 사람도 있다.

따라서 섰을 때 가장 자연스러운 자세를 누웠을 때도 유지하는 자세가 좋고, 침대도 그런 자세를 유지해줄 수 있는 것이 좋다.

돌침대는 온열효과는 있지만 척추의 모양 자체는 눌러버린다. 돌침대에 누우면 허리가 평평하게 펴지는데 척추가 일자가 되면 허리가

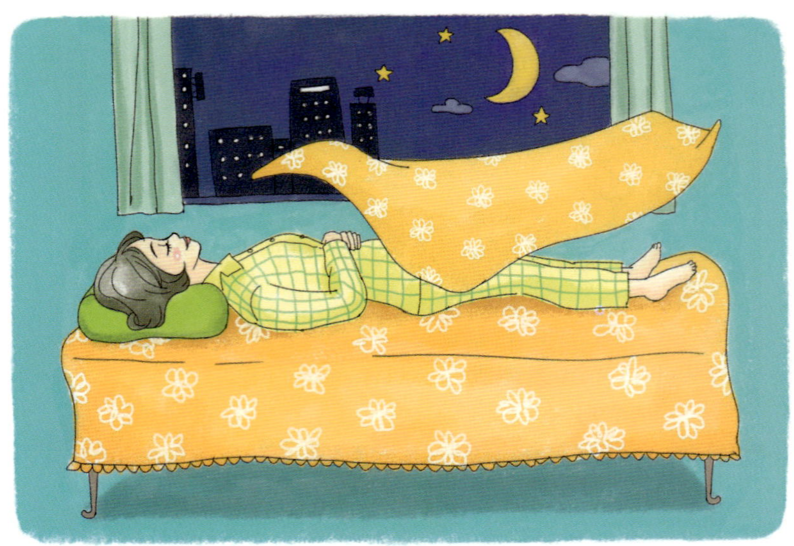

척추에 가장 자연스러운 자세는 일어서 있는 것이다. 누웠을 때도 바른 자세를 유지하는 것이 좋다.

아프게 되어 있다. 그걸 편평등신드롬(falt back syndrome)이라고 한다. 척추가 일자가 되면 오히려 완충 역할을 하지 못한다. 그렇기 때문에 몸이 편하게 느끼는 대로 곧게 자는 것이 좋다.

허리가 아플 때 누워 있으면 낫는다?

요통이 있을 때는 허리에 부하가 걸리지 않게 하는 것이 좋다. 부하가 걸리지 않으면 자연적으로 치료되는데, 이것도 요통의 종류에 따라 다르다. 퇴행성 디스크에 따라서 오는 디스크는 누워 있는 것이 좋은 치료법의 하나다. 반면에 척추의 관절 같은데서 오는 통증은 누워 있다고 해서 반드시 좋아지는 것이 아니다. 이때는 오히려 스트레칭을 해

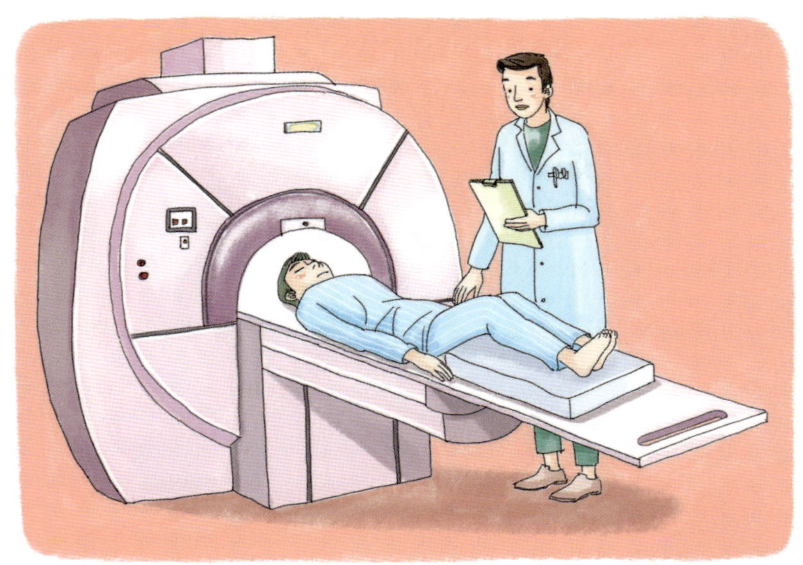

허리가 아픈 데는 원인이 무척 많으므로 정확하게 진단하는 것이 무엇보다 중요하다.

주는 것이 좋을 수 있다.

디스크 같은 것이나 협착증이 있어서 다리가 아플 경우 일어서서 걸으면 더 눌리게 된다. 신경이 부어서 아픈 것이므로 누워서 부하를 주지 않으면 조금은 낫는다. 일반적으로 척추가 많이 아프면 걸을 수 없으므로 누워 있는 것이 낫다. 약수터에서 허리 건강을 위해 나무에 등을 치는 이들이 있는데, 이것이 허리에 좋다는 근거는 없다.

허리가 아픈 데는 원인이 무척 많다. 허리가 아픈 것은 척추관협착 증이니 곧 디스크라는 식으로 병명이 하나밖에 없는 줄 아는 이들도 있는데 사실 병명이 상당히 많다. 예를 들어 척추의 디스크가 문제냐, 디스크가 퇴행성이냐, 디스크가 튀어나왔느냐, 뼈가 흔들리느냐, 뼈가 떨어져 있느냐, 인대가 부실하냐, 디스크가 튀어나와 신경을 눌러서 다리가 아프냐, 협착증이냐, 뼈가 깨졌느냐, 염증이 있느냐, 암이냐에 따라 병명이 다 다르다.

따라서 정확하게 진단하는 것이 무엇보다 중요하다. 왜 아픈지 아는 것이 가장 중요하다. MRI 등을 하면 비용이 부담되니까 그냥 치료만 해달라고 하는 이들도 있는데 첫 번째가 진단이고, 두 번째가 그에 맞는 치료다. 맞춤진료를 해야만 제대로 치료받고 회복될 수 있다.

진통제는 먹으면 안 된다?

허리가 아플 때 진통제는 의미가 없다고 하는 이들이 있다. 하지만 배고플 때는 밥을 먹고 소화가 안 될 때는 소화제를 먹듯이 아플 때는 진통제를 먹어야 한다. 밥 먹고 시간이 지나면 배가 고프다. 그러면 또 밥을 먹는다. 그렇듯이 진통제를 먹었는데 약기운이 떨어져 또 아프면 진통제를 다시 먹을 수밖에 없다.

우리 몸에 통증이 오면 근육이 강직된다. 이는 우리 몸의 보호 기능의 일종이다. 예를 들어 목이 뻣뻣한 것은 목이 아프기 때문이다. 목이 뻣뻣해지는 이유는 근육 강직이 오기 때문이다. 힘이 들어가면서 근육에 강직이 오면 혈액순환이 안 되고, 혈액공급이 제대로 안 되면서 통증이 온다. 이른바 악순환(vicious cycle)을 하는 것이다. 젖산이 많이 분비되고 축적되는 등 악순환이 계속된다. 그 통증을 막아주면 경직이 오지 않고 혈액순환이 좋아져 선순환을 한다.

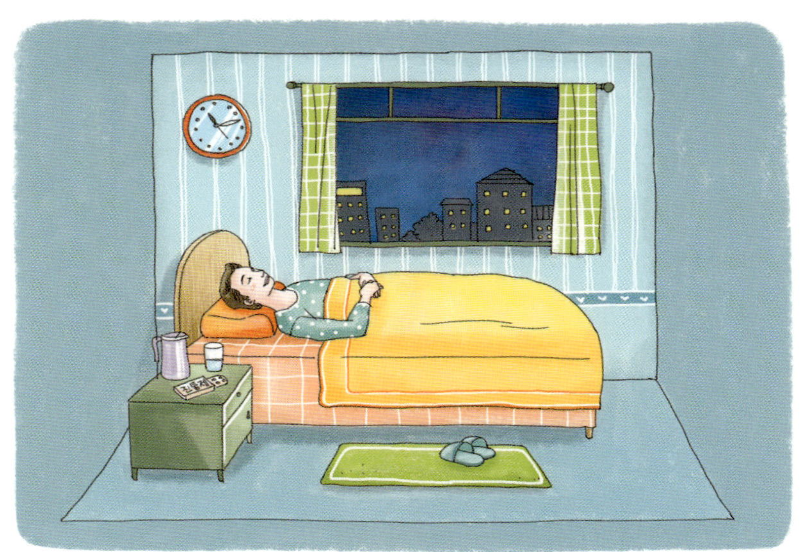

모든 척추질환이나 디스크질환 환자에게 진통제가 아예 필요 없는 것은 아니다.

　따라서 모든 척추질환이나 디스크질환 환자에게 진통제가 아예 필요가 없다는 것은 잘못이다. 통증을 줄여주면 근육의 강직이 풀어지고 혈액순환이 개선되므로 진통제는 대중적인 증상을 치료하는 과정에서 꼭 필요하다.

　진통제로 조절이 안 되는데도 계속 진통제를 먹는 이들도 있다. 요즘은 신경주사라는 것도 사용한다. 신경이 심하게 눌려 있는데 주사를 계속 놔서 그걸 못 느끼도록 하는 것이다. 그런데 이 주사를 반복해서 놔주는 것은 문제가 있다. 통증은 우리 인체를 보호해주는 일종의 보호장치이다. 예를 들어 뜨거운 물이 있는데 뜨겁다고 느끼지 못하고 손을 넣으면 어떻게 되겠는가? 마찬가지로 우리 몸도 디스크가 있어서 통증이 오는 것은 고치라는 신호를 보내는 것이다. 그런데 내버려 두면 마비가 되어 결국 장애가 올 수 있다.

청소년기의 잘못된 자세가 척추측만증의 원인이다?

척추측만증(scoliosis)은 대부분 유·소년기에 발병하지만 증상이 나타나고 고통을 느끼는 시점은 성장기인 청소년기다. 청소년기에는 키가 급격히 크고 몸무게가 늘어서 측만이 더욱 심해지기 때문이다. 많은 이들이 척추측만증이 청소년기에 나타난다고 생각하는 것도 이러한 이유 때문이다. 청소년기 척추측만증은 유전적 원인이 더 큰데, 안 좋은 자세로 있는 것도 한 원인이 된다.

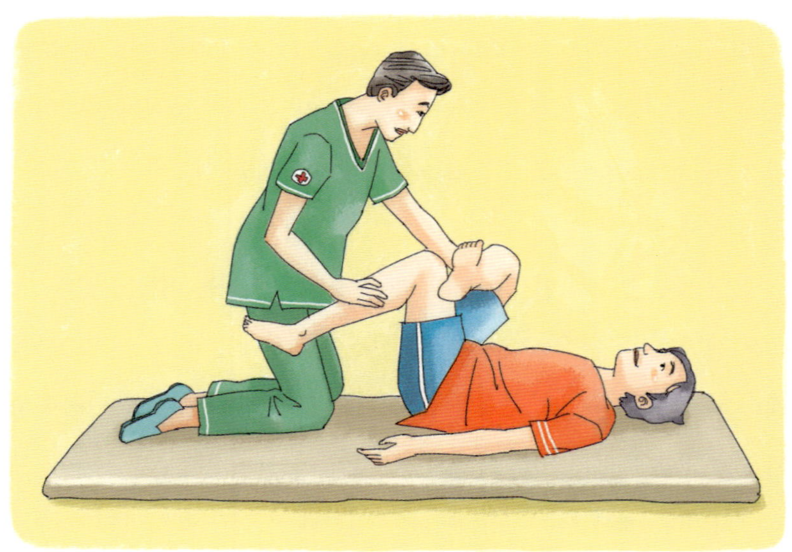

척추측만증은 기울어진 각도가 경도면 일반적인 물리치료와 근육강화, 자세교정 정도를 한다.

척추측만증을 치료하는 방법은 측만 각도에 따라 달라진다. 기울어진 각도가 경도면 일반적인 물리치료와 근육강화, 자세교정 정도를 한다. 그러다 더 기울어지면 보조기를 착용하며, 조금 더 기울어지면 수술을 한다. 해마다 각도가 점점 더 벌어지고 몸이 돌아가면 수술해야 한다. 중요한 것은 나이에 따라 더 진행되느냐 안 되느냐는 것이다.

터진 디스크는 약물로 치료할 수 있다?

디스크 수액이 완전히 빠져나와서 디스크 바깥으로 밀려나온 것을 터진디스크라고 한다. 터진 디스크여도 몇 년이 지나면 대식세포가 디스크를 다 먹어치워서 자연히 통증이 없어지는 경우도 가끔 있다. 하지만 디스크가 터지면 통증이 무척 심하고 운동마비가 오는 경우가 많

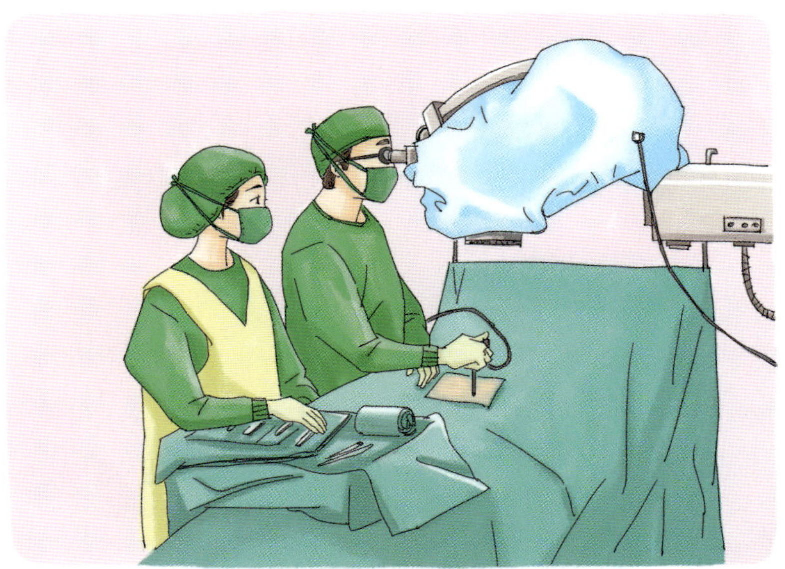

터진 디스크는 터진디스크 조각을 끄집어내 신경에 감압을 해주는 것이 제대로 된 치료방법이다.

다. 그래서 터진 디스크는 빨리 수술하는 게 좋은 것이다.

터진 디스크에는 대부분 직접적인 수술을 권하는데 현미경, 내시경을 이용해서 터진 디스크 조각을 끄집어내는 것이 제대로 된 치료 방법이다. 터진 양이 아주 적으면 몰라도 양이 많고 신경이 심하게 눌려 있는데 2년 정도 지나면 자연히 흡수되니까 그동안 참고 견디라고 할 수 있을까? 그동안 환자가 겪는 불편함, 고통으로 마비가 올 것을 생각하면 수술하는 게 훨씬 낫다.

터진 디스크는 수술해서 빨리 신경을 감압해주는 것이 바른 치료법이다.

한의원에서 모든 척추질환을 고친다?

전 세계에서, 적어도 선진국에서 우리나라처럼 한의사, 양의사가 나뉘어 있는 곳은 많지 않다. 미국에는 오리엔탈 메디컬 닥터oriental medical doctor라는 것이 있다. 하지만 의사 면허와 한의사 면허가 같이 있는 나라는 거의 없다. 한의사는 양방의 의료기기를 배우지 않으므로 이를 쓰면 안 된다.

한의사는 진맥과 침, 경혈 등 한의학을 공부하지만 심초음파를 본다든지 컴퓨터 단층촬영CT, computed tomography을 한다든지 MRI를 판단한다든지 하는 것은 배우지 않는다. 그런데 그들이 척추 환자를 진찰하면 어떻게 되겠는가? 제대로 배운 의사들도 간혹 오진을 하는데 배우지 않은 경우에는 어떻겠는가?

신경외과 의사들은 뇌 MRI를 보면 어디에 뭐가 있고 무슨 종양인

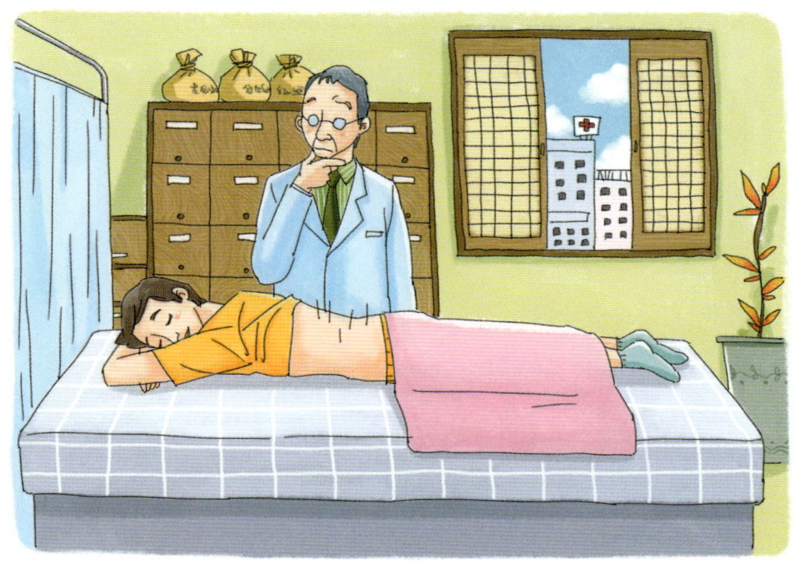

사소한 척추질환과 통증이 있는 환자들은 한의원에서 치료해도 된다.

지 안다. 그런데 한의사들은 이런 걸 배우지도 않았고 치료해보지도 않았다. 한의사들이 기계를 다루려면 한의과대학에 초음파나 현대과학 장비를 다루는 과정이 있어야 하는데 그런 것이 없다. 한의사가 양방 의료기기를 쓰면 불법이라는 판례도 있다.

한의사가 모든 척추질환을 고칠 수 있을까? 통증이 심하지 않은 환자들은 한의원에서 치료해도 된다. 척추전문병원에서도 그 정도로는 수술을 하지 않는다. 하지만 한의사는 수술해보지 않았기 때문에 수술을 해야 하는지 하지 않아도 되는지 잘 판단하지 못할 수도 있다.

양방의 진단방사선과 의사가 있는 한방병원도 있다. 그들은 MRI를 찍어서 판독만 해준다. 디스크가 어디 있다고 하면 그걸 보고 치료하는 것이다. 하지만 MRI 소견도 신경외과 전문의가 보는 것과 방사선과 전문의가 보는 것이 다르다. 방사선과 전문의는 보이는 것만 이야기하지만 신경외과 전문의는 환자의 증상이 어디서 왔는지, 수술이 필요한지 아닌지를 판단한다.

큰 병원에 가야 수술을 잘한다?

우리나라 병원은 크게 대학병원과 개원의로 나눌 수 있다. 2014년 기준으로 척추 환자가 1년에 15만 건 정도 치료를 받았다. 그중에서 대학병원급과 개원의의 비율이 2 대 8 정도 될 만큼 개원의가 치료를 많이 한다.

이렇듯 개원한 신경외과에서 척추를 많이 다루는 이유는 무엇일까? 개원의들이 미세침습척추수술, 내시경을 비롯해 적게 째고 하는 수술에 일찍부터 뛰어들었기 때문이다. 여기에 척추를 다루는 신경외과 의사들의 모임인 최소침습척추학회가 우리나라에서 신경외과 의사들이 활약하게 되는 하나의 바탕이 되었다.

그래서 개원의들도 큰 병원 못지않게 치료경험과 수술경험이 다양하고 전문적인 기법도 많이 보유하고 있다. 관련 통계자료를 비롯한 여러 자료가 이런 사실을 뒷받침하고 있다.

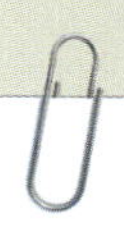

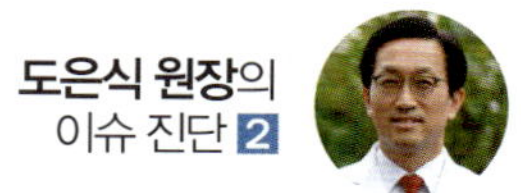

신뢰받는 병원이 되어야 하는 이유

대학병원을 신뢰하는 환자들은 대학병원으로 가고 개원가를 믿는 환자들은 개원가로 간다. 그런데 전에 비해 요즘은 대학병원으로 많이 간다. 언론에 개원가의 안 좋은 점이 자주 노출되었기 때문이다. 따라서 이제는 스스로 정화하는 시스템을 만들어야 한다.

어떤 병원그룹은 젊은 의사들이 단기간 전국에 10개나 되는 병원을 경쟁적으로 열었다. 그러다 보니 다른 병원 직원들을 월급을 더 주면서 스카우트하는 경우도 있었다. 또한 나이 많은 의사들이 젊은 의사들 밑에 있지 않으려고 하니 젊은 의사들을 많이 뽑아 경쟁구도를 만드는 형태도 생겨나고 있는 추세이다.

이런 병원그룹은 인센티브 시스템을 만들어 의사들을 경쟁으로 내몰아 의료를 돈 버는 수단으로 전락하게 하는 상황까지 만들었다. 환자들은 자신의 병에 대해 여러 매체에서 다양한 정보를 들어 알고 있는 경우가 많다. 그래서 비록 그런 정보가 정확하지 않은 것이라 할지라도 환자들은 의사가 하는 말을 들으면 무슨 상황인지 어느 정도 알아챈다.

그런데 이런 일이 반복되면 환자들의 불평불만이 쌓일 수밖에 없고, 결국 환자들에게 척추병원에 대한 부정적 인식만 심어주게 된다. 이런 병원과 의사들이 있어서 척추시장에 대한 국민 전체의 인식이 더 나빠졌는지도 모른다.

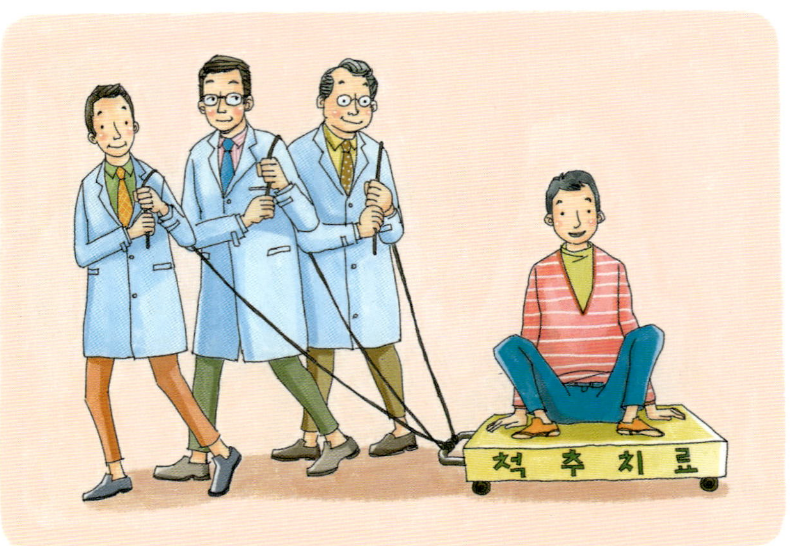

병원끼리 협업이 이루어져 환자를 위해 더 나은 병원으로 보내는 시스템을 구축해야 한다.

척추시장은 또한 한방, 재활의학, 통증치료 분야가 섞여 있다 보니 협업이 안 된다. 하지만 누가 수술을 잘하고 누가 검증된 전문가인지 알고, 안 될 것 같으면 다른 병원으로 보내는 시스템이 되어 있어야 환자들이 덜 고생하고 치료를 제대로 받을 수 있다.

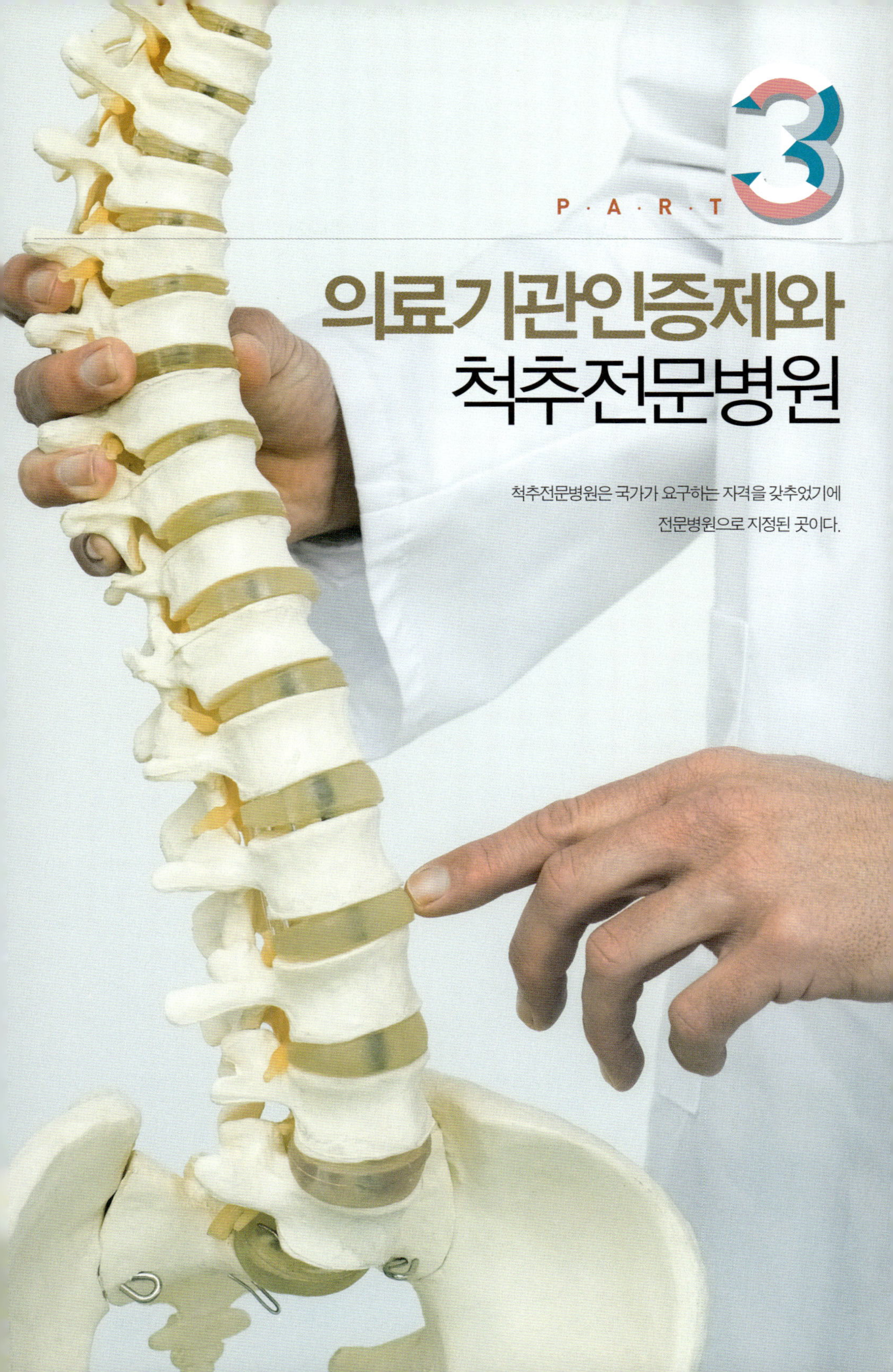
P·A·R·T 3
의료기관인증제와
척추전문병원
척추전문병원은 국가가 요구하는 자격을 갖추었기에
전문병원으로 지정된 곳이다.

의료기관 인증제란?

의료기관인증제는 의료기관이 환자의 안전을 보장하고 의료 서비스의 질을 높이기 위해 자발적이고 지속적으로 노력하도록 함으로써 국민에게 질 좋은 의료 서비스를 제공하도록 하는 제도다. 인증제는 순위를 정하는 상대평가와 달리 의료기관의 인증기준을 충족했는지를 조사하는 절대평가 성격의 제도로, 공표된 인증조사 기준의 일정 수준을 달성한 의료기관에 유효한 인증마크를 준다.

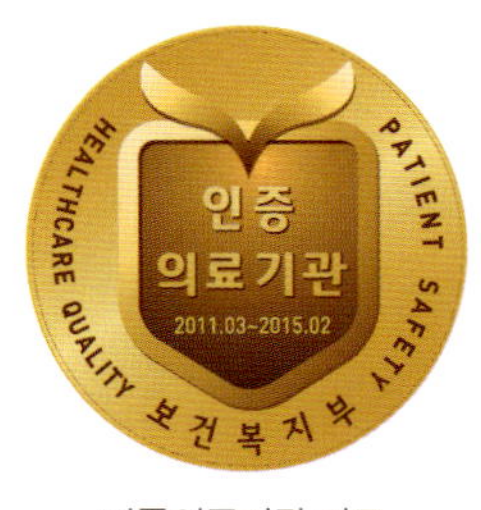

인증의료기관 마크

인증제의 가장 큰 장점은 지금까지 공급자 중심 의료에서 소비자(환자와 보호자) 중심 의료로 전환하는 제도라는 것이다. 의료 서비스에 대한 소비자의 인식이 높아짐에 따라 의료의 질을 확보해 좋은 서비스를 제공하는 것이 어느 때보다 중요해졌다. 따라서 의료기관이 의료 서비스를 제공하는 과정을 규정으로 만들어 수행하라고 요구하는 의료기관인증제는 소비자를 위한 의료 서비스를 제공하는 계기를 마련했다는 점에서 의의가 있다.

전문병원은 인증이 필수이며 종합병원은 꼭 인증받을 필요는 없다. 다만, 요양병원과 정신병원은 의료 서비스의 특성과 환자의 권익 보호 등을 고려해 2013년부터 의무적으로 인증을 받도록 법에 명시해 놓았다.

인증기준에서는 '환자 안전'과 '지속적인 질 향상'을 의료기관이 갖추어야 할 기본 가치로 설정함으로써 개별 의료기관이 환자에게 안전하고 수준 높은 의료 서비스를 제공할 수 있게 목표를 제시하고, 지속적인 개선활동을 유도하고 있다.

인증을 받으려면 전반적인 인증기준을 충족해야 한다. 특히 안전보장활동의 '환자 안전', '직원 안전' 범주에 속하는 인증 필수 기준은 반드시 충족해야 한다. 인증기준은 모든 의료기관에 공통으로 적용 가능한 보편적 기준을 근간으로 구성되어 있으나, 의료기관의 규모, 특성에 따라 일부 기준과 조사항목을 선택적 또는 단계적으로 적용하도록 하였다. 여기서 중요한 것은 전문병원이 되려면 인증의료기관이 필수조건이라는 점이다.

전문병원제도의 명암

오래전부터 규모가 크고 인프라가 잘 갖춰진 큰 병원으로 환자들이 몰리는 문제를 해결하는 것이 정부와 의료계가 풀어야 할 중요한 과제 가운데 하나였다. 게다가 우리나라 의료전달 체계는 1차 개인의원, 2차 중소병원, 3차 대형병원으로 되어 있는데, 이런 의료전달 체계가 잘 지켜지지 않고 있다. 선진국에서는 환자가 의사의 동의 없이 마음대로 1차에서 2차, 2차에서 3차 병원으로 갈 수 없다. 하지만 우리나라는 의사의 동의가 없어도 바로 상급의료기관으로 갈 수 있다.

게다가 교통수단이 발달하면서 몇 시간이면 전국 어디서든 서울로 올 수 있으니 환자들이 서울로 몰리는 경향이 더 강해지고 있다. 이에 보건복지부는 2011년부터 의료 서비스의 질을 높이고 의료기관의 기능을 재정립하며 병원을 전문화·특성화해 중소병원의 경쟁력을 확보하는 등 의료 서비스 체계를 개선하려는 목적으로 전문병원제도를 운영하고 있다.

전문병원은 의료법 제3조의5 '전문병원의 지정 및 평가 등에 관한 규칙'에서 정하는 요건을 충족하는 병원급 의료기관 가운데 난이도가 높은 의료행위를 하는 병원으로, 3년마다 엄격한 심사를 거쳐 새로 선정한다. 따라서 전문병원이 되려면 환자 숫자, 진료의 질, 환자의 안전, 의사 숫자 등 7개 항목에 대해 건강보험심사평가원의 서류심사와 현지조사, 전문병원심의위원회의 심의를 받아야 한다.

국민의료비 절감, 의료기관 이용 형평성 확보, 접근성 향상 효과 등은 물론 특정 진료과목을 특화함으로써 환자들에게 질 좋은 진료 서비스를 제공한다는 취지로 시행한 전문병원제도에 따라 1기에서 99개 병원이 전문병원으로 지정되었고, 현재 시행되고 있는 2기에서는 111곳이 전문병원으로 지정되었다.

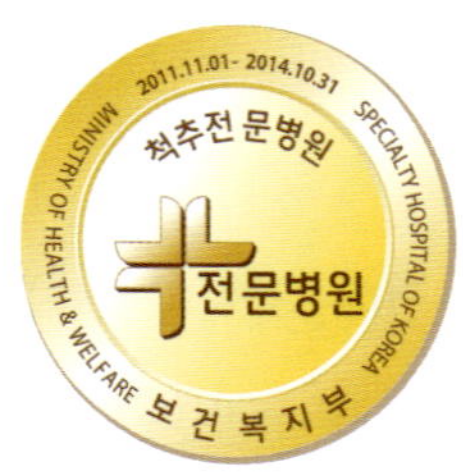
척추전문병원 마크

전문병원에 대한 한 성과평가에서는 새롭게 2기가 출범한 전문병원제도가 처음 취지에 맞게 운영되고 있으며 상급종합병원보다 진료비는 낮으면서 환자 만족도는 긍정적이라는 평가가 나왔다. 전문병원에 대한 소비자 인식조사 결과, 전체 문항에서 대학병원 대비 우수하거나 비슷하다는 비율이 80퍼센트 이상으로 나타났다. 특히 진단의 신속성, 치료의 신속성, 의사와 간호사의 전문성 등에 대해 우수하다는 응답이 높게 나왔다. 그런데도 환자 한 사람당 진료비는 상급종합병원보다 입원, 외래 모두 낮았다.

이렇듯 전문병원제도가 국민에게 긍정적인 평가를 받는 가운데 의료계 한편에서는 회의적인 반응도 있다. 먼저 전문병원 인증을 받으려면 적정 의료인력 확보가 필수 조건이다. 게다가 1기 때보다 2기 때 지정 기준이 훨씬 까다로워져 전문병원으로 지정받으려면 인력에 신규 투자를 할 수밖에 없었다. 척추전문병원의 경우 의사가 8명 이상이어야 한다. 그런데도 전문병원에 별다른 인센티브 안이 없다.

이런 상태에서 선택진료제 축소 같은 3대 비급여 정책으로 전문병원의 경영난이 가속화되고 있다. 선택진료제마저 축소되면 전문병원이 상급종합병원보다 타격이 클 수밖에 없다. 일반병원과 비교했을 때도 마찬가지다. 일반병원보다 2배 정도 인력이 있는 전문병원이 결국 인건비 상승 압박을 크게 받을 수밖에 없다. 이대로라면 전문병원으로 인증받을 이유가 없다는 한탄도 나온다.

또 다른 문제가 있다. 2011년 1기 전문병원 지정 당시 홍보를 제대로 하는 것이 관건이었다. 전문병원제도가 운영되고 있음을 널리 알리는 한편 전문병원이라는 명칭을 아무나 사용하지 못하도록 규제해야 한다는 것이었다. 하지만 2기 전문병원이 시작되었는데도 표시 위반 사례를 찾기가 그리 어렵지 않다.

언론에서 어떤 곳이 전문병원인지 잘 모르는 경우도 있다. 특히 척추병원 가운데 상당수가 '전문병원'이라는 명칭을 병원 이름 앞에 붙이고 있다. 하지만 이름만 전문병원일 뿐 국가에서 지정한 전문병원이 아니다. 따라서 국가에서 요구하는 조건을 모두 갖춘 진짜 전문병원과 무늬만 전문병원인 곳을 제대로 구분해줘야 사람들이 헷갈리지 않는다. 국가에서 믿고 이용해도 좋다고 인정하는 것이 전문병원제도인 만큼 사람들이 정확한 정보를 바탕으로 확실한 병원을 선택하도록 해줘야 한다.

환자는 어떤 병원을 가야 할지 모르니 큰 병원이 좋겠다고 생각해 일단 큰 병원부터 간다. 그러나 예약하고 검사받고 수술하기까지 몇 개월씩 걸리니 엄청 불편할 수밖에 없다. 따라서 전문병원제도를 널리 알려 환자들이 손쉽게 전문병원을 이용할 수 있도록 해야 한다.

비수술 치료와 수술 치료
모두 가능한 척추전문병원

2기 전문병원 111곳 가운데 척추전문병원으로 지정된 곳은 더조은병원을 포함해 전국에 17개 병원이 있다. 우리나라가 노령화 사회로 가면서 척추 관련 환자가 빠르게 늘고 있는 상황에서 이들 척추전문병원이 대형종합병원보다 신속하고 정확하게 환자의 아픔을 덜어줄 것이라고 생각한다.

척추질환은 크게 수술적 치료법과 비수술적 치료법이 있는데 의료계 내부에서 논쟁하는 부분이 있다. 마취통증의학과에서는 대부분 통증만 없애주는 치료법을 사용한다. 수술을 할 수도 있고 안 할 수도 있는 경계에 있는 환자들을 거의 수술을 안 하는 방법으로 치료하려고 한다. 그러다 보니 환자들은 수술하지 않고도 당장은 덜 아프니 수술보다는 비수술을 선호하게 된다.

　한방병원의 경우 대부분 사람들에게 인식이 좋다. 하지만 한방병원에서 6~7개월 치료하다 보면 환자도 한의사도 한계를 알게 된다. 한방에서는 어느 정도 증상 이상 되는 환자들은 치료할 수 없다. 그런데도 수술을 안 하면서 척추질환을 치료할 수 있다고 주장하는 곳들이 있다. 추나요법으로 특화되었으니 굳이 수술을 안 해도 치료할 수 있다고 주장하는 곳도 있다.

　"비수술로는 치료에 한계가 있으니 수술하는 병원에 가서 수술을 받는 것이 좋습니다"라고 환자에게 조언해야 하는데 대부분 그렇게 하지 않는다.

　환자는 아프고 힘드니까 수술이든 비수술이든 관계없이 최대한 빨리 치료하고 싶어한다. 그런데 비수술로 치료할 경우 보험이 적용되지 않아 비용 부담이 클 수밖에 없다. 그나마 사보험이 있으니 비수술로 치료할 수 있는 것이다.

　척추 환자 가운데 마비가 오는 이들이 있다. 마비는 수술해야 치료할 수 있는데 수술하는 의사들에게 보내지 않으면 그 환자는 어떻게 되겠는가? 목이 이상해서 치료하다가 잘못되어 완전히 마비돼 목디스크가 심한데 계속 한방치료만 받고 주사만 맞으면 어떻게 되겠는가? 결국 그 피해는 환자들에게 돌아간다.

　나는 척추전문 의료인으로서 30여 년 동안 수술은 물론 비수술로도 척추 환자를 치료해왔다. 그리고 전문병원이라고 해서 모두 환자에게 수술 치료만 권하는 것도 아니다.

더조은병원만 해도 넓은 공간에 비수술 치료를 하는 데 필요한 재활치료시설을 다 구비해놓았다. 그리고 수술 치료든 비수술 치료든 환자 상황에 따라 판단해서 치료한다.

결론적으로 수술 경험이 풍부한 의료인이 비수술과 수술을 명확하게 교통정리해서 각자에게 가장 적합한 방법을 선택하는 것이 최선인 것이다.

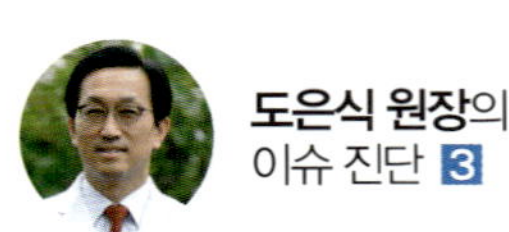
도은식 원장의
이슈 진단 3

올바른 병원 선택이 중요하다

환자가 척추에 문제가 있어 찾아왔을 때 병원에서는 정확히 진단해서 치료 방법을 결정하면 된다. 그런데 우리나라에는 척추질환에는 비수술이 답이라는 식의 인식이 널리 퍼져 있는 것 같다. 그러다 보니 수술을 주로 하는 병원과 비수술을 주로 하는 병원 사이에 수술, 비수술을 놓고 갈등하거나 오해하는 일도 있다. 여기에 언론까지 나서서 오해에 오해를 더하다 보니 사실이 아닌 것이 사실인 것처럼 여겨지고 있다.

수술로 치료하는 경우에도 문제가 없는 것은 아니다. 수술을 잘 못하는 의사들이 간혹 있고 그들이 때로 언론을 떠들썩하게 하는 문제를 만들기도 한다. 그래도 기본적으로 수술해본 의사는 해부학적 구조를 머릿속에 그리고 있다. MRI 사진을 보면 바로 판단이 선다. 하지만 수술하지 않는 의사는 환자의 병소부위를 직접 눈으로 본 적이 없기 때문에 그렇게 할 수 없다.

따라서 이제는 과연 누가 척추 치료 전문가인지 제대로 알아야 한다. 한의학과, 재활의학과, 마취통증의학과 출신이 어떤 과정을 거쳐 그 자리에 갔는지 알아야 한다. 특히 외과의사는 수술과 비수술을 몇 년 동안 했는지는 물론이고 학술적인 연구를 얼마나 했고 실전을 얼마나 많이 경험했는지 알아야 한다.

어떻게 보면 우리나라 척추시장은 의료계의 난맥상을 그대로 보여주는 대표적

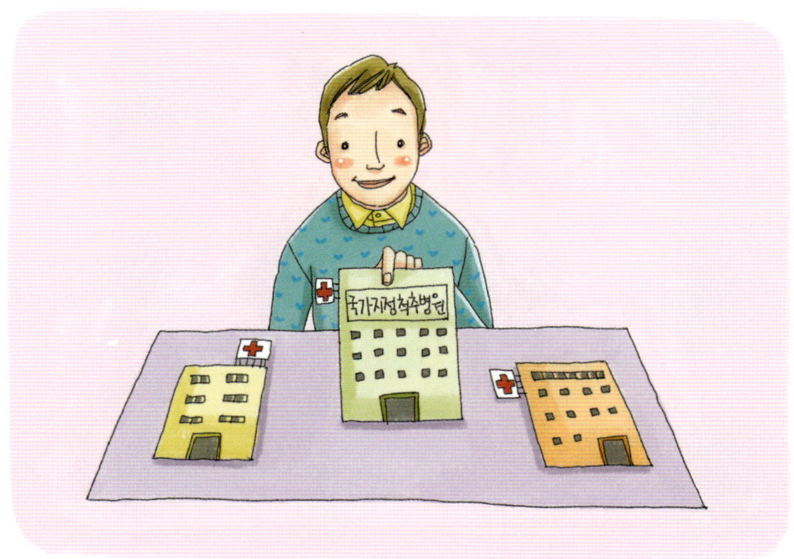

병원을 제대로 선택하는 것이 척추 건강을 지키는 가장 중요한 요소다.

인 곳이라고 할 수 있다. 왜 이렇게 되었을까? 사람들은 대부분 허리가 아프면 먼저 한의원이나 가까운 병원에 간다. 그다음으로 찾는 곳이 정형외과, 신경외과, 재활의학과, 마취통증의학과다. 하지만 이런 곳은 대개 엑스레이를 찍고 정밀검사를 할 수 있는 시설이 별로 없다. 그렇기 때문에 일단 디스크일 확률이 높다고 하면서 물리치료를 받아보라고 권한다.

물리치료를 1~2주 받지만 별 효과를 보지 못하게 되면 신경주사를 권유하는데 이 주사를 맞으면 좀 낫기는 한다. 그런데 2주 정도 지나면 또 아프다. 그럼 또 가서 주사를 맞지만 또 아파서 다시 가기를 반복한다. 그러다가 결국 고생은 고생대로 하고 병은 병대로 키운 채 나중에야 전문병원으로 오는 안타까운 경우가 많다. 거기에 척추수술에 대한 부정적인 보도가 많아지면서 치료 시기가 중요한 척추 환자들에게 큰 혼란을 준 것도 사실이다.

요즘은 인터넷에서 병원 정보를 얻는 경우가 많다. 하지만 인터넷 정보는 잘못된 것도 많다. 따라서 옥석을 가려내는 혜안을 가지고 국가에서 지정한 척추전문병원을 찾는다면 충분히 허리 통증에서 벗어날 수 있다. 병원을 제대로 선택하는 것이 척추 건강을 지키는 가장 중요한 요소라는 사실을 명심하자.

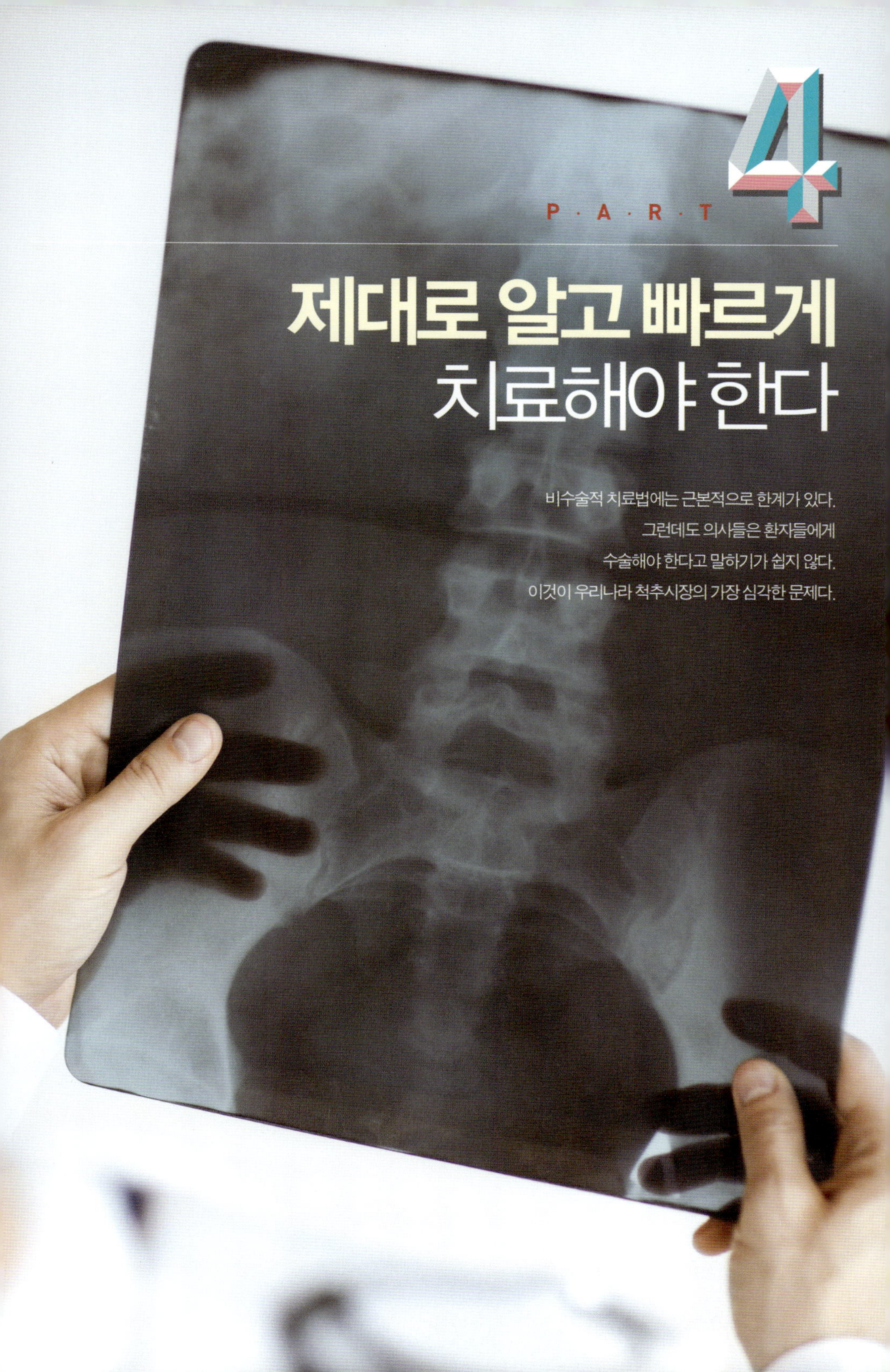

제대로 알고 빠르게 치료해야 한다

비수술적 치료법에는 근본적으로 한계가 있다.
그런데도 의사들은 환자들에게
수술해야 한다고 말하기가 쉽지 않다.
이것이 우리나라 척추시장의 가장 심각한 문제다.

나를 아프게 하는
증상의 원인

🩻 디스크가 튀어나왔다(허리디스크병)

■ 허리디스크병이란 무엇인가

허리디스크병은 척추뼈 사이에서 충격을 완화해주는 디스크 내의 수핵이 밀려나와 신경을 눌러 통증을 유발하는 질환이다. 밀려나온 수핵이 신경을 압박하는 증상까지 나타날 수 있다. 척추질환 환자 중 가장 많은 비중을 차지하는 것이 바로 디스크병 환자이다.

■ 허리디스크병의 원인

- 하루의 상당 부분을 의자에 앉아서 보낼 경우
- 의자에 비스듬히 기대어 앉거나 다리를 꼬고 앉는 자세가 습관이

된 경우

• 무거운 물건을 들 때 허리에 부담이 간 경우

• 등을 굽히고 구부정하게 서거나 군인 같은 차려 자세로 오래 서 있
는 경우

• 옆으로 눕거나 엎드려 자는 습관이 있는 경우

• 노화되어 골밀도가 낮아지고 디스크가 퇴행하는 경우

• 교통사고, 낙상 등 외부 충격을 받은 경우

■ **허리디스크병의 증상**

• 허리가 쑤시고 아프다.

• 허리, 엉덩이, 다리에 이르기까지 아프고 저리며 통증이 느껴진다.

• 기침, 재채기를 할 때 통증이 느껴진다.

• 눕거나 편한 자세를 하면 통증이 사라지기도 한다.

• 하반신이 무겁게 눌리는 느낌이 든다.

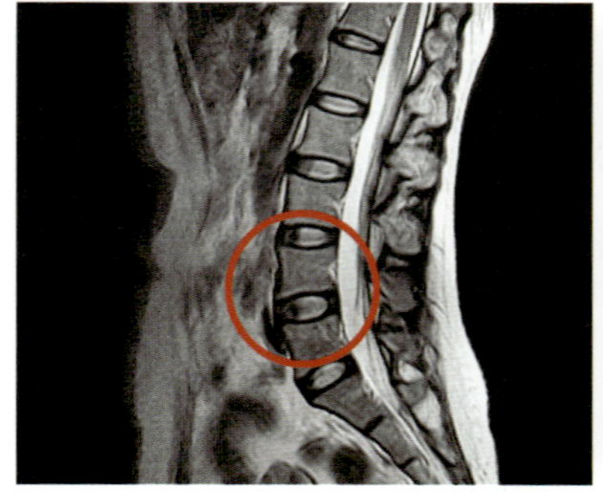

정상적인 디스크

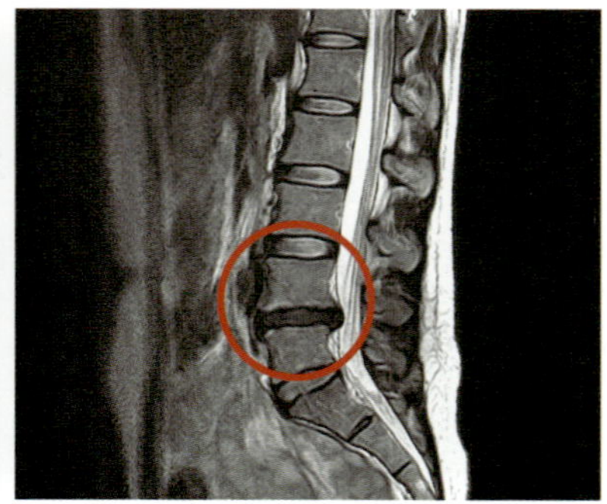

허리디스크병

■ 허리디스크는 어떻게 치료하나

척추디스크 중에서 수술해야 하는 경우는 통증이 너무 심해서 일상생활을 못하거나 운동마비가 오는 경우다. 예를 들어 발목이나 다리에 힘이 없어지거나, 발가락에 힘이 없어지거나, 대소변장애가 올 때는 수술해야 한다. 수술하지 않으면 장애가 고정될 수 있다. 척추디스크 수술은 현미경을 이용해 디스크가 있는 부분을 제거하는 것이 가장 보편적인 수술법인데, 현재까지는 이것이 가장 확실한 방법이다.

보통 디스크 환자들은 갑자기 아파서 병원에 온다. 서서히 아파지는 것은 디스크가 아니라 협착증이다. 디스크는 어느 순간 터지면서 갑자기 통증이 심해진다. 그래서 어떤 환자는 앰뷸런스에 실려서 온다. 이런 증상을 의료진은 흔히 디스크가 터졌다고 표현한다. 이럴 때는 터진 부분, 즉 신경을 누르는 부분을 빨리 제거해야 한다.

크게 내시경을 이용하는 방법과 현미경을 이용하는 시술이 있는데 가는 관을 척추 쪽으로 넣어서 내시경을 이용해 디스크를 보면서 집게(forcep)로 빼내는 방법이다.

디스크가 너무 심해서 척추가 많이 튀어나오고 불안해지면 고정술까지 해야 한다. 디스크 증상 중 특징적인 것은 다리를 조금만 들어도 다리 전체가 당긴다는 것이다. 이를 하지직거상검사라고 하는데 여기에서 양성반응이 있으면 바로 디스크를 의심해야 한다.

■ 허리디스크는 왜 재발하나

디스크 수술에서는 재발하는 것이 가장 큰 문제다. 보통 교과서에 나오는 재발률은 약 8~14퍼센트다. 하지만 이는 전 세계적인 통계일 뿐 전문병원에서는 이것보다 재발률이 낮다. 그럼 디스크는 왜 재발할까? 수술할 때 보통 디스크를 다 제거하지 않는다. 디스크를 다 제거해버리면 척추가 주저앉기 때문이다.

수술하면서 튀어나온 디스크를 제거하므로 그렇지 않은 것은 남아 있게 된다. 하지만 그 디스크도 상태가 썩 좋지는 않다. 그런데 그곳에 무게가 가해지면 디스크가 치약 짜듯이 안에서 밀려나오면서 재발하게 된다. 한번 디스크 수술을 했는데 재발하면 디스크만 들어내기도 한다.

나이가 들면 디스크 자체에 퇴행성 변화가 와 있기 때문에 이런 이들은 위험성이 그만큼 더 크다. 디스크가 안에서 계속 밀려나오니까 어느 정도 나이가 된 이들은 고정술을 해야 한다. 더 나오는 걸 아예 막아버리는 방법으로 치료하는 것이다. 환자들은 재발에 관심이 많다. 수술해도 다 재발한다고들 하는데 우리 병원의 재발률은 약 10퍼센트 미만이다.

🌀 디스크도 늙는다 (퇴행성 디스크)

■ 퇴행성 디스크란 무엇인가

퇴행성 디스크는 허리 통증을 유발하는 퇴행성 디스크질환이다. 퇴행성 디스크는 척추의 마디와 마디 사이에 있는 디스크와 척추뼈에 노

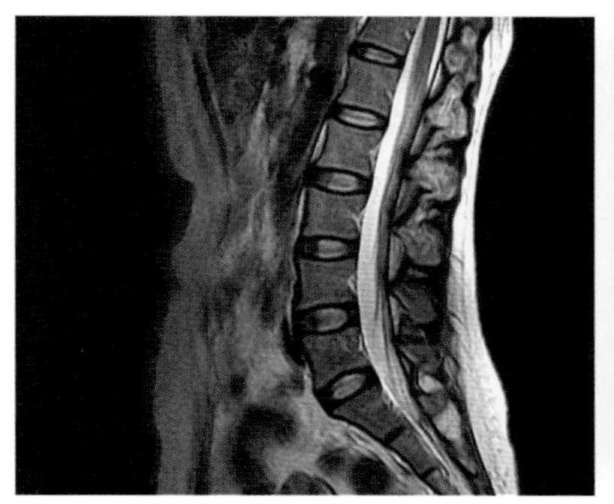
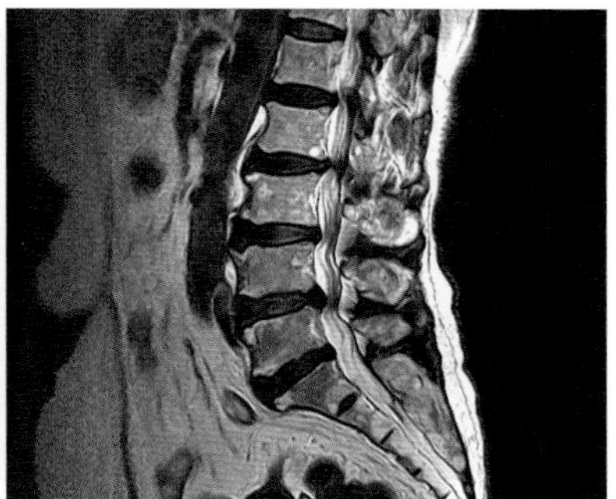

정상 허리디스크   퇴행성 허리디스크

화가 진행되면서 뼈의 칼슘이 빠져나가고 납작하게 찌그러져 검게 변하고 기능이 약화되어 통증이 생기는 것이다. MRI를 찍어보면 건강한 디스크는 수분이 하얗게 보이는데 수분이 빠진 디스크는 검게 나온다. 그래서 퇴행성 디스크(Degenerative Disc Disease)라고 한다.

디스크 내장증이라고도 하는 퇴행성 디스크는 여러 명칭으로 불리는데 영어를 그대로 번역하다 보니 퇴행성이라는 말을 쓰게 되었다. 일반적으로는 50~60대에 보이는 노인성 질환으로 여성보다는 남성에게 많이 생긴다. 최근에는 젊은 20~30대에서도 디스크가 점점 늘고 있는데 이들에게 퇴행성이라는 말이 맞지 않지만 병명이 그렇다.

퇴행성 디스크가 있는 사람들은 꾸준히 근력강화 운동을 해야 한다. 운동을 하지 않으면 살이 쪄서 코어근육이 약해지면서 요통이 점점 더 심해진다. 살이 찌면 지게에 짐을 더 많이 지고 가는 것과 마찬가지다. 또 살이 찌면 근육이 약해진다. 근육은 약해지는데 더 무거운 걸 지고 다니니까 허리에 자꾸 무리가 갈 수밖에 없다.

퇴행성 디스크는 의외로 20~30대에도 발병한다. 어느 날 출근하려고 하는데 갑자기 허리가 무너지듯이 아프면서 꼼짝을 못하게 된다. 움직이지 못하니 앰뷸런스를 타고 병원에 온다. 몸에 엄청나게 심각한 병이 생겼나 싶어 MRI를 찍어보면 대부분 퇴행성 디스크다. 이 경우 간단한 시술만 해도 그다음 날 바로 일어나서 퇴원할 수 있다. 그러면 의사는 환자에게 명의가 된다.

60~70대에서 발병하는 퇴행성 디스크는 노화의 자연스러운 과정이라고 볼 수 있다. 그래서 완전히 치료할 수는 없다. 그렇지만 20~30대에서 발생하는 퇴행성 디스크는 병적이라고 볼 수 있다.

■ 퇴행성 디스크의 증상

- 앉거나 오래 서 있으면 허리가 아프다.
- 누우면 통증이 없어진다.
- 허리를 굽히거나 펼 때 통증이 심하고, 휴식을 취하면 괜찮다.
- 오래 서 있거나 걸으면 통증이 심해진다.
- 오후에 통증이 더 심해진다.
- 의자에 앉았다가 갑자기 일어나면 허리가 아프거나 잘 펴지지 않는다.

■ 퇴행성 디스크, 어떻게 치료하나

퇴행성 디스크가 있으면 괜찮다가 아프고 괜찮다가 아프고를 반복한다. 과거에는 퇴행성 디스크가 있으면 척추에 나사를 박아서 고정했는데 이는 심할 때 쓰는 방법이고 주로 비수술적 방법으로 치료한다.

먼저 디스크내 주사치료가 있다. 디스크 안에 통증을 덜 느끼는 약물을 넣어주는 치료법이다. 또한, 운동 재활치료도 있다. 척추디스크는 한번 약해지면 복구가 안 되기 때문에 주변에 있는 근육을 강화해주는 치료를 해야 한다.

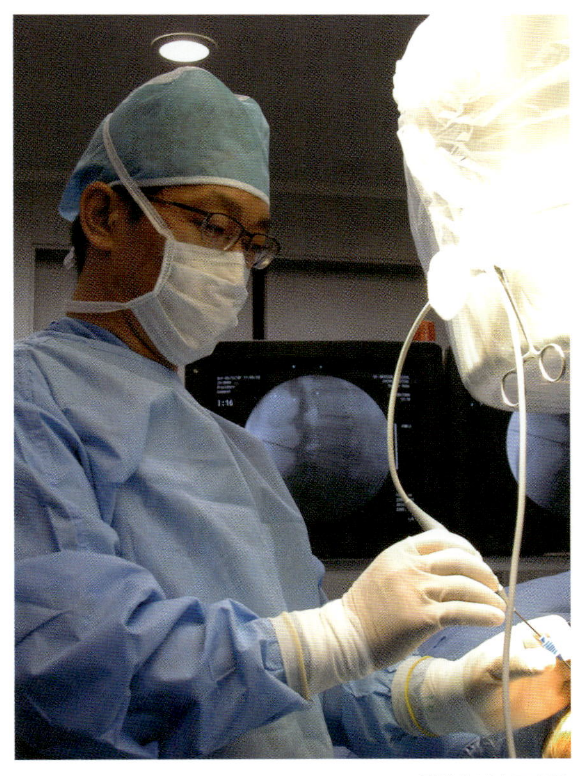

퇴행성 디스크 치료

척추를 싸고 있는 코어근육을 튼튼하게 만드는 체조가 있다. 그걸 하고 난 다음 무중력 감압치료 같은 걸 해서 디스크 내 압력을 줄여준다. 그래도 안 되면 디스크내 열치료술IDET, IntraDiscal Electrothermal Therapy이라고 해서 디스크에서 통증을 전달하는 신경만 열을 가해 차단해버리는 치료법도 있다.

🌀 신경통로가 좁아졌다 (척추관협착증)

■ 척추관협착증이란 무엇인가

척추관협착증은 외부 충격으로 발생하는 질환이라기보다는 자연적인 노화증상 가운데 하나다. 노인성 척추질환 중 가장 많은 비중을 차지하는 척추관협착증은 쉽게 말해서 신경이 지나가는 구멍이 어떤 원인으로 좁아지는 것이다.

구멍은 선천적으로 좁은 경우도 있고, 디스크가 튀어나와서 좁아지기도 하고, 관절이나 인대가 두꺼워지면서 구멍을 좁히기도 한다. 척추가 밀려서 좁아질 수도 있고 신경이 지나가는 한쪽 구멍만 좁아지는 경우도 있다. 그러면 한쪽 다리만 아프다. 디스크와 비슷한데 넓은 의미에서 보면 디스크도 협착증이다. 구멍이 좁아지면 신경은 통증을 유발하게 되어 있다. 허리와 다리에 함께 통증이 있기 때문에 허리디스크와 헷갈리기도 하지만 몇 가지 증상에서 두 질환은 명확히 다르다.

협착증은 서 있으면 다리가 아픈데 누우면 괜찮다. 그리고 누워서 다리를 올리면 잘 올라간다. 그런데 서거나 걷거나 하면 다리가 지리고 당기고 아파서 쉬어야 한다. 이것을 간헐적 신경성 파행NIC, neurogenic intermittent claudication이라고 한다. 파행(跛行)은 가는 것을 깬다는 뜻이다. 이런 증상이 있으면 협착증을 의심한다.

■ 척추관협착증의 원인

• 선천적으로 척추관이 좁아 통증이 발생하는 경우

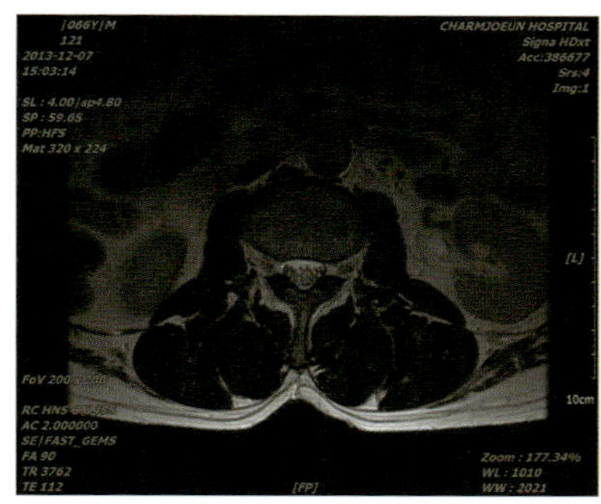

정상적인 척추관

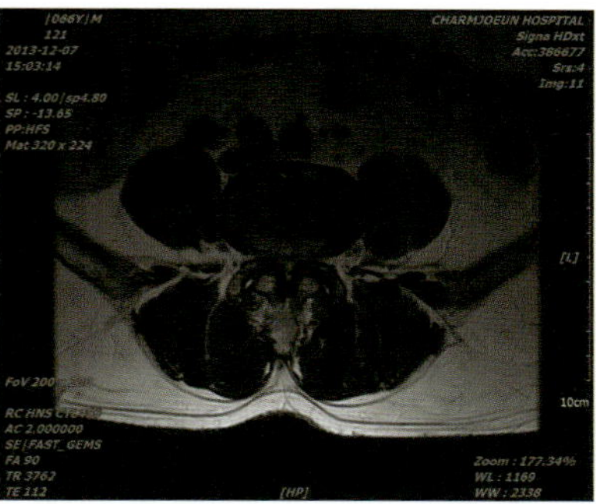

척추관협착증

- 뼈와 인대의 퇴행으로 골극이 생겨 척추관이 좁아지는 경우
- 척추관 주변의 점막이 부어 신경을 압박하는 경우
- 척추뼈가 다른 척추뼈 위로 밀려나는 척추전방전위증으로 협착됐을 경우

■ 척추관협착증의 증상

- 조금만 걸어도 다리가 저려 쪼그리고 앉아야 통증이 완화된다.
- 허리를 구부리면 편해지고, 뒤로 젖히면 통증이 심해진다.
- 주로 양쪽 다리가 아프고, 허리 통증을 동반하는 경우도 많다.

■ 척추관협착증, 어떻게 치료하나

첫째, 척추관협착증 치료방법은 여러 가지가 있지만 협착증은 근본적으로 수술로만 치료된다. 협착증 자체가 석류동굴이 생기는 것처럼 서서히 좁아지는 것이다. 심한 협착증은 비수술적인 방법으로는 치료할 수 없다. 구멍이 아주 좁아지면 넓힐 방법이 없으므로 뼈를 다 제거해서 넓혀야 한다. 그래서 노인성 척추질환에서 많이 수술해야 하는 것 가운데 하나가 협착증이라고 보면 된다.

수술하면 보통 일주일 정도 입원했다가 퇴원한다. 나이가 많으면 회복 기간이 더 걸릴 수도 있다. 디스크보다는 척추관협착증이라는 병 자체가 오랜 기간 지속되었기 때문에 회복하는 데도 시간이 더 걸린다.

둘째, 간단한 척추관협착증에는 신경성형술, 풍선성형술 등의 비수술치료법을 시행할 수 있다.

척추가 미끄러져 나왔다(척추 전방 전위증)

■ 척추 전방 전위증이란 무엇인가

척추뼈는 작은 뼈 여러 개가 탑처럼 쌓여 있는 형태로, 척추뼈 뒷부분의 고리처럼 생긴 관절돌기가 위쪽과 아래쪽의 뼈를 고정하고 있다. 척추 전방 전위증은 척추가 전방, 즉 앞쪽으로 밀리는 것이다. 그러면 척추 신경 구멍이 좁아진다. 이런 환자들은 가만히 있으면 괜찮은데 움직였다 하면 허리도 아프고 다리도 아프니 고통스럽다. 이것도 일반적으로 나이가 든 이들에게 많다.

■ 척추 전방 전위증의 원인

• 척추분리증이 있는 경우

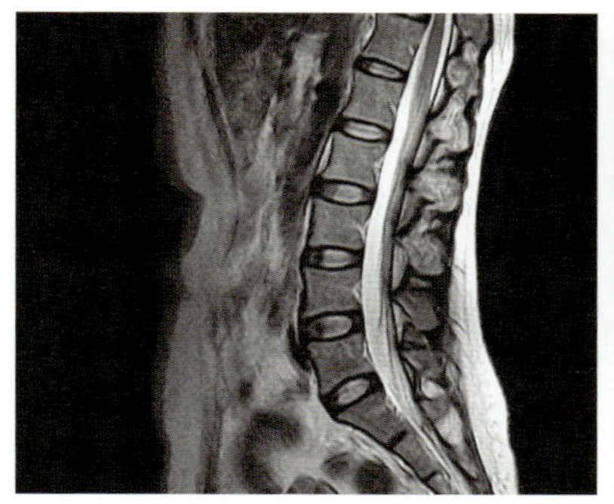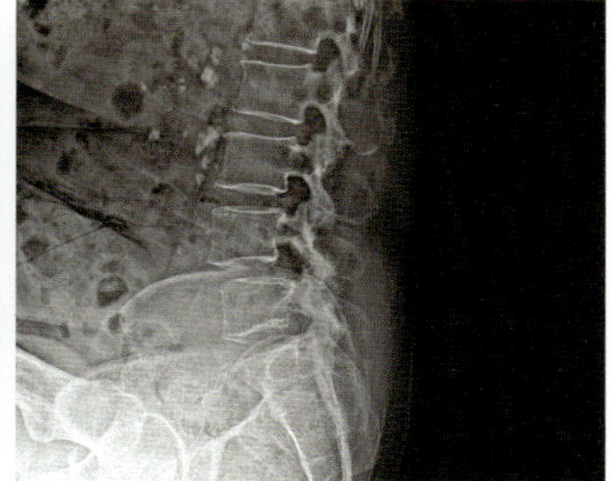

정상적인 척추   척추 전방 전위증

- 사고, 충격 등으로 척추관절 돌기가 골절된 경우
- 노화되어 디스크와 관절 퇴행이 온 경우
- 척추수술 후 합병증이나 후유증
- 선천적인 척추 발육 부진
- 악성종양 등의 질환으로 척추뼈가 약화된 경우

■ 척추 전방 전위증의 증상

- 허리를 움직일 때마다 요추 마디가 아프거나 엉덩이에 통증이 있다.
- 오래 앉아 있거나 서 있을 때, 허리를 움직일 때 통증이 심하다.
- 걸을 때 다리가 당기거나 저리고 쑤셔서 자꾸 쉬게 된다.

■ 척추 전방 전위증, 어떻게 치료하나

척추 전방 전위증 환자 가운데 외상 등으로 협부가 손상되어 척추가
분리되는 척추이분증이 있는 경우가 많다. 척추이분증은 특별한 통증

이나 증상이 없어 방치하기 쉽다. 그런데 허리를 무리하게 사용하거나 운동을 많이 하거나 근육과 인대의 약화 등으로 전방 전위증으로 전이되면 요통, 좌골신경통이 올 뿐만 아니라 척추관협착증이나 디스크를 유발하기도 한다.

젊은 사람들에서도 척추 전방 전위증이 일어날 수 있다. 이런 환자들은 척추 자체가 고정되지 않고 흔들리기 때문에 수술해야 한다. 이런 경우는 고정하는 게 바로 치료법이다. 요사이 비수술적 방법이 워낙 보편화되다 보니 이것도 비수술적 방법으로 치료한다고 하는데 수술하는 것이 근본적인 치료법이다. 중증 이상이라면 거의 고정술을 해야 하므로 경험이 많은 의사에게 수술을 받아야 한다.

척추가 휘었다(척추측만증)

척추측만증이란 무엇인가

건강한 척추는 정면에서 보았을 때 일자로 반듯하지만, 척추측만증이 있으면 척추가 C자형 또는 S자형으로 휘어 있다. 이처럼 척추가 앞에서 보았을 때 왼쪽이나 오른쪽으로 휘어지는 증상을 척추측만증이라고 한다. 등을 앞으로 숙였을 때 견갑골의 높이가 다른 것이 측만증이 있는 사람들의 특징이다. 크게 청소년기 측만증과 퇴행성 측만증으로 나누는데 나이가 들어서 발생하는 측만증은 대부분 척추의 퇴화에서 오기 때문에 각도는 잘 교정하지 않는다. 그것까지 다 하려면 수술 범

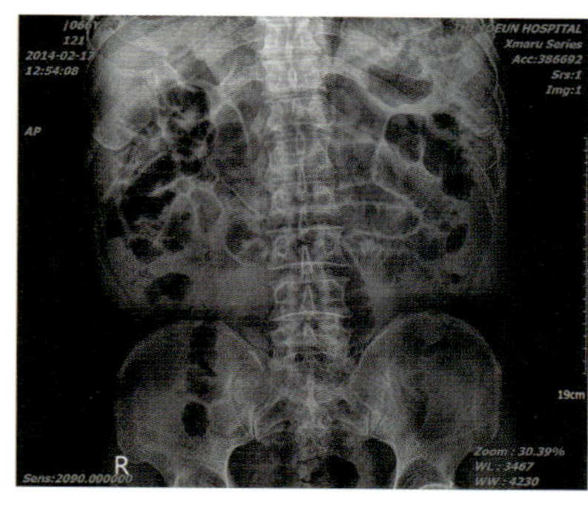
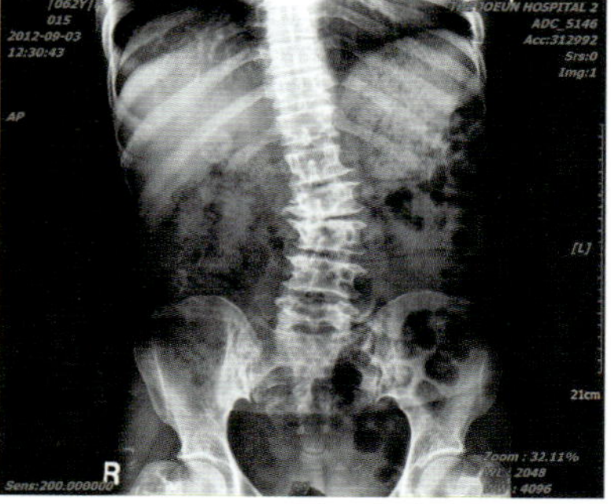

정상적인 척추   척추측만증

위가 너무 넓어지므로 보통 운동치료 쪽으로 권한다.

문제는 청소년기에 발생하는 측만증이다. 나무가 자라면서 똑바로 올라가야 하는데 약간 틀어져 올라가면 계속해서 틀어져 있다.

■ 척추측만증의 원인

- 기능성 측만증 : 잘못된 자세, 생활습관, 편식으로 인한 영양불균형
- 특발성 측만증 : 특별한 원인 없이 발생하며 전체 측만증 환자의 70 퍼센트 차지
- 선천성 측만증 : 선천적인 척추 변형으로 측만이 생기는 경우

■ 척추측만증의 증상

- 한쪽 어깨가 지나치게 솟아 있다.
- 골반이 한쪽으로 유난히 틀어져 있다.

- 한쪽 젖가슴이 다른 쪽에 비해 덜 발달돼 있다.
- 서서 땅을 짚을 때 손바닥이 땅에 닿지 않고 한쪽 등이 튀어 올라와 있다.
- 조금만 걸어도 몹시 피곤하고 힘들다.

■ 척추측만증, 어떻게 치료하나

청소년기 측만증의 경우 아주 심하게 왜곡된다든지 소나무처럼 굽어 진다든지 해서 해마다 각도가 5도 이상씩 꺾인다거나 장기가 눌리면 교정수술을 해야 한다. 나사를 박아서 척추를 쭉 펴야 하므로 아주 큰 수술이 된다. 척추를 펴는 대신 굽히는 것이 힘들어져 로보캅처럼 된 다. 그렇지만 어쩔 수 없이 수술해야 한다. 성장이 끝나면 더 진행되지 않는 경우가 많지만 치료하기가 어려워지므로 일찍 발견해서 치료하 는 것이 무엇보다 중요하다.

장기 같은 게 눌려서 어쩔 수 없이 수술하는 경우도 있다. 일반적 으로 노인성 측만증은 부분부분 교정할 뿐 전체를 다 수술하지는 않 는다. 노인들이 자꾸만 등이 앞으로 굽어지는 것은 퇴행성 전굴증이라 고 한다. 척추 주변에 있는 코어근육이 약해지면서 근육에 힘이 없어 지면 상체의 무게를 잡아야 하는데 그것을 잡아주지 못하니까 앞으로 기울어지게 된다. 그러면 몸의 균형이 깨진다. 이것이 퇴행성 전굴증 인데 큰 수술을 해서 교정해야 하므로 치료하기가 무척 어렵다. 허리 가 굽은 할머니들은 대부분 퇴행성 전굴증이 온 것이다.

척추압박골절이란 무엇인가

척추압박골절은 쉽게 말해서 척추가 부서지는 것이다. 척추압박골절은 골다공증과 관련이 깊다. 골다공증은 나이가 들면서 오는 퇴행성 질환인데, 남자든 여자든 나이가 들면 골대사가 원활하지 않다. 그리고 골, 즉 뼈는 가만히 있는 게 아니라 대사가 된다. 머리카락도 빠지고 새로 나듯이, 뼈도 없어지고 만들어지고 없어지고 만들어지는데 이것이 균형이 깨지면 없어지기는 하는데 만들어지지 않으니까 속이 자꾸 비게 된다. 이것이 골다공증이다.

골다공증이 오면 가벼운 충격이나 외상에도 뼈가 깨져버린다. 그럼 엄청난 통증이 있고 움직일 때마다 심한 통증을 호소한다. 거기서 좀 더 나가서 심하게 깨지면 신경을 눌러서 마비가 오기도 한다. 이럴 경우 압박골절이 아니라 방출성 골절이라고 분류한다.

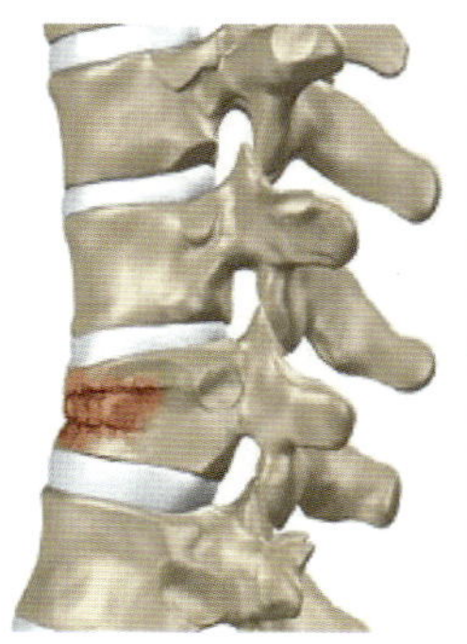
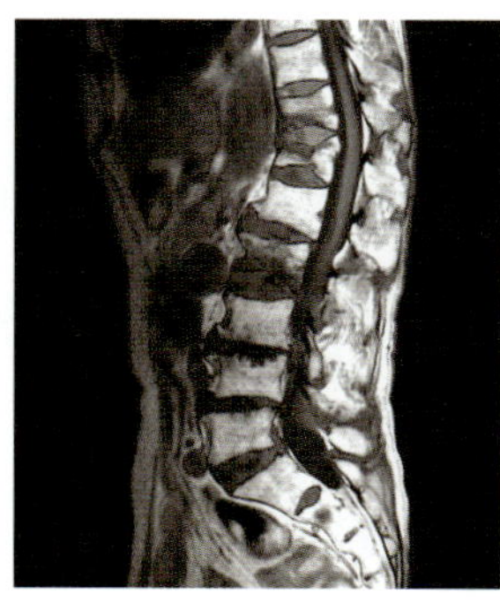

척추압박골절 수술 전

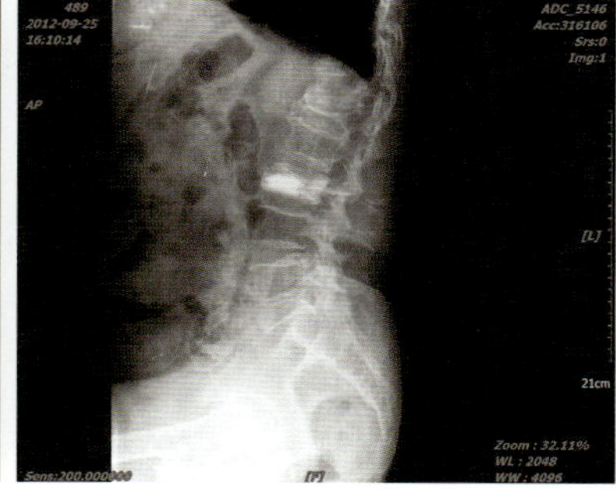

척추압박골절 수술 후

■ 척추압박골절의 원인

- 낙상사고(특히 겨울철 빙판에서)를 당했을 경우
- 무거운 물건을 들려고 허리에 힘을 무리하게 준 경우
- 평소 골다공증이 있는 경우

■ 척추압박골절의 증상

- 낙상사고 후 허리 통증이 심하다.
- 통증이 심해 허리를 전혀 움직이지 못한다.
- 허리 통증으로 숨을 쉬기도 어렵다.

■ 척추압박골절, 어떻게 치료하나

보통 압박골절은 추체성형술이라고 해서 의료용 시멘트를 깨진 뼈 사이에 넣어주는 치료법을 많이 쓴다. 많이 째지 않고 하는 특수한 바늘이 있다. 거기다 의료용 시멘트를 채워주면 통증이 많이 줄어든다.

고령화 사회로 나이가 든 분들이 많아지면서 뼈가 연속적으로 깨지는 이들도 늘어나고 있다. 이런 분들은 약물 치료를 하기도 하는데, 척추압박골절을 잘못 치료하면 전굴증으로 진행될 수도 있다. 그래서 조기에 치료하고 통증을 줄여주는 방향으로 치료해야 한다. 이것은 수술하면 아프지 않기 때문에 바로 퇴원해도 된다. 최근에는 골대사를 돕는 좋은 호르몬제들이 나와서 사용되고 있다.

■ 목디스크란 무엇인가

목디스크는 목뼈와 뼈 사이의 디스크가 제자리에서 벗어나 신경을 압박하거나 뼈 조직이 비정상으로 자라서 목을 지나가는 척추 신경이 눌려 통증을 느끼는 질환이다. 목디스크는 사람들이 많이 두려워하는 질환이다.

과거에는 주로 40~50대에서 나타났지만, 컴퓨터를 처음 시작하는 나이가 점점 어려지면서 최근에는 20~30대에서도 목디스크 환자가 급격하게 늘었다. 목디스크는 허리디스크에 비해 크기가 작고 근육이나 인대도 비교적 약하다. 또한 목이 젖혀지거나 돌려지는 등 유연하게 움직일 수 있는 범위가 넓기 때문에 작은 충격에도 흔들림의 강도와 범위가 커서 디스크가 밀려나올 위험성이 높다.

목은 허리보다 정밀하고 위험하다. 척추 의사 중에도 목디스크까지 정밀하게 잘 다루는 의사는 많지 않다. 목에도 디스크만 있는 게

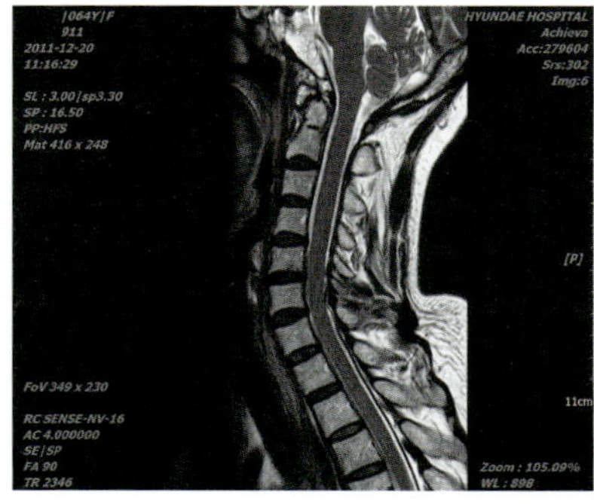

정상적인 목

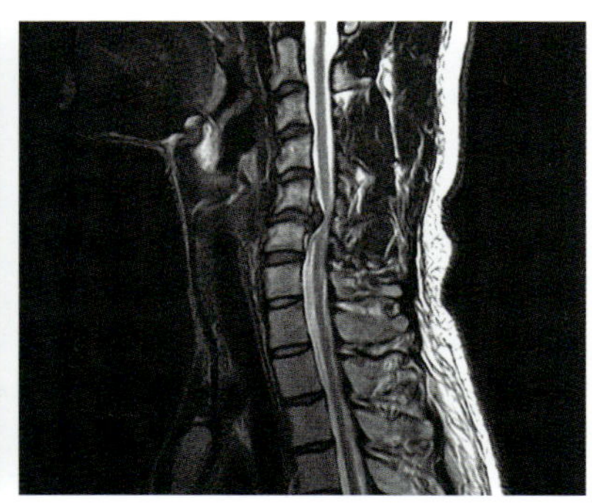

목디스크가 신경을 압박함

아니라 협착증도 있고 군뼈가 자라는 병도 있다.

환자가 많지는 않지만 후종인대골화증이라는 병도 있다. 후종인대라고 해서 목 뒤쪽에 인대가 있는데 이것이 골화(骨化)되어 뼈처럼 만들어지면 신경 쪽으로 두꺼워지면서 신경을 압박해 병이 된다.

■ 목디스크의 원인

• 컴퓨터를 오래하거나 책을 오랜 시간 보거나 스마트폰을 많이 하는 경우
• 컴퓨터를 하면서 모니터를 향해 목을 쭉 내미는 습관이 있는 경우
• 한쪽으로만 물건을 들어 몸의 균형이 깨진 경우
• 바르지 않은 자세로 앉거나 오래 앉아 있는 경우
• 목에 힘이 과하게 들어가는 운동을 하는 경우
• 체형에 맞지 않는 베개를 사용해 밤새 목과 어깨 근육이 긴장하고 척수를 압박하는 경우

■ 목디스크의 증상

• 어깨, 팔, 손 전체에 통증이 있다.
• 손가락의 감각이 둔해져 젓가락질이 힘들거나 글씨 쓰기가 불편하고 옷의 단추를 채우기가 어렵다.
• 손의 힘이 약해져 물건을 들고 있다가 자기도 모르게 떨어뜨린다.
• 팔 전체가 저리기보다는 한쪽 팔의 특정 부위만 저리다.
• 손의 감각이 무뎌지거나 예민해진다.

- 걸을 때마다 다리가 휘청거린다.
- 통증이 없는데도 어깨를 들어 올릴 수 없다.
- 심한 경우 대소변장애가 있다.

■ 목디스크, 어떻게 치료하나

목디스크는 목이 아프다가 팔이 저리고 디스크가 튀어나와 신경을 누르므로 현미경으로 앞쪽으로 들어가거나 그대로 살려서 신경을 풀어주면 증세가 많이 좋아진다. 목디스크는 디스크의 사이즈가 작기 때문에 디스크를 제거하고 인공디스크나 고정 장치를 넣어 고정한다. 요즘은 움직이는 인공디스크(artificial disc)를 사용해 수술 후 주변 퇴행성 변화를 예방해주고 있다.

■ 목디스크 예방법

- 중립 상태에서 팔로 머리를 받치고 여러 방향으로 힘을 가해 목 근력강화하기
- 오랫동안 같은 자세로 고개를 숙이거나 젖히는 것은 금물
- 높은 베개 사용하지 않기(적절한 베개 높이는 6~8cm)
- 전화 통화 중, 운전 중, 운동 중 충격 예방하기
- 일상생활에서 나쁜 자세 피하기(컴퓨터, PMP, 휴대전화, 베개, 잘못된 마사지 등)

🌀 목이 앞으로 일자가 되었다(거북목증후군)

■ 거북목증후군이란 무엇인가

거북목증후군은 일자목이라고도 하는데 계속 목을 고정하고 한 자세로 있으면서 목에 경직이 오고 목 커브가 일자가 되어 나중에는 오히려 앞쪽으로 나오는 것이다. 생활습관이 바뀌면서 이런 증상이 있는 환자가 급증하고 있다.

정상적인 목뼈는 C자형으로 머리의 무게를 여러 방향으로 분산한다. C자형 곡선은 용수철처럼 탄성이 있어서 외부의 충격을 분산할 수 있다. 하지만 외부 충격이나 반복적인 행동습관 때문에 목뼈의 굽어져 있는 배열이 비정상적으로 펴진다. 일자목이 되면 충격 완화 능력이 떨어져 외부 충격이 분산되지 않고 목과 머리, 어깨에 직접 전달되며, 목의 특정 부위에 하중이 집중되어 목디스크가 오거나 퇴행성 질환이 생길 수 있다.

■ 거북목증후군의 원인

• 모니터를 볼 때 턱을 앞으로 빼는 습관이 있는 경우

• 긴 시간 고개를 숙이고 일을 하거나 책을 읽는 경우

• 오랜 시간 고개를 숙이고 스마트폰을 하는 경우

• 고개를 바닥으로 떨어뜨리고 신문이나 책을 보는 경우

• 차려 자세로 오래 서 있는 경우

• 머리 높이와 목 높이 모두 높은 베개를 사용하는 경우

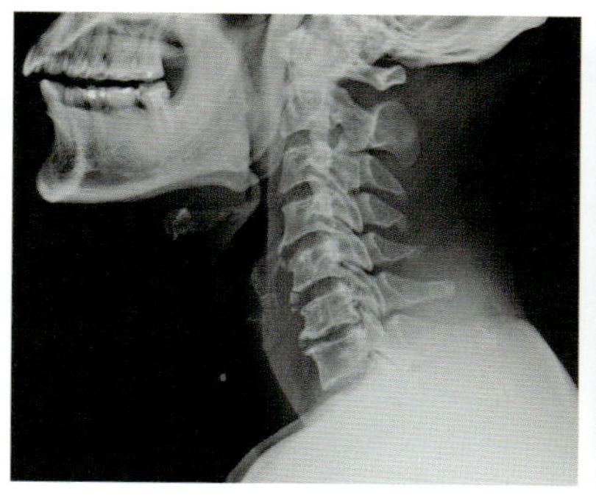 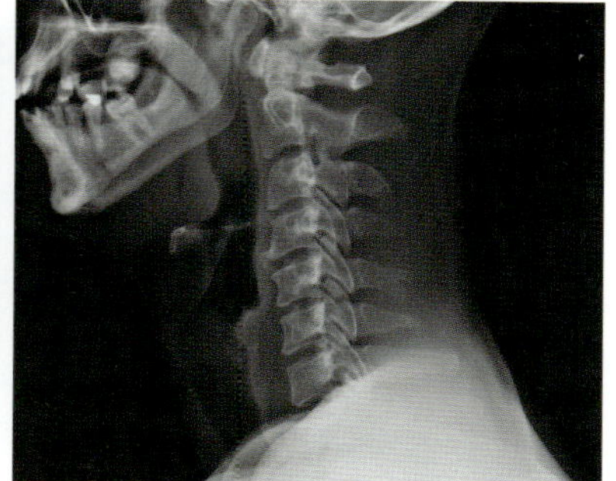

정상적인 목 거북목증후군이 진행된 목

■ 거북목증후군의 증상

- 처음엔 별다른 증상을 느끼지 못하지만, 시간이 지나면서 뒷목을 잡
아주는 근육과 힘줄이 긴장하여 손상되고 딱딱하게 굳어지며 뒷목
이 뻣뻣하고 어깨가 아파온다.
- 두통, 현기증, 눈의 피로, 손 저림 등이 있다.

■ 거북목증후군, 어떻게 치료하나

거북목증후군은 대부분 운동치료와 도수치료로 교정할 수 있다. 교정
치료 후에는 집에서 할 수 있는 운동처방을 해주는데 이것을 꾸준히
해야 재발을 막을 수 있다. 거북목증후군을 예방하려면 평소 어깨를
펴고 고개를 꼿꼿이 하는 자세를 취해야 한다.

가벼운 증상, 비수술로
빠르게 치료한다

일부 병원 의사들이 척추는 비수술이 답이라는 식으로 얘기하지만 비수술만으로 다 치료되는 것이 아니다. 이런 사실을 의사들은 알지만 환자들은 모른다. 환자들은 대개 수술하지 않고 고치고 싶어하다 보니 비수술이라는 말에 현혹될 수도 있다.

하지만 비수술적 치료법에는 근본적으로 한계가 있다. 그런데도 의사들은 환자들에게 수술해야 한다고 말하기가 쉽지 않다. 이것이 우리나라 척추시장의 가장 심각한 문제다. 나는 환자에게 사실대로 말해준다. 솔직한 것 말고는 방법이 없기 때문이다.

무엇보다 수술해야 할 것과 수술하지 않아도 되는 것을 잘 구분해야 한다. "척추는 수술하면 안 된다. 척추는 수술하면 망한다. 척추는 수술하면 또 해야 한다. 척추는 수술하면 장애인이 된다. 척추는 수술하면 못 일어난다"라는 말이 널리 퍼져 있다. 그래서 우리나라 환자들은 수술해야 하는 환자조차 수술을 안 하려고 한다. 하지만 의사로서는 환자를 최대한 도와주어야 한다. 환자는 자신의 증상 여부와 관계없이 수술을 꺼려한다. 초기에 치료할 수 있음에도 수술에 대한 두려움으로 치료시기를 놓치는 경우도 많다. 따라서 비수술치료는 무조건적인 해결방법이 아니며 초기 증상을 호전시키고 수술까지 가지 않도록 예방하는 차원이라고 볼 수 있다.

신경성형술

신경성형술이란 무엇인가

신경성형술은 수술 부담이 없는 통증치료의 대명사다. 나이가 많은 환자에게 쉽게 적용할 수 있는데 척추수술 후에도 통증이 사라지지 않는 여러 경우에 사용한다. 환자 상태에 따라 차이가 있지만 대개 30분가량 걸리며, 시술이 끝나면 삽입된 가는 관을 통해 2~3일 유착제거 약물을 주입하게 된다.

시술 과정
- 감염 위험이 없도록 무균 처리된 수술실에서 시행
- 병변이 있는 부위에 국소마취를 한 후 엑스레이 투시장치를 보면서 가느다란 관 삽입

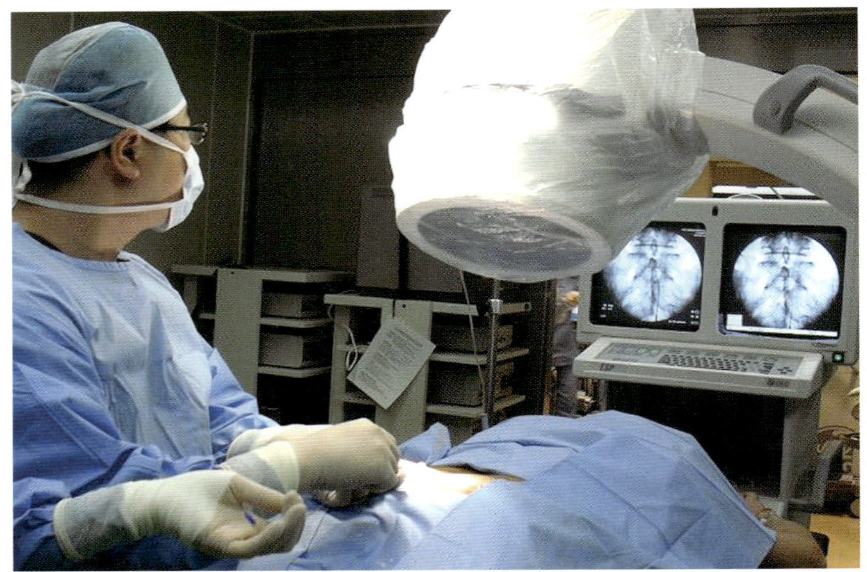

신경성형술은 수술 후에도 통증이 사라지지 않는 여러 경우에 사용하는데, 수술시간은 30분가량 걸린다.

• 통증의 원인이 되는 신경부위를 정확하게 확인한 뒤 그 위치에 있
　는 유착 제거

■ **적용되는 경우**

• 경추추간판탈출증, 경추관협착증 환자

• MRI 촬영으로 진단되지 않는 통증 환자

• 척추수술 후 증후군 환자

• 수술에 대한 두려움과 공포가 커서 수술을 시행하기 어려운 환자

■ 고주파수핵감압술이란 무엇인가

고주파 열에너지를 이용하여 디스크 주변의 통증을 일으키는 신경을 차단하고 디스크를 제거해 눌려 있는 신경을 풀어주어 디스크를 튼튼하게 해주는 방법이다.

목디스크와 허리디스크 모두 국소마취를 한 뒤 15분간 시술로 치료를 마칠 수 있다. 주변 조직에 전혀 손상을 주지 않으므로 운동에 지장이 없고 가는 침을 사용하므로 흉터가 남지 않는다.

■ 시술 과정

• 국소마취를 한 뒤 가는 침을 디스크 안으로 넣고 고주파 특수 카테터를 가는 바늘을 통해 디스크 안으로 넣어 손상된 부위에 놓는다. 목의 경우 두 손가락으로 경동맥과 식도를 밀어 바늘이 들어갈 공간을 확보한 뒤 시술한다.

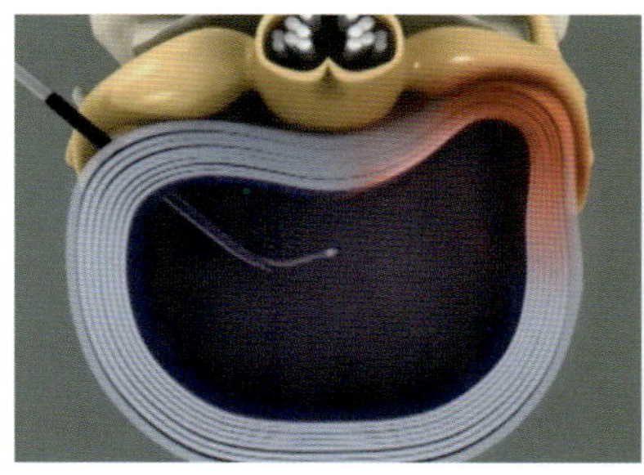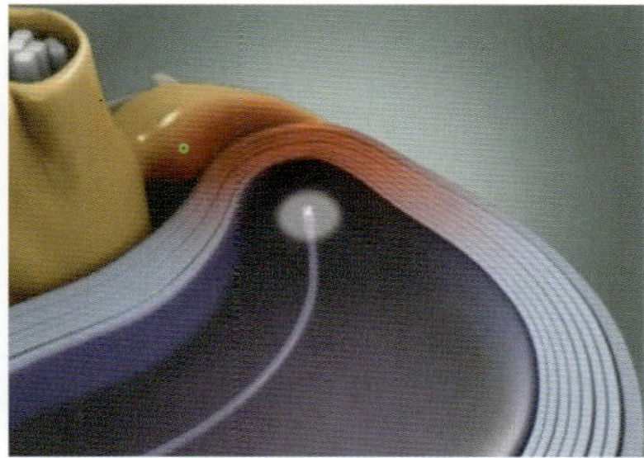

고주파수핵감압술

- 고주파 발생 장치에 카테터를 연결하고 고주파를 이용해 디스크 주변의 통증을 일으키는 신경을 선택적으로 차단하고 튀어나온 디스크를 제거한다. 디스크 벽을 이루는 콜라겐 섬유를 수축시키고 굵게 해서 디스크에 눌린 신경을 풀어주고 디스크를 튼튼하게 만든다.

■ 적용되는 경우

- 허리와 목의 통증, 팔다리 저림 증상이 있는 환자
- 주사치료나 신경성형술이 효과가 없는 환자
- 만성 허리 통증이 있는 환자
- 좌골신경통이 있는 환자

풍선확장술

■ 풍선확장술이란 무엇인가

풍선확장술은 좁아진 척추관을 넓혀주는 시술이다. 척추관협착증의 경우 좁아진 척추관에 카테터를 넣고 풍선을 부풀려 공간을 넓히고 유착을 제거한다. 시술 후 삽입된 카테터를 통해 약물을 주입하여 통증을 유발하는 염증과 부종, 신경 주위 유착까지 한번에 치료할 수 있다.

■ 시술 과정

- 국소마취를 한 뒤 꼬리뼈로 특수 카테터를 넣어 병변이 발생한 척

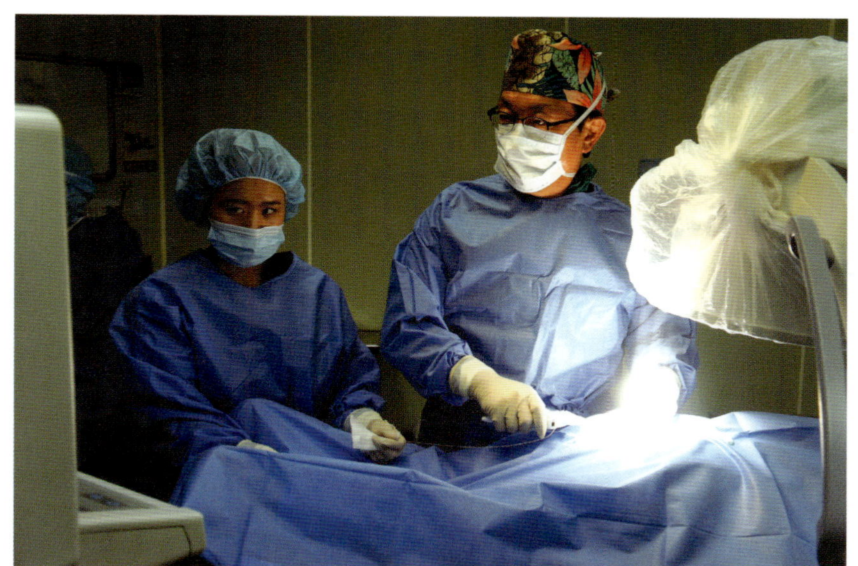

풍선확장술을 시술하는 도은식 원장

추관에 접근한다.

- C-ARM 영상으로 협착부위를 확인하는데, 이때 조영제를 주입하여 신경관이 막힌 곳을 더욱 정밀하게 확인한다.

- 카테터 끝에 달린 풍선을 부풀려 좁아진 신경관을 넓힌다.

- 넓어진 공간에 약물을 주입해 염증과 유착을 제거한다.

■ 적용되는 경우

- 척추관협착증

- 척추공협착증

- 수술 후 통증이 계속되는 경우

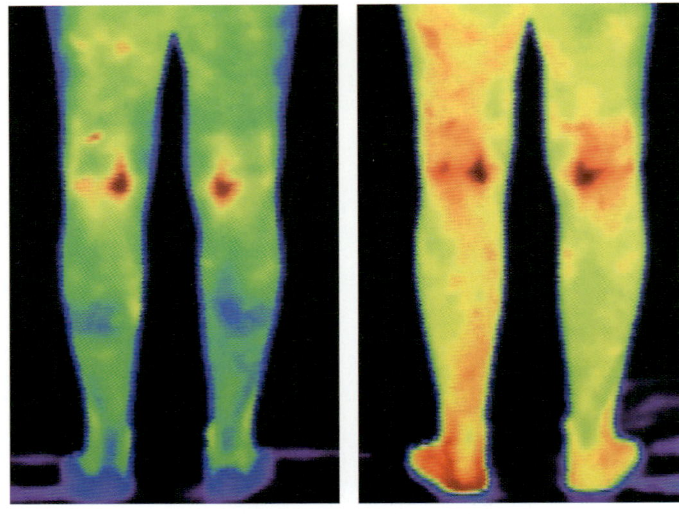

풍선확장술 전후 체열검사(DITI) 비교

- 허리디스크 경도
- 수술치료가 부담스러운 경우

추간공내시경레이저시술(PELAN)

추간공내시경레이저 시술이란 무엇인가

옆구리 쪽으로 특수 카테터를 삽입하여 병변까지 접근시킨 다음 내시
경으로 보면서 레이저로 튀어나온 디스크나 협착부위, 신경유착 등을
제거해 통증을 줄여주는 치료법이다. 레이저로 치료하면서 동시에 소
형집게를 이용하여 디스크(터지거나 흘러내린 디스크 포함)를 물리적으로도 제

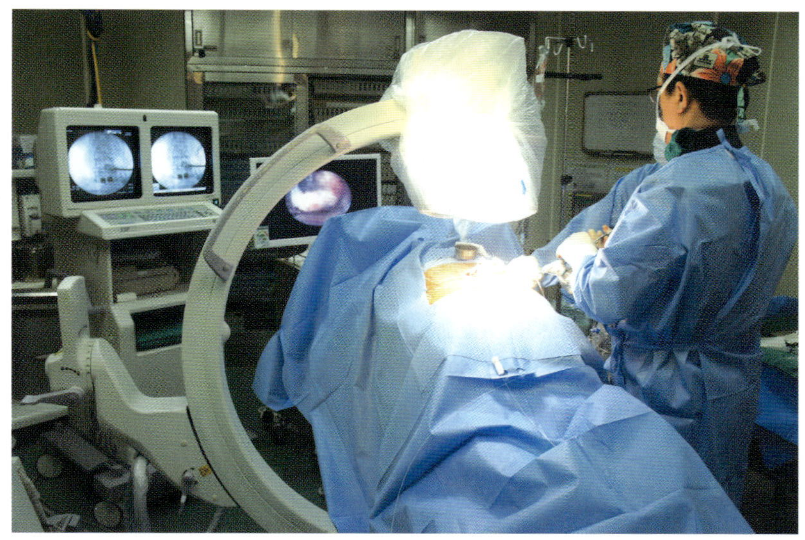

추간공내시경레이저시술에서는 카테터를 병변부위에 접근시킨 후 내시경과 레이저를 삽입한다.

거해주기 때문에 치료 효과가 높다.

■ 시술 과정

- 옆구리 쪽에 내시경이 들어갈 수 있도록 가이드 바늘을 삽입한다.
- 내시경을 통증부위까지 접근시킨 뒤 병변부위를 확인한다.
- 내시경으로 직접 보면서 레이저와 집게로 디스크와 유착, 협착 등을 치료한다.
- 모든 치료과정이 끝나면 내시경을 빼고 절개부위를 봉합한 다음 시술을 종료한다.

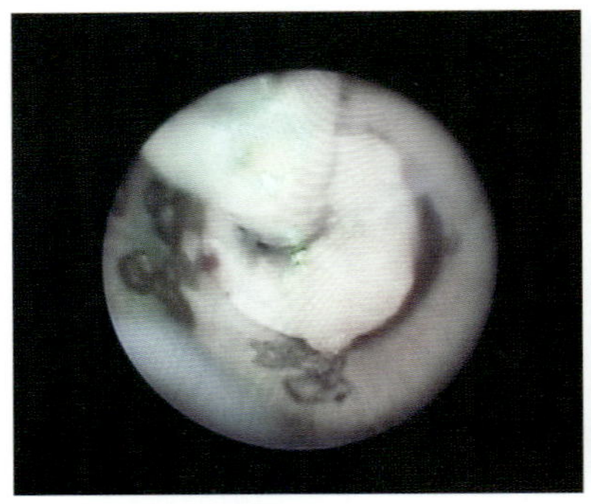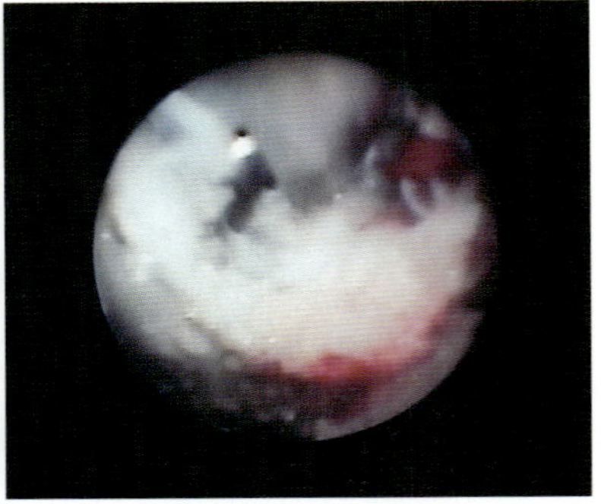

레이저로 튀어나온 디스크와 협착부위, 신경유착을 제거하고 디스크를 물리적으로 제거한다.

■ 적용되는 경우

- 옆구리디스크

- 허리디스크

- 추간판탈출증(허리디스크병)

■ 추간공내시경레이저시술의 특징

- 옆구리로 카테터가 들어가기 때문에 병변에 신속하게 접근할 수 있으며 시야가 자유로움

- 옆으로 탈출되거나 너무 큰 디스크도 치료 가능

- 당뇨, 고혈압 등 내과질환 환자나 고령자도 시술 가능

- 레이저로 치료하면서 소형집게로 디스크를 물리적으로 제거

- MRI 검사로는 보이지 않는 병변을 직접 보면서 치료

■ 무중력감압치료란 무엇인가

디스크 등 척추 관련 질환 전반을 수술하지 않고 치료하는 획기적 시스템이다. 컴퓨터를 활용하는 기계화된 도수치료로, 기존의 비수술적 치료법에서 생길 수 있는 문제점을 개선하고 척추와 관절 질환을 단계별, 다기능적으로 치료할 수 있다.

■ 시술 과정

- 근육이 감지할 수 없을 정도로 짧은 시간 견인한 뒤 풀어주는 동작을 반복한다.
- 디스크의 압력을 줄여 무중력(음압)상태가 되면 디스크 속으로 혈액(유분, 영양물질, 산소) 공급이 촉진되어 손상된 디스크와 신경조직이 원상태로 복구되면서 신경압박이 해소되어 통증이 사라진다.
- 비뚤어진 척추근육과 약해진 관절을 가동술로 1차 치료한 뒤 감압 및 교정술로 2차 진료를 한다.

■ 무중력감압치료의 특징

- 근육과 관절을 치료하기 위한 가동술 적용
- 디스크 탈출부위에 따른 병변 설정 모드 적용
- 수핵성 및 섬유륜성 탈출을 위한 교정과 감압모드 적용
- 디스크 탈출의 방향에 따른 편측 교정모드 적용

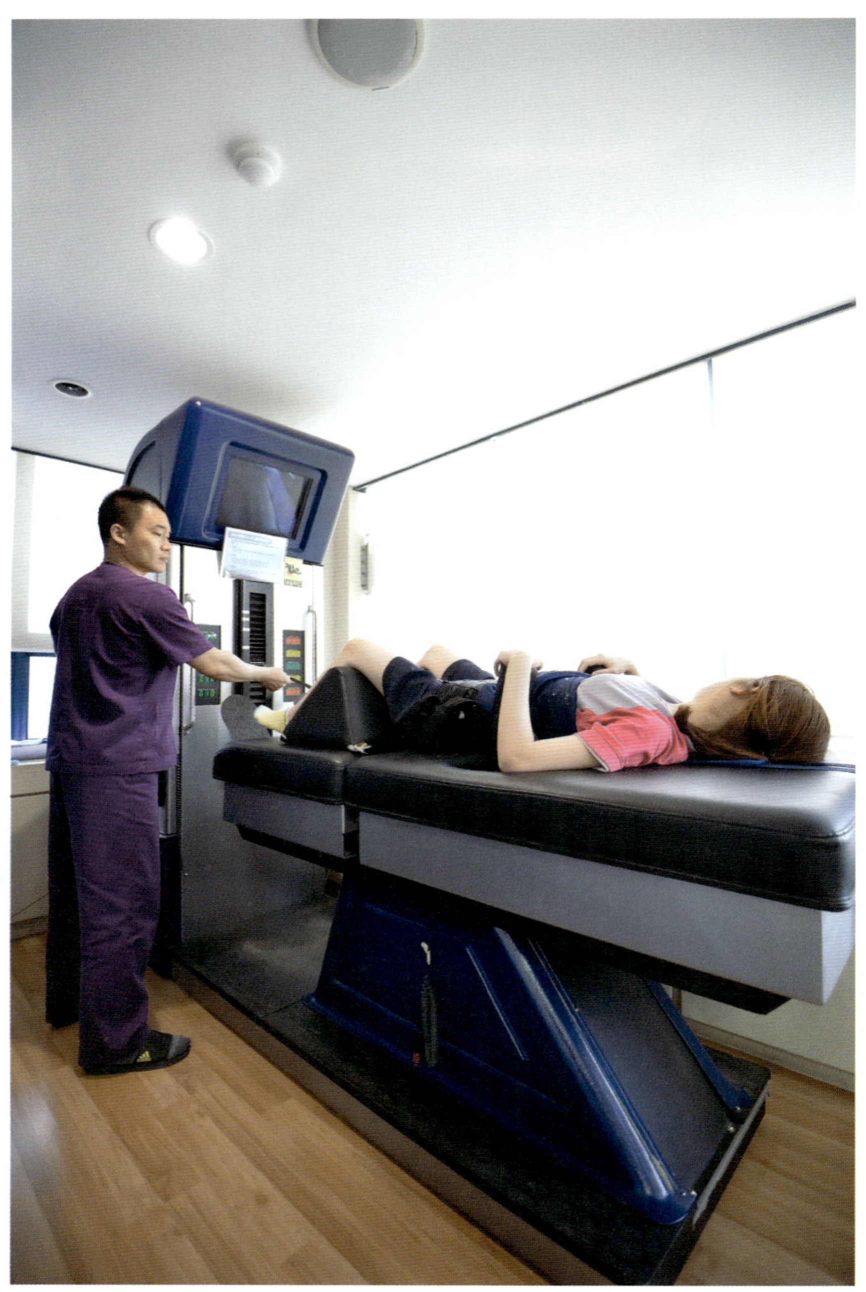

무중력감압장치를 이용한 치료 모습

환자의 상태에 맞는 다양한 운동요법을 할 수 있다. 우리 병원에서는 척추재활치료 메덱스운동치료, 3차원입체운동치료 센타르, 물리도수 치료 등을 실시하고 있다.

■ 척추재활치료 메덱스

척추재활운동기구인 메덱스Medex는 척추의 기능을 검사하고 재활하기 위한 장비다. 척추 주변의 근력을 향상시켜 통증을 빠르게 줄이고 요통의 재발을 방지하여 척추를 건강하게 유지하는 데 효과적이다. 척추 주변 근력강화에 뛰어난 효과를 보여 일반인은 물론 운동선수를 위한 척추강화 프로그램에도 효과가 있다.

우리 병원 운동재활센터에서는 재활의학과 전문의와 전문치료사의 정확한 진단과 최첨단 스포츠의학장비를 이용한 재활전문 운동검사를 바탕으로 일대일 맞춤형 운동처방으로 치료한다.

■ 3차원입체운동치료 센타르

센타르centaur를 이용하여 척추의 균형능력과 근력을 분석하고 그 결과에 따라 허리 근육을 자생적으로 활성화하기 위해 고유 수용 감각기를 촉진한다. 개개인의 모든 데이터가 입력된 컴퓨터 프로그램으로 운동감각 신경조절과 트레이닝을 실시한다.

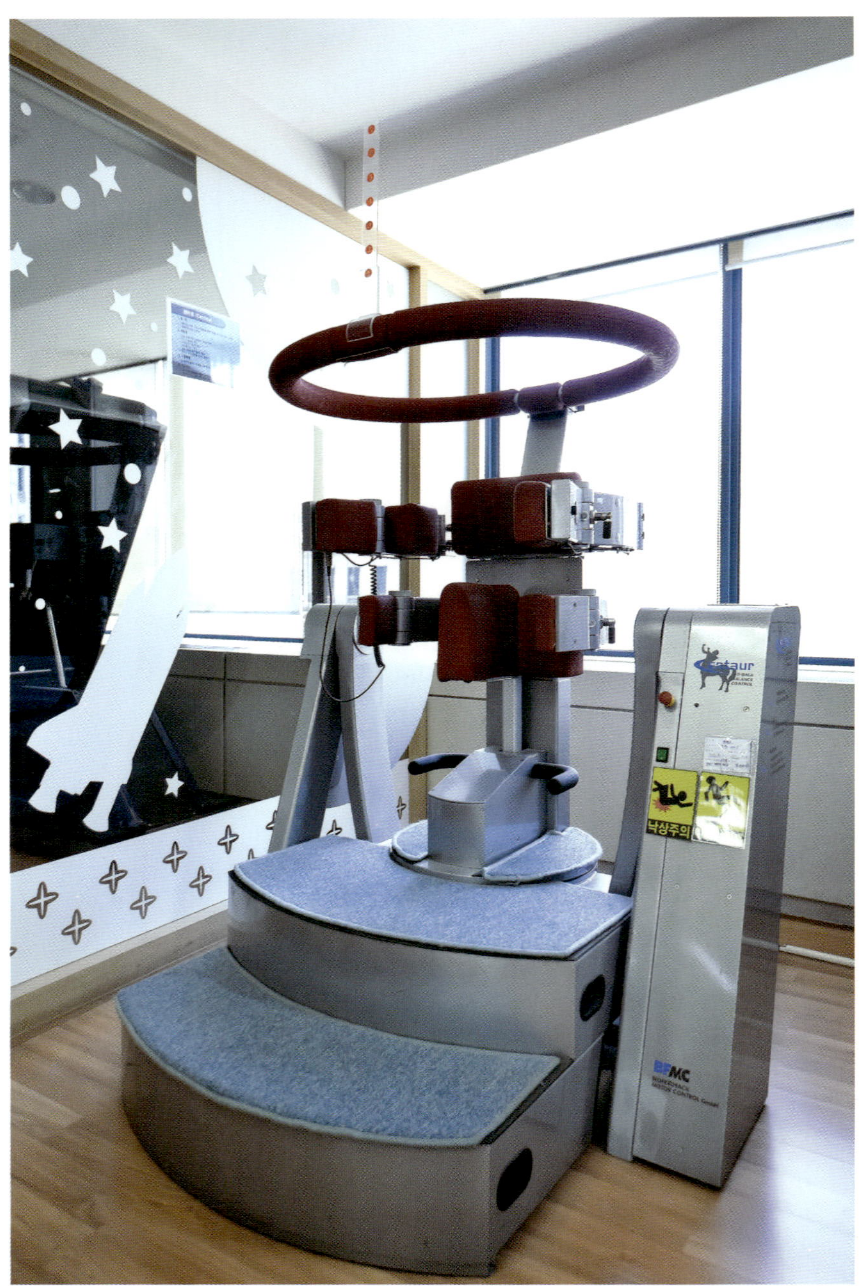

3차원입체운동치료 센타르

통증으로 약해져 있는 근육의 전 방향을 체크한 다음 환자 상태에 따라 맞춤운동을 진행함으로써 요추 불안정을 해소하고 허리를 위한 감각-운동체계를 활성화하는 3차원 운동장비라서 성공적인 치료는 물론 효과적인 예방에도 도움이 많이 된다.

■ 도수치료

도수치료는 쉽게 말해 손으로 치료하는 것으로 허리 통증과 같은 척추질환이나 근육질환에 효과적인 치료법이다. 척추와 골반의 불균형, 근육질환, 관절질환, 잘못된 자세로 인한 신체불균형, 기능부전, 만성 통증 감소와 교정에 주로 실시한다.

치료기법으로는 도수교정, 관절가동술, 견인치료법, 근에너지기법, 자세이완치료, 두개천골치료 등이 있다. 하지만 디스크 파열, 진행된 마비증세 등 이미 신경손상이 심하면 도수치료보다는 외과적 치료가 필요하다.

수술치료의 종류

목디스크현미경수술

■ 목디스크현미경수술이란 무엇인가

목디스크 현미경수술은 신경근을 압박하는 나쁜 뼈나 탈출된 디스크를 미세현미경으로 밝게 확대한 다음 작은 드릴과 집게(forcep)를 이용해 눌린 신경을 정밀하게 풀어주는 수술이다. 병변부위가 한 곳에 있을 때 가장 좋지만 두세 개 병소에도 동시에 적용할 수 있다. 목디스크를 안전하게 제거할 수 있다.

■ 적용되는 경우

• 보존적 치료가 되지 않는 경추디스크탈출증 : 경추디스크가 퇴행성이나 외상성으로 탈출되어 신경근을 뒤틀거나 누르면 어깨와 팔은

물론 손까지 저리고 아프다.

• 후종인대골화중 : 경추디스크가 퇴행성 또는 외상성으로 탈출되어
신경근을 뒤틀거나 누르면 어깨와 팔, 손까지 저리고 아프다.

• 만성 경추뼈전방전위증 : 퇴행성이나 외상성으로 경추간판과 관절
이 약해져 목뼈가 탈구됨으로써 신경 압박이 으는 병증이다.

■ **목디스크현미경수술의 종류**

• 경추체간 유합술 및 전방판 고정술 : 돌출되거나 탈출된 디스크를
전방이나 측방에서 완전히 제거한 다음 아래위 경추 몸통의 일부와
경추골을 융합하는 방법이다.

• 미세 경추간공감압술(전/후방) : 추체간유합을 시행하지 않고 전방
또는 후방에서 1센티미터 미만의 구멍을 통해 최소침습으로 신경근
을 감압하는 방법이다.

• 경추부 후궁성형술 : 후종인대골화증이나 경추척추증성 척수병증으
로 세 마디 이상 경추부 척추관에 협착증이 있을 경우 후궁 편측에
금속판을 고정하여 기존의 좁아진 척추관을 넓혀주는 방법이다.

🦴 허리디스크현미경수술

■ 허리디스크현미경수술이란 무엇인가

척추에 상처를 최소한만 내어 정상 조직을 최대한으로 보존하며 디스크탈출증이나 협착증을 치료하는 수술 방법이다. 최소 절개 후 미세현미경을 통해 병변부위를 수십 배 확대한 다음 육안으로 들여다보며 수술하기 때문에 신경, 근육과 혈관, 척추연골판 등 정상조직이 손상될 위험성을 낮춰 안전성과 성공률이 높다. 따라서 전신질환이 있는 나이 든 환자도 안전하게 디스크를 치료할 수 있다.

■ 적용 대상

- 심한 요추간판수핵탈출증 환자
- 척추관협착증을 동반한 복합적 디스크 환자
- 보존요법이나 비수술적 치료로도 효과가 없는 환자

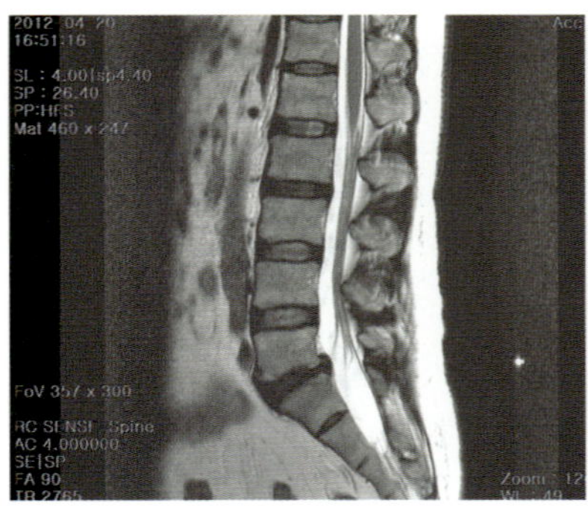

미세현미경디스크제거술 전

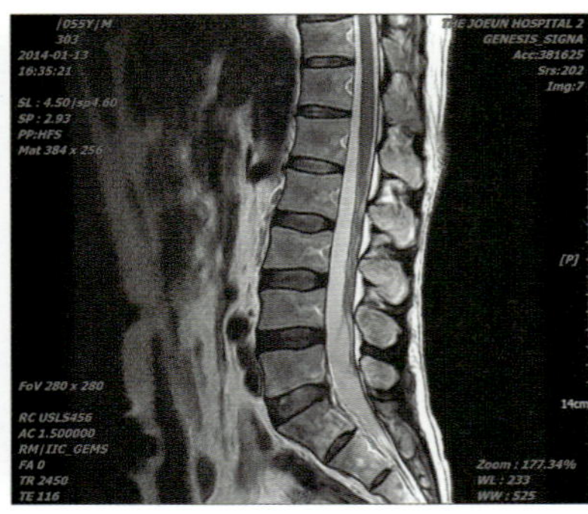

미세현미경디스크제거술 후

■ 허리디스크현미경수술의 장점

• 최신식 미세현미경을 이용해 수술하므로 정확한 진단과 세밀한 치료가 가능하다.

• 최소 절개로 흉터가 작고 회복기간이 짧다.

• 출혈로 인한 염증 등 2차 감염의 위험이 극히 적다.

현미경신경공확장술

■ 현미경신경공확장술이란 무엇인가

현미경신경공확장술은 피부 절개를 최소화하기 위하여 척추 마취를 한 뒤 2~3센티미터 절개한 다음 좁아진 척추관과 신경공을 확장하는 수술이다. 미세현미경으로 수술부위를 크고 밝게 보면서 신경의 혈관을 조르는 척추관절의 일부와 고리판의 일부 그리고 황색 인대를 반대편까지 제거하여 기존의 좁아진 척추관을 충분히 넓히므로 증상이 없어져 오래 잘 걸을 수 있다.

■ 후궁절제술

척추의 구조물을 제거해서 신경의 숨통을 트이게 하는 수술이다. 척추관협착증이 심해서 보존적 치료로 회복이 불가능한 환자에게 주로 시행한다. 등허리근막을 척추가시돌기까지 극간인대의 손상을 주지 않고 절개한 뒤 후궁만 노출시켜 편측 척추절제술을 한다.

척추고정술

■ 척추고정술이란 무엇인가

척추는 각각의 마디가 서로 연결되어 있는데 이 마디가 약해지면 디스크탈출증, 척추 전방 전위증 등 각종 질환이 생긴다. 이러한 척추 마디를 확실하게 치료하기 위해 마디와 마디를 하나의 척추로 연결하여 고정하는 것이 척추고정술이다. 병든 척추를 고정해야 하는 만큼 고도의 시술기법과 풍부한 경험이 있어야 할 수 있다. 척추수술에서 많이 사용되는 방법 중 하나로 확실한 치료법이지만 고전적인 골유합과 고정술은 피부를 많이 절개하여 흉터가 크게 남고 피부 아래 근막을 여는 부위가 넓어 수술한 뒤 통증도 심할 수 있다. 따라서 조금 절개하는 최소침습척추고정술을 시행하여 이러한 단점을 해결하고 있다.

■ 미니후방고정술

척추불안정증을 동반하는 척추관협착증이나 척추 전방 전위증 등과 같이 척추고정술이 불가피한 경우 기존의 후방고정술과 달리 최소침습에 현미경을 사용하여 시술한다. 이로써 정상적인 근육이나 뼈의 손상을 최소화하고 통증을 일으키는 원인만 선택적으로 치료할 수 있다. 유합술을 동시에 시행하므로 최소한의 절개로도 신경을 감압한다. 미니후방고정술의 장점은 다음과 같다.

– 피부를 3~4센티미터 절개해 흉터가 작고 회복이 빠르다.

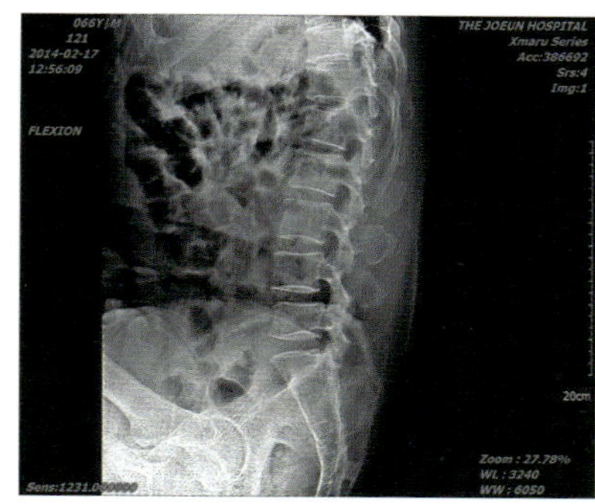
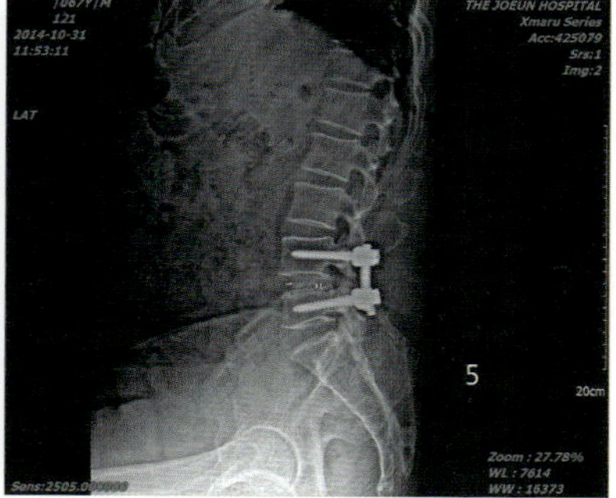

척추유합술 전   척추유합술 후

- 수술 후 요통 개선효과가 뚜렷하다.

- 입원 기간이 기존 수술보다 절반 이하다.

- 대부분 수혈이 필요 없다.

■ 전방고정술

전방도달법을 사용하여 척추체를 노출한 후 추간판이나 추체를 제거한 다음 추체간유합을 시행하는 방법으로 후방고정술이 효과적이지 않거나 쉽지 않을 경우 사용한다. 전방고정술의 장점은 다음과 같다.

- 신경손상이 없고 연부 근육과 인대 조직, 뼈 조직을 최대한 보존(수술 후 통증이 적고 회복이 빠름)한다.

- 수술 후 신경유착이 없다.

- 척추의 만곡을 정상화하고 변형을 교정한다.

- 출혈이 적어 수혈이 필요 없다.

■ 후방고정술

후방도달법을 사용하여 추궁판이나 후관절 또는 횡돌기 등을 고정하는 방법이다. 수술하면서 얻은 자가 뼈와 인공디스크 고정물(케이지)을 요추체 사이에 삽입하여 장기적으로 요추의 유합을 유도함으로써 수술부위가 재발하지 않는다. 후방고정술의 장점은 다음과 같다.

- 성공률이 높다(95퍼센트).
- 경막외 무통시술을 해서 수술 후 통증을 최소화하고 다음 날 보행이 가능할 정도로 회복이 빠르다.
- 전신마취 부담 없이 부위마취로 실시할 수 있다.
- 수술 후 운동교육과 지속적 근력관리가 가능하다.
- 강화성 고정장치를 사용해 골다공증이 심한 노인에서도 기기실패율이 낮다.

연성고정술

■ 연성고정술이란 무엇인가

척추고정술의 하나로 주로 척추 전방 전위증, 척추불안정증, 척추분리증 등 구조적 문제가 있는 척추뼈를 안정시키고 운동능력을 유지하도록 도와주는 새로운 개념의 척추 치료방법이다. 주로 척추 불안정성을 동반하는 디스크의 재발을 방지하는 데 사용한다. 척추불안정이 있으나 척추유합술을 할 정도는 아닌 디스크 환자를 치료할 수 있는 새로운 방법이다.

뼈를 잘라내거나 이식하지 않고 인체공학적으로 설계된 인공인대와 잠금장치를 이용한 임플란트적 치료방법이다. 병적 조직으로 변해버린 허리의 가시돌기

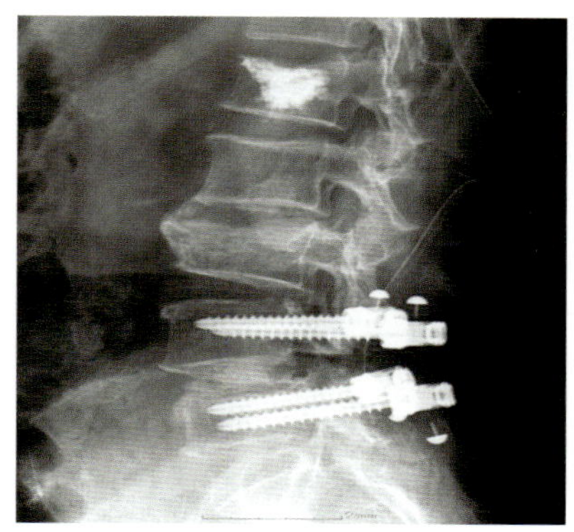

연성고정술 측면

사이 인대와 황색 인대만 제거한 뒤 인공인대와 잠금장치로 허리를 보강함으로써 척추를 좀 더 강화하는 정밀한 수술법이다.

■ 연성고정술이 필요한 경우

- 디스크를 싸는 섬유륜이 심하게 파열되어 재발 확률이 높은 환자
- 미세현미경감압술 후 추간공협착증이 재발할 수 있는 환자
- 협착증 환자 중 단순 미세현미경감압술 후 척추불안정성이 증가할 수 있는 환자
- 디스크 퇴행성 변성이 심해 수술한 뒤 요통이 심할 것 같은 환자

■ 연성고정술의 장점

- 척추유합술에 비해 간단하고 빠르게 회복된다.
- 재발 확률이 높은 심한 디스크 수술을 한 뒤 요통이 있거나 재발 위험성이 보이는 경우에 사용한다.

- 척추관절의 움직임이 유지되어 통상적인 유합술보다 일상생활에 불편함이 적다.
- 초기 척추불안정증의 경우 관절의 퇴행성 변화를 억제한다.

■ 연성고정술의 단점

- 심한 골다공증 등으로 뼈가 약한 경우에는 시행하기 어렵다.
- 드물지만, 디스크 약화가 더 진행되어 척추관절의 지지가 힘든 경우 증상이 재발해 척추유합술(경성고정술)이 필요할 수 있다.
- 척추관절의 불안정성이 아주 심하면 적용할 수 없다.

인공디스크치환술

■ 인공디스크치환술이란 무엇인가

과거에는 퇴행성의 변화나 어떠한 자극, 압박 등으로 손상을 입어 제 기능을 할 수 없게 된 디스크를 복원하는 것이 불가능했다. 그래서 척추가 변형되거나 흔들리는 현상을 방지하는 데만 목적을 둔 골융합술을 주로 시행했다. 골융합술은 디스크라는 유연한 쿠션을 없앤 채 뻣뻣한 척추뼈들을 하나로 연결하는 방법이므로 목이나 허리를 굽히거나 뒤로 젖히는 데 제한이 있었다. 이런 단점을 개선하여 개발된 것이 인공디스크치환술(Artificial Disc Replacement)이다.

　인공디스크치환술은 손상이 심한 디스크를 완전히 제거한 뒤 새로

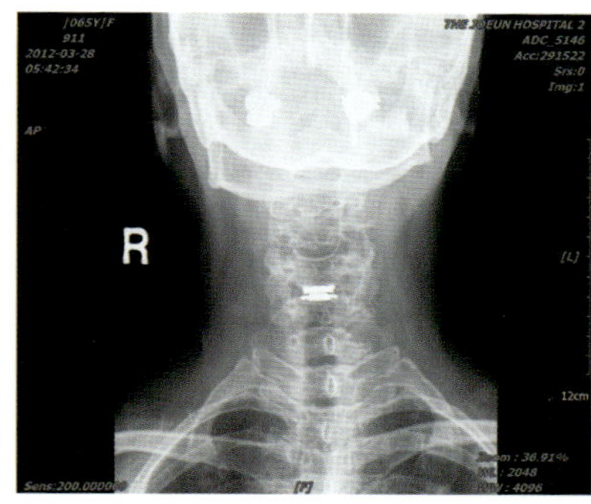
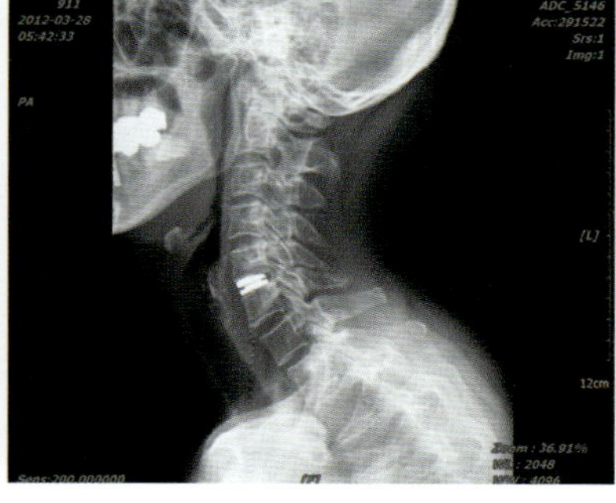

인공디스크치환술 전면   인공디스크치환술 측면

운 인공디스크를 삽입하는 수술이다. 통증을 즉시 완화해주는 것은 물론 기존의 디스크처럼 자연스러운 움직임이 가능하므로 매우 효율적인 디스크 수술법으로 각광받고 있다.

■ 인공디스크치환술이 필요한 경우

- 디스크 변성증으로 디스크의 기능이 소실된 환자
- 퇴행현상으로 디스크 모양이 찌그러져 척추 간격이 좁아진 환자
- 척추질환으로 극심한 통증, 대소변장애, 운동장애, 하반신 마비가 생긴 환자
- 약물치료, 물리치료, 경막외신경성형술 등 비수술 치료를 6개월 이상 해도 효과가 없는 환자

■ 인공디스크치환술의 장점

- 수술 후 목이나 허리의 움직임이 자유롭다.

- 골유합술과 달리 수술부위의 운동성이 유지되므로 인접 척추관절의 퇴행성 변화가 가속화될 확률이 낮다.
- 인공디스크를 삽입한 뒤에도 허리를 유연하게 움직일 수 있으며 이물감 없이 건강하고 편안한 허리를 회복할 수 있다.
- 최소절개로 진행되어 안전하고 회복 또한 빠르다.
- 기존의 골융합술은 뼈가 완전히 융합돼 회복되기까지 1년 이상 걸리고 보조기도 2개월 이상 착용해야 하며 입원기간도 2주 이상으로 길었다. 인공디스크치환술은 보조기를 착용하지 않고, 2~3일 입원으로 충분하며, 시술 일주일 뒤부터 정상적인 사회생활이 가능하다.

■ 인공디스크치환술의 단점

- 일반적인 후방접근법이 아니라서 집도의의 경험이 중요하다.
- 고정수술에 비해 상대적으로 인공디스크 장비가 비싸다.

척추체성형술

■ 척추체성형술이란 무엇인가

척추체성형술은 국소마취를 한 뒤 방사선 투시로 골절이 발생한 빈 공간에 가느다란 바늘을 이용해 인체에 무해한 골시멘트를 주입함으로써 골절부위를 단단하게 보강해주는 방법이다. 국소마취로 시술하며 30분 정도면 시술이 끝난다는 점에서 매우 효율적인 치료가 가능

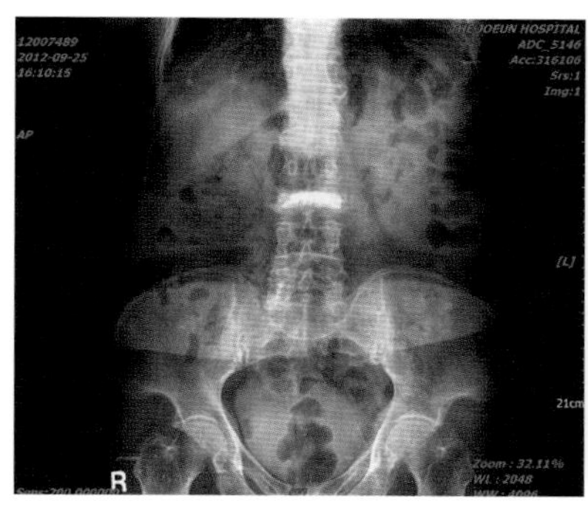
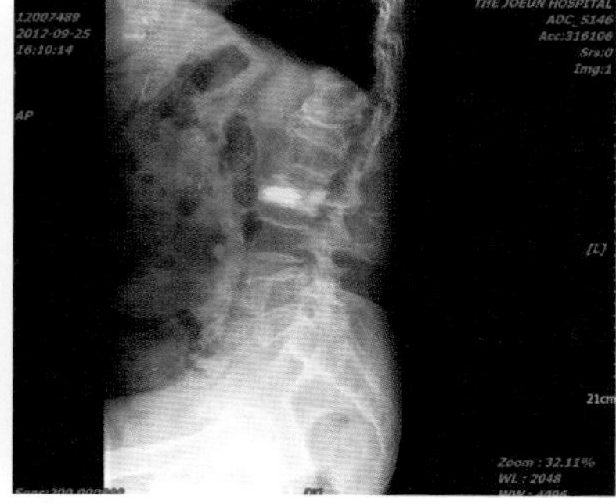

척추체성형술 전면　　　　　　　　　척추체성형술 측면

한 수술법이다. 골다공증성 척추압박골절은 일반적으로 침상안정, 약물치료, 보조기 착용 등 보존적 치료를 해왔다. 그러나 장기간의 침상안정으로는 골다공증이 더욱 악화되고 약물치료를 해도 증상이 장기간 지속된다. 또 보조기를 착용해도 척추체 붕괴가 진행되는 경우가 많아 치료에 어려움이 많았다. 근래에는 이러한 환자들에게 골시멘트를 이용한 척추체성형술이 효과적인 치료법으로 실시되고 있다.

■ 척추체성형술의 특징

- 기존 침상치료는 3개월 정도 걸리는 데 비해 시술 후 하루 정도만 입원하면 된다.

- 조기보행이 가능하며 절개하지 않아도 된다.

- 회복이 빠르다(시술하고 나서 2시간 정도 안정을 취한 뒤 보조기를 착용하고 보행 가능)

- 흉터가 없다.

- 부분마취로 진행할 수 있어 나이 든 환자에게도 부담이 없다.

치료 사례

병원에 오기 전에 자가진단을 해볼 수 있다. 아침에 있어났더니 허리가 아프다면 관절통이다. 앉아 있을 때 허리가 아프고 앉았다가 일어나도 아프다면 디스크성 요통이다. 다리가 더 많이 아프면 디스크나 협착증이다. 허리를 굽히거나 움직였더니 아프다면 척추가 불안한 것이다. 노인들이 넘어지고 나서 꼼짝을 못하겠다면 압박골절이다. 이런 식으로 자가진단을 한 뒤 증세가 심하면 전문의에게 정확하게 진단을 받아야 한다.

█ 90세 고령자도 안심하고 수술한다

우리 병원에서 수술한 분들 중 90세가 넘는 이들이 몇 있다. 부부가 다 수술하는 이른바 부부클럽은 정확히 헤아려보지는 않았지만 30쌍 이상 될 것이다. 그중 90세가 다 돼가는 할머니는 4~5년 전 우리 병원에서 수술을 받았고, 97세 되는 할아버지는 수술을 한 번 했는데 염증이 생겨서 다시 한 번 하느라 고생을 많이 하셨다.

이 할아버지는 우리 병원에 찾아왔을 때 다리와 엉덩이 통증이 극심하고 허리가 많이 굽어 있어 거동이 불편했다. 게다가 다리에 마비 증상까지 있었는데 나이가 90이 넘은데다 당뇨가 심해 적극적인 치료를 받지 못한 상태였다. MRI 검사를 해본 결과 요추 4, 5번 척추관협착증이 있었다. 수면부위마취를 한 다음 척추고정술을 시행했다. 할아버지는 수술한 다음 날 보행이 가능하였고 일주일 뒤에는 퇴원했다.

이 할아버지에게 시행한 수면부위마취는 전신마취와 달리 척추신경과 그 주변을 둘러싸고 있는 막 바깥 주변을 마취해 심장과 폐가 본래 기능을 유지하여 환자 스스로 호흡이 가능한 마취법이다. 당뇨, 고혈압 등 내과질환이 있는 고령자도 부담 없이 수술이 가능하며, 수술한 뒤 통증이 적고 회복이 빠르다. 과거에는 전신마취의 부작용과 부담감으로 수술하기 어려웠으나 수면부위마취를 시행하면 안전하게 수술할 수 있다.

▎어깨와 팔 저림, 원인은 목디스크

50대 중반에 중소기업에서 퇴직한 분이 있다. 아직 왕성하게 활동할 나이에 딱히 할 일이 없다 보니 의기소침해 있었는데 갈수록 몸이 좋지 않았다. 몸에 원기가 없어서 그런 것이 아닌가 싶어 내과에 갔다.

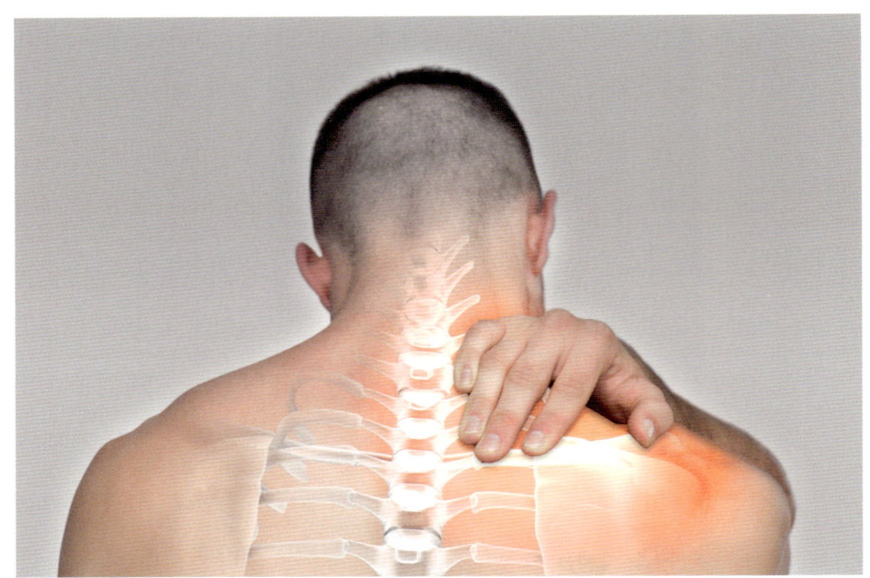

어깨와 팔 저림은 의외로 목디스크가 원인인 경우가 많다.

그런데 내과에서 아무리 검사를 해봐도 이상이 없다고 했다. 의욕이 떨어지고 우울해져서 그런가 싶어 정신과도 가보고 이것저것 다 해봐도 원인을 알 수 없었다.

그러면서 몸은 점점 더 악화되었다. 크고 유명하다는 병원에 가서 검사했는데도 원인을 알아내지 못했다. 마침 내 아내와 그 사람 부인이 잘 아는 사이였다. 부인들끼리 만나 얘기하다가 아내가 그 부인에게 우리 병원을 소개했다. 그래서 그 사람이 나한테 왔는데, 진료실에 들어오는 걸 보자마자 목에 문제가 있겠구나 싶었다. 과연 진료해보니 목디스크가 심한 상태였다.

이 사람은 통증은 별로 없는데 목 신경이 많이 눌려 있었다. 환자들은 보통 팔이 저리고 통증이 오면 빨리 병원을 찾는다. 그런데 통증이 별로 없으면 참는다. 이런 환자는 그대로 두면 목 신경에 손상이 오면서 나중에는 다리가 힘이 없어진다. 그래서 수술해서 근본적으로 치료해야 한다고 강력히 주장했다. 다행히 수술을 받아들여 수술하고 1년 정도 됐는데 거의 완치됐다.

목에 후종인대골화증이라는 병도 있다. 목인대가 두꺼워져 신경을 누르는 병이다. 그러면 손발이 저리고 비틀거리게 되는데, 대개 기운이 없어서 그런가 보다 생각한다. 그래서 보약도 먹고 뇌파검사도 하지만 원인을 알 수 없다. 이런 경우 신경외과를 찾아 제대로 진단받고 치료하지 않으면 더 큰 후유증이 있다.

▌20대도 안심할 수 없는 퇴행성 디스크

결혼식을 얼마 남겨두지 않은 아가씨가 갑자기 쓰러졌다. 아가씨의 부모는 아가씨가 결혼식 준비하랴, 직장에 출근하랴 너무 무리해서 그런가 보다 했다. 그래서 좀 쉬면 괜찮아지겠지 싶어 회사에 휴가를 내고 하루 쉬게 했다.

그런데 아가씨는 허리 통증이 얼마나 심한지 엉엉 울었다. 움직이기도 힘들어해서 앰뷸런스를 타고 병원에 왔다. 이런 환자를 접한 경험이 많기에 퇴행성 디스크를 의심했지만 확실하게 진단하기 위해 MRI 검사를 해보았더니 역시 퇴행성 디스크였다.

아가씨도 아가씨 부모도 젊은 사람이 퇴행성 디스크라니 무척 놀

랐다. 게다가 결혼을 앞두고 있었으니 혹시라도 시부모 될 분들이 알
게 될까 봐, 결혼을 못하게 될까 봐 걱정했다. 젊은 사람의 퇴행성 디
스크는 디스크내 열치료술로 치료할 수 있다고 안심시키고 치료에 들
어갔다.

결과가 어떻게 되었겠는가? 수술이 끝나서 마법처럼 통증이 말끔히
사라지자 모두 얼마나 기뻐하던지. 이 아가씨는 물론 결혼식도 잘하고
신혼여행도 무사히 다녀온 뒤 내게 고맙다는 편지를 보내왔다. 의사로
서 당연히 해야 할 일, 할 수 있는 일을 했는데 이것이 한 사람의 인생
을 좌우할 수도 있음을 생각할 때 더욱 의사가 된 보람을 느끼게 된다.

▌허리 통증으로 직장을 잃을 뻔하다

40세 된 남자 환자가 병원에 찾아왔다. 이 환자는 물건을 배달하는 택
배기사였다. 매일같이 무거운 물건을 들었다 났다 하다 보니 허리 통
증이 심한데다가 다리가 저려서 운전하는 것마저 불편했다. 하지만 일
을 안 할 수 없어 파스를 잔뜩 붙이고 일한 뒤 밤에는 집에서 찜질 등
을 하며 괜찮아지기를 기다렸다.

간혹 병원에 가야 하지 않을까 생각했지만 병원에서 수술하라고
할까 봐 망설였다. 수술이 엄두가 나지 않기도 했지만 무엇보다 넉넉
지 않은 살림에 치료비가 걱정되었다. 하지만 참을 수 없을 만큼 통증
이 심해져 일하기 힘든 상황이 되었다.

MRI 검사를 해보니 요추 4, 5번이 튀어나온 허리디스크였다. 사실

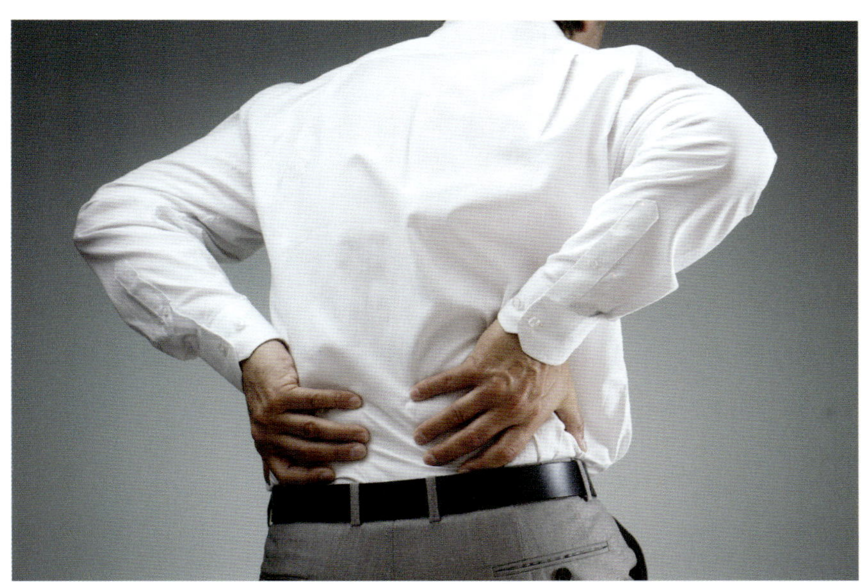

평소 허리 통증을 느낀다면 척추전문병원에서 정확한 진단을 받고 치료해야 병을 키우지 않는다.

허리디스크의 약 90퍼센트는 비수술로 치료가 가능하다. 그러나 '괜찮겠지'라고 생각하고 치료시기를 놓치면 나중에는 증상이 악화되어 정말 수술하는 방법밖에 없다. 이 환자는 고주파수핵감압술을 시행한 뒤 바로 그날 퇴원했다.

평소 허리 통증을 느낀다면 망설이지 말고 척추전문병원에서 정확하게 진단받고 치료하는 것이 좋다. 별것 아니겠지, 이러다 말겠지 하면서 병을 끌어안고 있다가 더 큰 병을 만들어 고생하는 잘못을 하지 말아야 한다.

▌ 옆구리디스크 수술 중 발견된 종양

지방에서 50대 남자가 찾아와 극심한 허리 통증을 호소했다. 이 환자는 다른 병원에서 MRI 검사 등 각종 검사를 했지만 아무 이상이 없다는 말만 들었다. 하지만 통증은 갈수록 심해지고 다리마비 증상까지 나타났다.

옆구리디스크가 의심되어 MRI 관상촬영(coronal view)을 했다. 증상의 원인은 역시 옆구리디스크였다. 압박되는 신경 위치를 정확히 진단한 뒤 환자에게 수술을 권유했다.

그런데 검사 도중 폐에 종양 같은 것이 보였다. 상급병원에 가서 자세히 검사를 해보라고 했지만 수술하면서도 몹시 안타까웠다. 만일 이 사람이 폐암이라면 디스크를 치료해도 살날이 얼마 안 되겠다 싶었기 때문이다.

우리 병원에서 수술을 마친 이 환자는 상급병원에 가서 종양 검사를 받았다. 그 결과 다행히 폐암이 아니라고 나왔다. 이 소식을 전하러 밝은 모습으로 병원을 다시 찾은 환자를 보니 매우 기뻤다. 이 환자는 상태가 많이 좋아져 별 무리 없이 일상생활을 하고 있다.

▌ 치료 시기가 중요하다

안타까운 사례도 있다. 몇 년 전 35세 되는 사람이 발목이 힘이 없고 자꾸 처진다며 찾아왔다. 그걸 풋 드롭foot drop이라고 하는데 발목에 힘이 없으면 걸을 때 발목이 턱턱 걸린다. 이 환자는 수술해야 한다는 말을 듣고도 끝까지 수술을 안 하고 고쳐보려고 참았다. 하지만 더는 참을 수 없을 만큼 불편해지자 하는 수 없이 수술해야겠다고 생각해 찾아왔다고 했다.

이 환자의 MRI 사진을 보니 디스크가 정말 심했다. 그런데 환자는 그동안 이 고통을 약물로 참았다. 게다가 운동신경이 완전히 마비되어 있었다. "수술해도 신경이 돌아오지 않습니다. 낫는다는 보장도 없고요. 평생 이 상태로 살아야 합니다. 저로서도 어쩔 수 없습니다." 이렇게 말할 수밖에 없는 내 마음도 몹시 무거웠다. 이는 수술을 안 하는 게 능사라고 생각했다가 장애인이 된 사례다.

그밖의 사례

지방에서 올라온 남자 환자가 있었다. 그 먼 데서 우리 병원이 좋다는 소문을 듣고 찾아왔으니 꼭 치료해주고 싶었다. 진료실에 들어오자마자 어디가 아프냐고 물었더니 "허리도 아프고 다리도 아프다"고 했다. "아픈 지 얼마나 되셨어요?" 했더니 "한 5~6년 됐는데 아파 죽겠어요. 잘 걷지도 못하겠고" 했다. 안타까운 마음에 "그럼 그동안 뭐 하셨어요?" 물었더니 "병원에도 가봤고 주사도 맞아봤고 다했는데 그때뿐이었어요. 그래서 수술을 해야 할 것 같아서 큰 결심을 하고 왔습니다"라고 했다. "그럼 수술합시다" 해서 검사를 한 뒤 수술을 해주었다.

한번은 이름만 대면 알 수 있는 유명한 영화배우가 병원에 왔다.

이 사람은 허리디스크가 와서 다른 병원에서 수술한 뒤 문제없이 잘 지냈다. 그런데 어느 날 갑자기 재발해서 꼼짝 못하게 되자 나를 찾아온 것이다. MRI를 찍어 검사해보니 고정술을 해야 하는 상태였다. 다행히 수술을 다시 하겠다고 했다. 이 사람은 지금 액션 연기도 무난히 할 만큼 잘 지내고 있다.

2~3년 전에 프로야구 선수가 찾아온 적도 있다. 30대 초반인데 검사해보니 전방전위증이었다. 그래서 수술해줬는데 지금도 프로에서 뛰고 있다.

최근에는 중국 교포들이 치료를 받으러 많이 온다. 주로 영등포 쪽에서 산다고 하는 중국 교포들 사이에도 더조은병원이 치료를 잘한다고 입소문이 난 것이다.

더조은병원의 특화 분야

퇴행성 디스크 / 만성요통

내가 많이 다루는 분야는 퇴행성 디스크다. 보통 디스크라고 하면 다리가 당기고 아픈 것만 생각하는데 3개월 이상 진행된 만성적 요통 환자도 상당히 많다. 디스크성 요통의 경우 환자는 너무 아파서 괴로운데, 의사들은 별거 아닌 걸로 치부한다. 너무 아파서 쓰러지기까지 했는데 병원에서는 퇴행성 디스크이니 그냥 놔두면 낫는다고 한다. 하지만 좀 나았다가 아프고 나았다가 아프기를 반복한다. 그럴 경우 열치료술이나 디스크내 주사로 치료하면 드라마틱하게 호전된다.

만성 요통은 치료하기 쉬운 질환이 아니다. 디스크보다 원인이 훨씬 더 복잡하다. 그 복잡한 원인을 잘 알아내서 치료하는 것이 어렵다. 만성 요통 환자 중에서도 디스크열치료 같은 치료법으로 치료된 사람들도 많다. 10대 후반이나 20대의 젊은 환자들에게 많이 쓴다. 20대 초반 골프선수도 열치료술로 치료했다. 디스크내 열치료술은 젊은 사람들이 갑자기 요통이 심해서 잘 서지도 못할 때 효율적이고 효과적인 간단한 치료법 중 하나다.

▌옆구리디스크

옆구리디스크는 일반적인 디스크보다 디스크 옆쪽이 터지는 것으로 60대 후반에서 80대 노인에게 많다. 일반 디스크와 다르게 신경절 부분이 눌리는 것이라서 격심한 통증을 호소한다. 신경이 빠져나가는 구멍이 있는데 거기서 디스크가 누르면 신경과 신경이 만나는 신경절이라는 부분이 꽉 눌려버린다. 그래서 통증이 심한데 통증의 양상도 다양하다. 시리고 지리고 따갑고 쑤시고 하는 식이다. 경우에 따라서는 운동마비도 함께 온다.

옆구리디스크 환자들은 고통스러워서 잠도 못 자기 때문에 대부분 바로 수술하고 싶어한다. 그동안 이런 환자들을 많이 치료했지만 최근 들어 환자가 더 많이 늘었다. 이것도 여러 가지 치료법이 있지만 근본적 치료법은 수술밖에 없다. 관절을 제거하고 들어가서 디스크를 제거하고 신경을 풀어준 다음 나사못으로 고정하는 비교적 큰 수술을 해야 한다. 그런데 신경절은 신경과 신경이 만나는 부분이다. 이곳의 구조가 복잡해서 이걸 건드리면 다리에 통증이 무척 오래가고 심하면 평생 갈 수 있다. 그래서 무척 조심해야 한다.

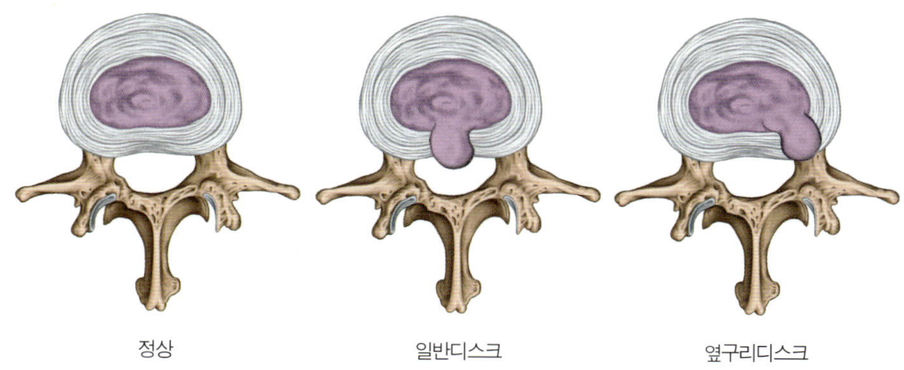

옆구리디스크 환자들 가운데 잔통, 즉 남아 있는 통증이 6개월 이상 가는 환자들이 많다. 신경이 꽉 눌리면 신경에 손상이 오는데, 신경은 다 풀렸으나 세포 하나하나가 바로 회복되지는 않다 보니 저린 증상이 나타나는 것이다. 그러다 나중에 신경이 회복되면서 통증이 사라진다. 그래서 옆구리디스크 수술을 할 때 저린 통증은 6개월 이상 간다고 말한다.

옆구리디스크 환자들은 다른 병원에서 제대로 진단을 못 내려 나한테 오는 경우가 많다. 아파 죽겠어서 병원에 갔는데 병원에서 아픈 원인을 못 찾는 것이다. 또는 다른 병원에서 수술했는데 계속 아픈 경우다. 옆구리디스크는 일반 디스크와 달리 발견하기가 몹시 어려운 질환이다.

옆구리디스크는 정확히 진단하려면 MRI 관상촬영을 해야 한다. 일반적인 MRI 촬영은 몸의 옆면을 찍는다. 일반 디스크는 수핵이 뒤로 밀려나오기 때문에 옆에서 찍으면 병변을 금방 확인할 수 있지만 옆

으로 밀려나온 디스크는 옆에서 보면 큰 이상이 없어 보인다. MRI 관
상촬영은 환자 정면에서 세밀하게 촬영해야 한다. 옆으로 밀려나온 디
스크를 정면에서 촬영함으로써 정확히 발견하게 되는 것이다. 실제로
다른 병원을 전전하다 우리 병원에서 옆구리디스크로 판정받고 수술
하는 환자들이 많다.

일반적으로 고정수술을 하는데 노인들은 그만큼 어려운 케이스도
많다. 아주 조심스럽게 접근해야 하는 쉽지 않은 수술을 해야 한다. 고
정술을 다 해놓고 그때부터 신경을 하나하나 찾아가서 풀어야 한다.
그래서 수술 시간도 오래 걸리고 기술적으로도 힘들다. 전신마취를 하
는 경우도 있고 부분마취를 하는 경우도 있는데, 환자에 따라 각각 다
르다.

80세 되신 할머니 환자가 오셨는데 옆구리디스크 통증이 말도 못
하게 심하다고 했다. 너무 아파서 며칠 잠도 못 잤다고 했다. 자식들이
같이 있으니까 아픈 걸 내색하지 못하고 "내일 바로 수술됩니까?"라
고 물었다. 나는 이 환자가 얼마나 아픈지 알지만 가족은 잘 모른다.
그래서 "내일 수술합시다" 하니 환자가 "감사합니다" 하고 인사했다.
옆구리디스크는 그만큼 통증이 심하다. 다른 데서 병명이 잘 안 나오
는 환자들, 수술하고도 계속 아픈 사람들은 경험이 많은 의사에게 가
야 한다. 척추관협착증인 줄 알고 왔다가 옆구리디스크여서 수술한 환
자도 있다.

목디스크

우리 병원에서는 인공디스크(artificial disc)를 많이 쓴다. 다른 병원에서는 대부분 나사를 박고 고정을 해준다. 하지만 우리는 그렇게 하지 않고 인공디스크를 넣어준다. 그러면 그것이 그대로 움직이므로 수술하고 나서 바로 움직일 수 있다. 보조기도 2주만 사용하면 된다. 기능적으로 거의 고정하는 것이 아니기 때문에 다 움직일 수 있다.

반면 인공디스크를 하지 않은 환자들은 보통 2개월은 고정해야 한다. 허리 쪽도 이런 제품이 나와서 한때 많이 썼는데 허리는 목에 비해 하중이 많이 걸려서 5년이나 10년 안에 다 융합된다는 보고가 나왔다.

목에 디스크가 있으면 신경이 눌린다. 그러면 이상한 증상이 나타나는데, 바로 다리가 통제가 잘 안 된다는 것이다. 머리에서부터 팔다리로 가는 신경이 목을 통해 지나가는데 별로 아프지는 않다. 이상하게 다리가 내 마음대로 안 되고 부드럽게 움직여야 하는데 로보캅처럼 뻣뻣하게 움직인다. 팔도 잡는 힘이 약해지고 저리다. 다리도 이상하고 허리도 아픈 것 같고 온몸에 힘이 없다.

그러면 다리에 힘이 없고 하체에 힘이 없어서 그런 줄 알고 제일 먼저 내과 같은 데를 간다. 그런데 원인을 찾지 못한다. 물리치료나 해볼까 싶어 정형외과에 갔다가 재활학과에 갔다가 병원을 다 돌아봐도 결론이 안 난다. 다리에 힘이 없고 손에도 힘이 떨어지고 몸 전체에 이상한 통증이 있는데도 병명을 못 찾는 것이다.

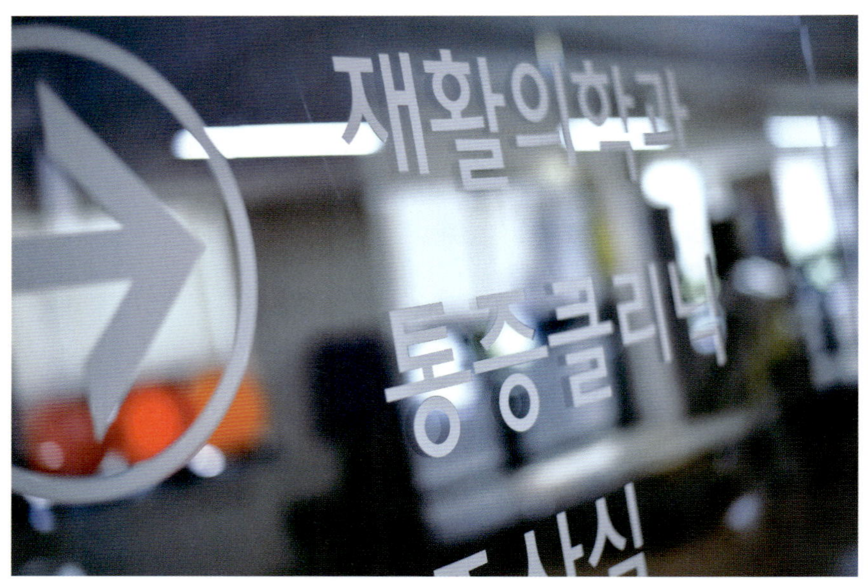

척추전문병원인 더조은병원은 수술 외에도 재활의학과 통증클리닉을 병행해 환자들을 치료하고 있다.

한 분이 여러 병원을 돌다가 나한테 왔다. 우리는 그런 환자가 오면 목을 찍어본다. 목 MRI를 찍으니 목디스크 쪽에서 신경이 심하게 눌려 있었다. 그것 때문에 이런 증상이 나타난 것이다. 이것이 원인이니 치료해야 한다고 했더니 바로 수술하겠다고 했다. 그런데 눌려 있은 지 꽤 되어 정상으로 회복되는 데 2년 가까이 걸렸다. 다리에 힘도 많이 돌아왔고 손도 거의 정상으로 돌아왔다. 목 신경에 이상이 오면 신경외과를 먼저 찾아야 한다. 증상이 묘해서 다른 과에서는 잘 찾아내지 못한다. 특히 목 신경이 눌리는 증상은 신경외과 외의 다른 의사가 보면 엉뚱하게 해석해 고생하는 환자들이 많다.

옆구리디스크나 목디스크에 의한 척수증은 이상한 증세를 낸다.

이것이 심해진 환자들은 수술한 뒤에도 통증이 남아 있다. 목 신경에 흉터가 생기면 몇 년이 지나도 통증이 없어지지 않는다.

목 신경은 온몸에 있는 감각, 모든 몸에서 느끼는 감각이 내려오는 통로다. 그곳의 어느 부분을 다치느냐에 따라 몸에 그런 증상이 남는다. 뭐라고 표현할 수 없는 이상한 느낌이 온몸에 남는다. 그래서 척수증이 있을 때는 목디스크 전문의를 찾아야 한다.

매일 10분, 척추가 건강해지는 운동요법

목의 근력강화 동작

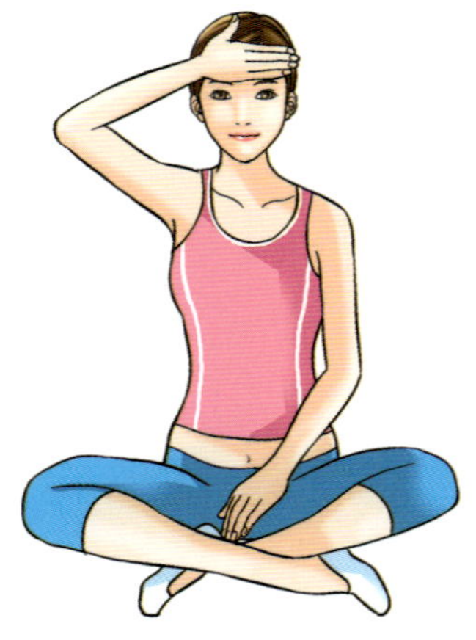

앉은 상태로 한 손을 이마에 대고 손바닥으로 밀어준다. 이때 고개가 움직이면 안 된다.

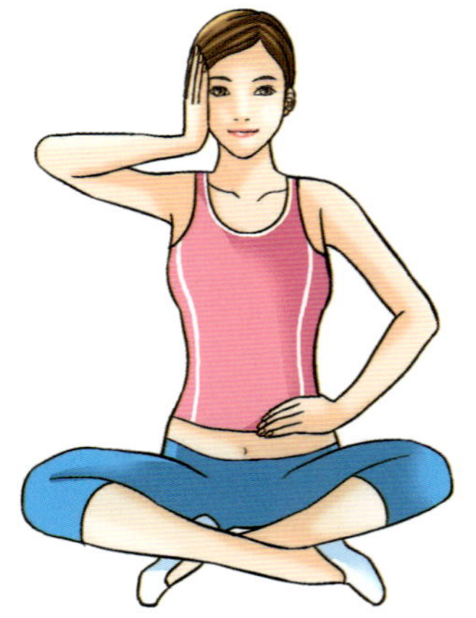

앉은 상태로 한 손은 볼에, 한 손은 허리에 놓고 볼에 있는 손바닥으로 밀어준다. 이때 고개가 움직이면 안 된다(반대쪽도 똑같이 한다).

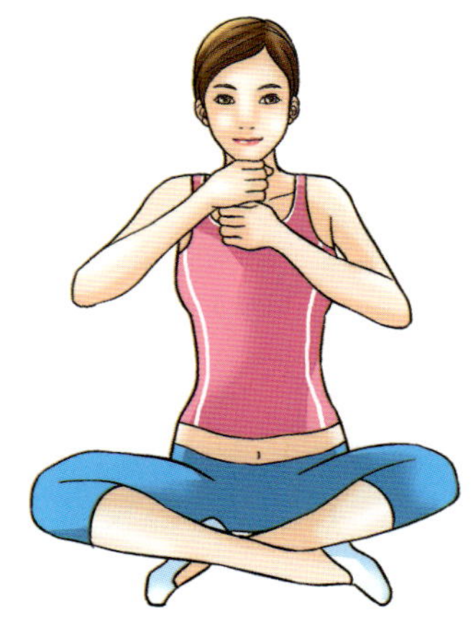

앉은 상태로 두 손을 주먹 쥐어 턱에 놓고 턱을 밀어준다. 이때 고개가 움직이면 안 된다.

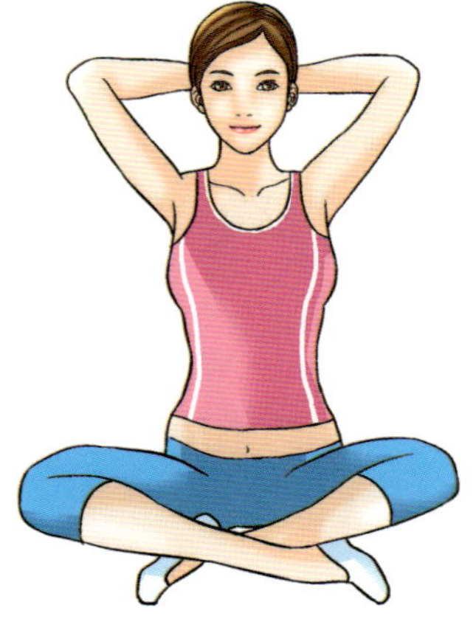

앉은 상태로 뒤통수에 깍지를 끼고 뒤통수를 팔의 힘으로 앞으로 밀어준다. 이때 고개가 움직이면 안 된다.

목의 긴장완화 동작

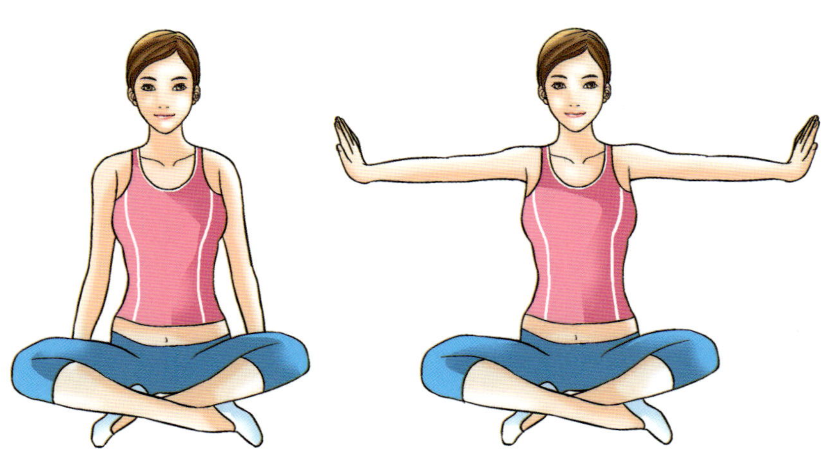

앉은 상태로 양쪽 어깨를 동시에 위아래로 천천히 움직이고, 원을 그리듯 앞뒤로 돌린다.

양팔을 어깨와 수평으로 유지한 상태에서 팔의 힘을 빼고 어깨를 이용하여 원을 그리듯 앞뒤로 돌린다.

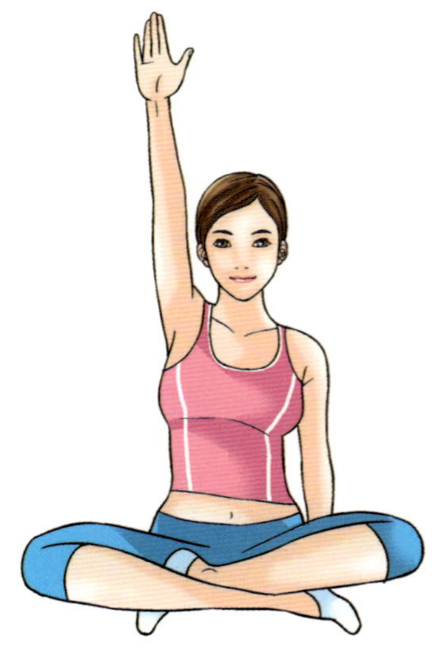

한 팔을 위로 올려 하늘을 향해 밀어준다(반대쪽도 똑같이 한다).

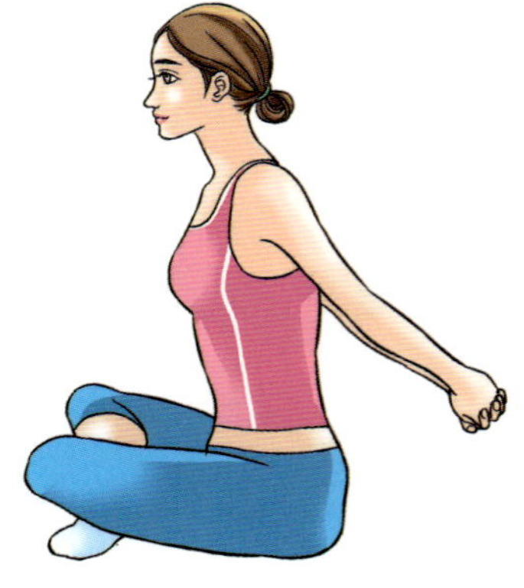

양손을 뒤에서 깍지 끼고 뒤로 밀어준다.

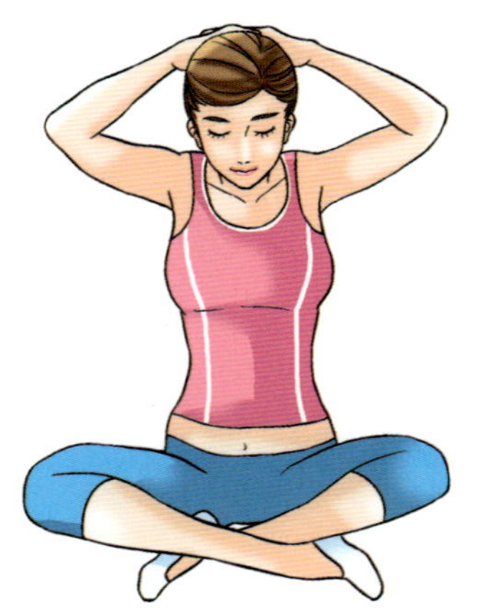

앉은 상태로 뒤통수에 깍지를 낀 후 앞으로 천천히 밀어준다.

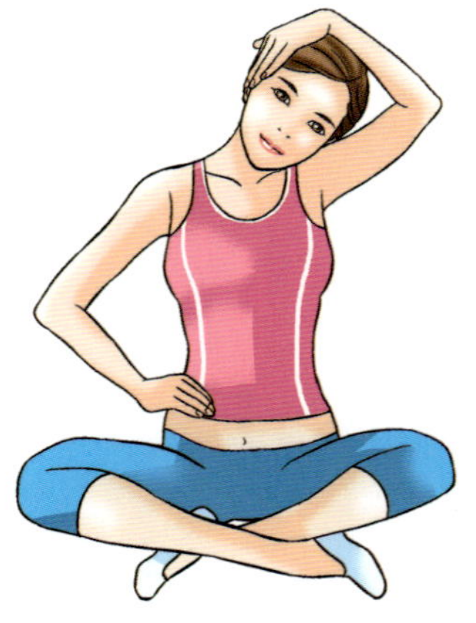

한 손으로 반대쪽 머리를 잡은 후 천천히 당겨준다. 이때 어깨가 움직이면 안 된다(반대쪽도 똑같이 한다).

요통 환자들이 일상생활에서 주의해야 할 자세와 동작

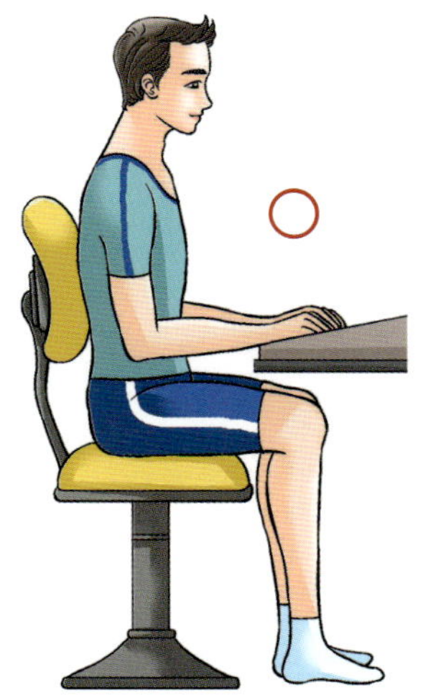
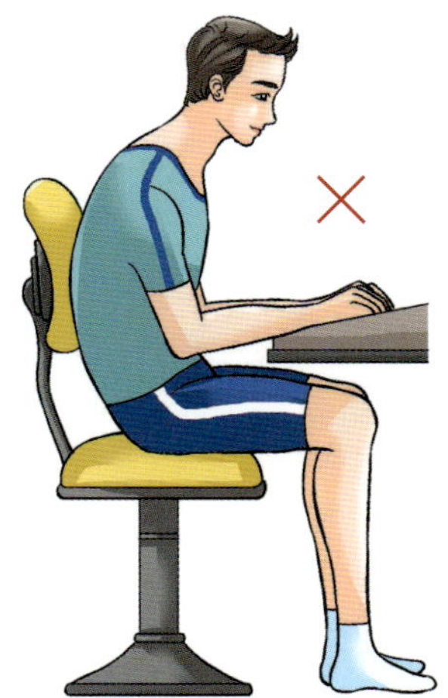

❶ 의자에 앉아 있을 때
의자에는 엉덩이를 뒤쪽으로 깊숙이 하고 허리를 편 상태로 앉아야 한다.

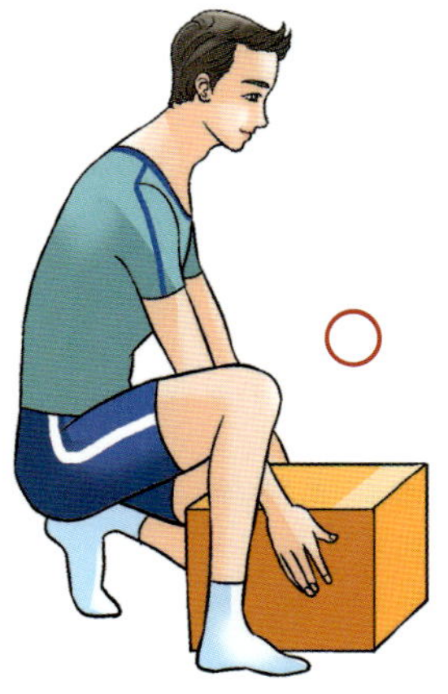
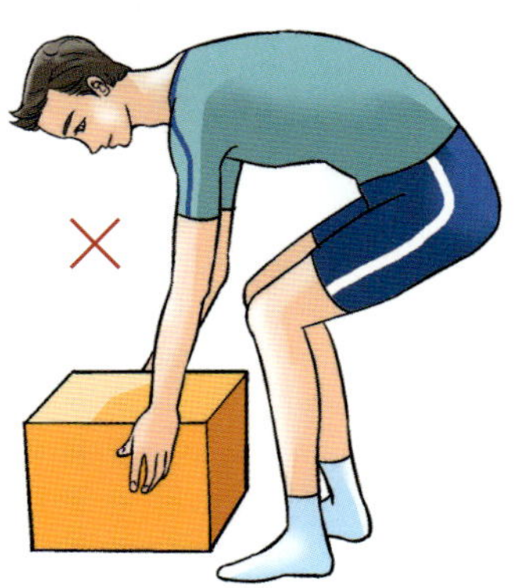

❷ 바닥에서 무거운 물건을 들어 올릴 때
무거운 물건은 앉아서 무게중심을 낮춘 다음 들어 올린다.

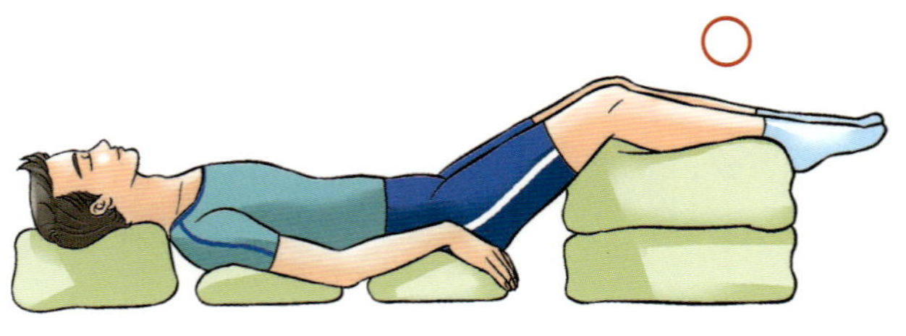

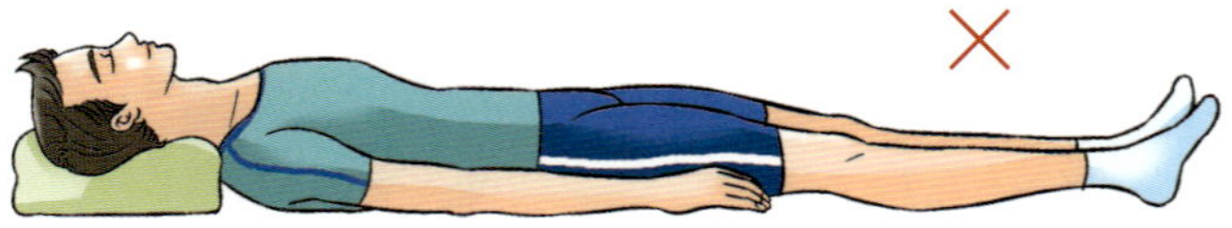

❸ 누워 있을 때

다리를 높게 하는 것이 좋으며, 옆으로 눕는 것, 즉 태아의 자세로 눕는 것도 좋다.

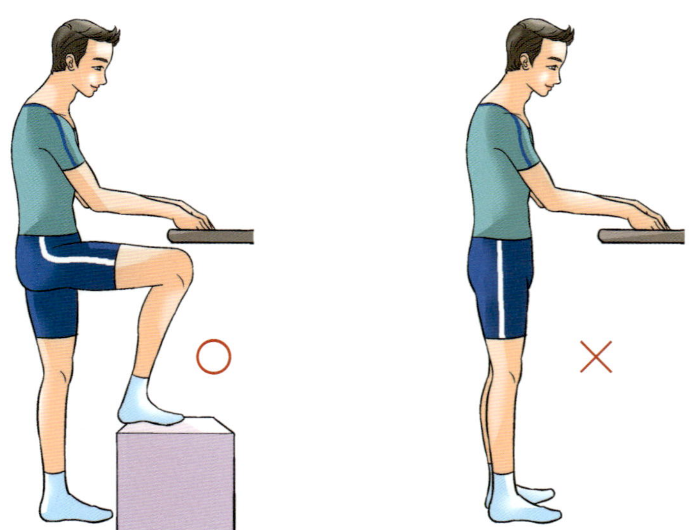

❹ 긴 시간 서 있을 때

긴 시간 서 있는 경우 한쪽 다리를 약간 높게 하여 교대로 올리는 것이 좋다.

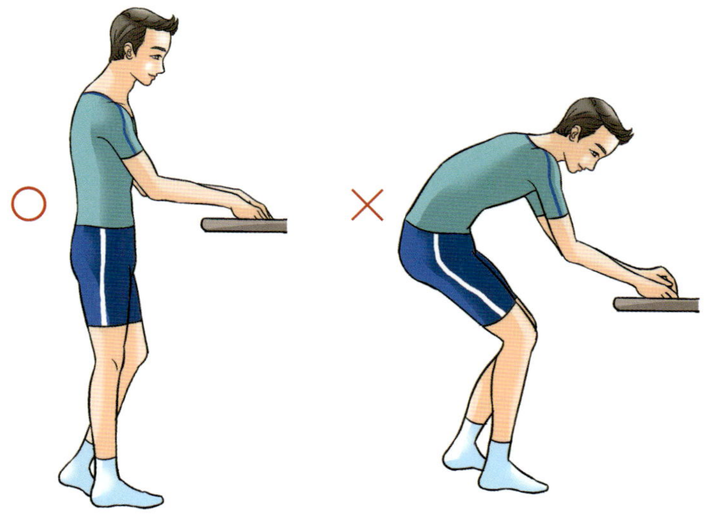

❺ 선반에서 일할 때

선반의 높이를 자기 키에 맞추어야 하며 허리를 곧게 펴야 한다.

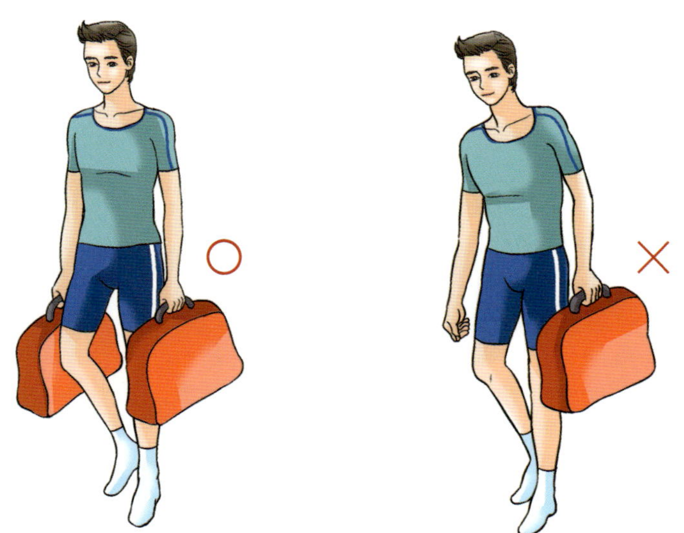

❻ 무거운 가방을 들 때

무거운 물건을 운반할 때는 양손을 교대로 사용하여 허리가 휘지 않도록 한다.

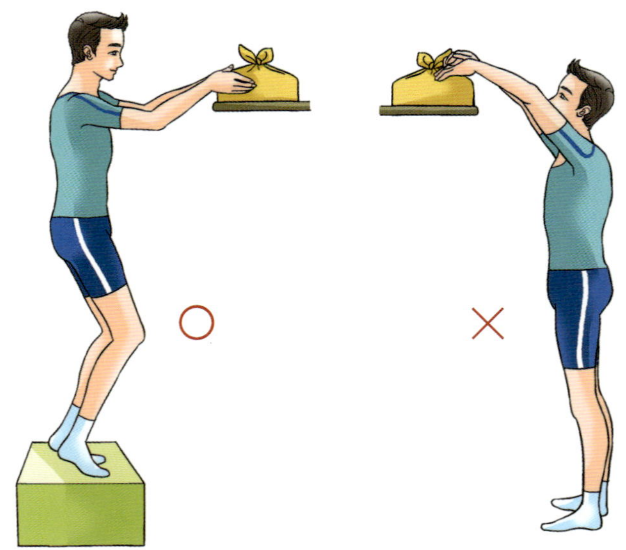

❼ 선반 위의 물건을 옮길 때
선반 위에 물건을 올리거나 내릴 때는 받침대를 이용하거나 허리를 반듯이 펴야 한다.

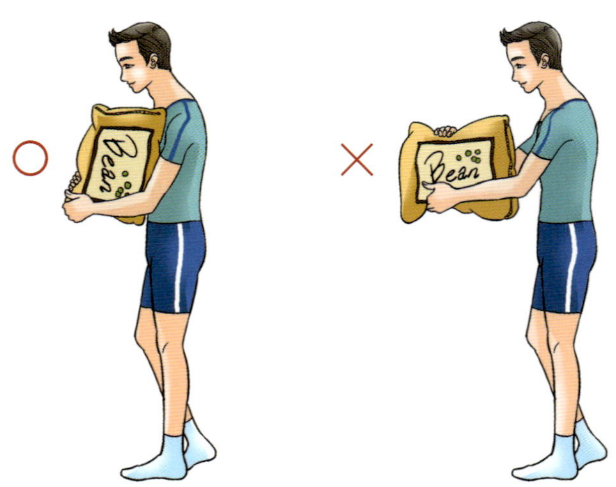

❽ 물건을 안아서 운반할 때
물건을 안아서 운반할 때는 몸에 붙여서 들고 가는 것이 허리에 부담이 가지 않는다.

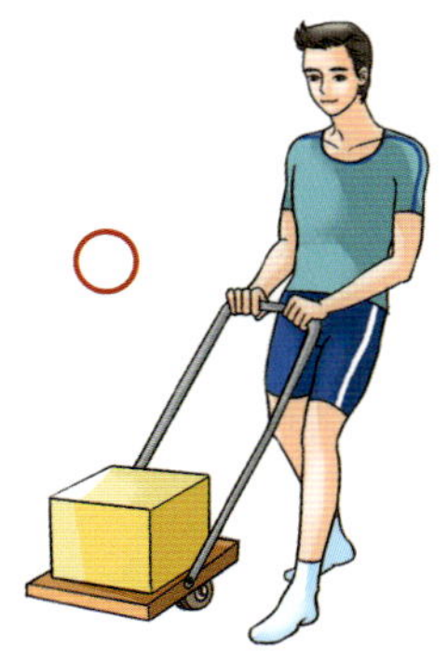

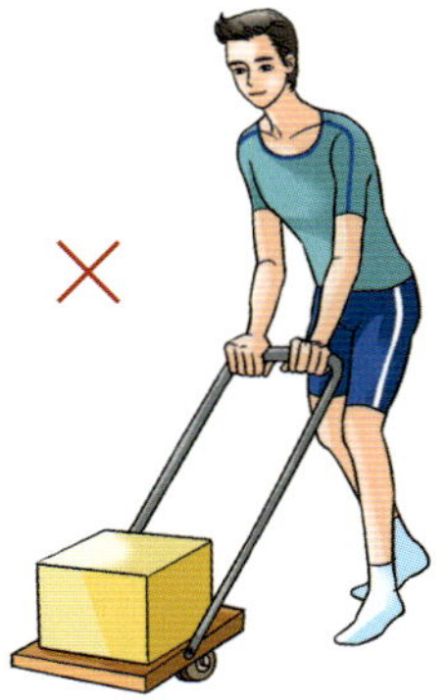

❾ 바퀴 있는 물건을 운반할 때
바퀴 있는 물건은 잡아당기는 것보다는 미는 것이 좋으며, 수레에 몸을 붙이고 허리를
곧게 펴야 한다.

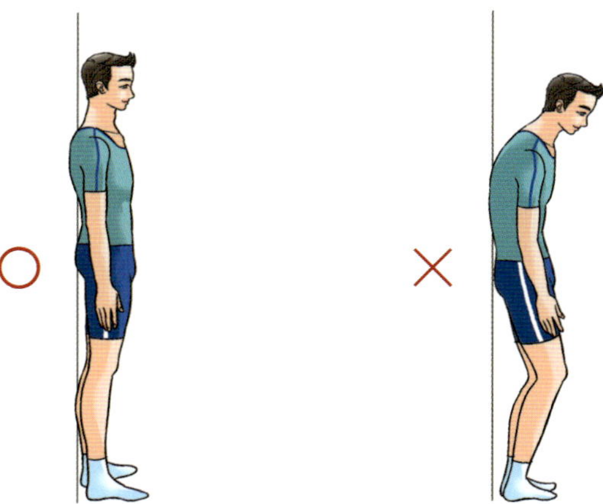

❿ 서 있을 때
서 있는 자세를 취할 경우, 어깨를 젖히고 배에 힘을 주어 허리를 곧게 펴야 한다.

▦ 요통 위험 요인

- 비만
- 운전자
- 대퇴슬와근의 유연성 저하
- 척추근육의 불균형
- 골프, 역도, 스키, 축구, 접영 등의 운동
- 노화와 골다공증
- 허리를 많이 쓰는 직업(구부리거나 들어 올리는 일)
- 요추부 유연성 저하
- 척추기립근의 약화
- 이전의 병력이 있었던 환자
- 야구의 반복적인 투구 동작

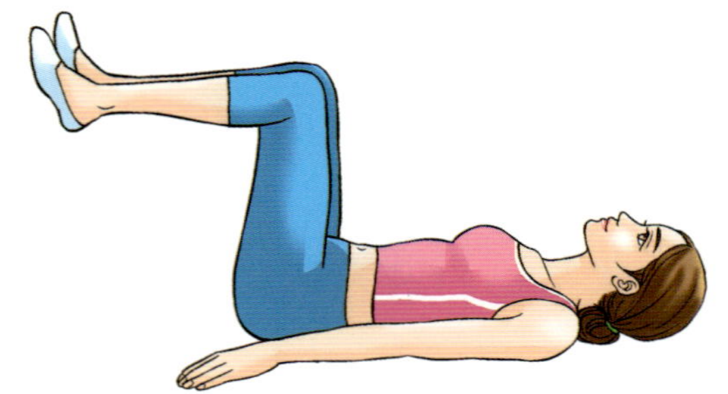

똑바로 누워서 양쪽 무릎을 붙인 뒤 직각이 되도록 한다.

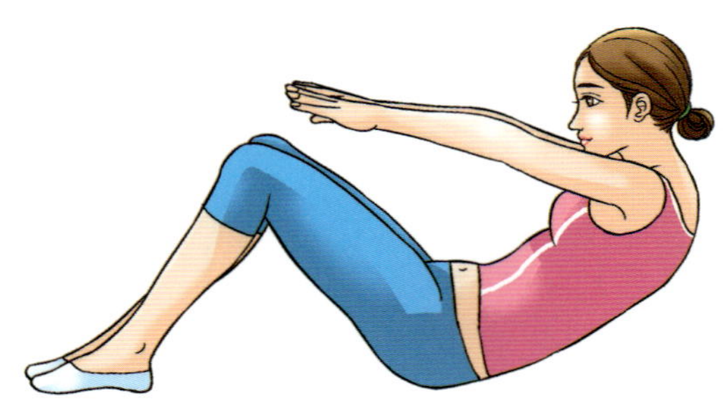

양손을 앞으로 나란히 하고 윗몸을 일으켜 정지한다.

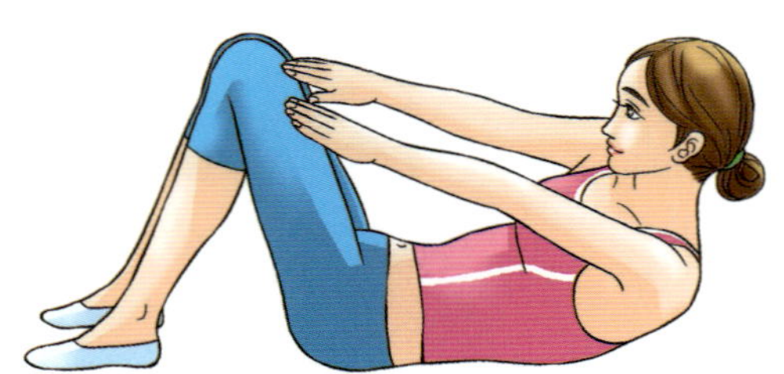

양손을 앞으로 하고 상체를 왼쪽으로 일으켜 정지한다.

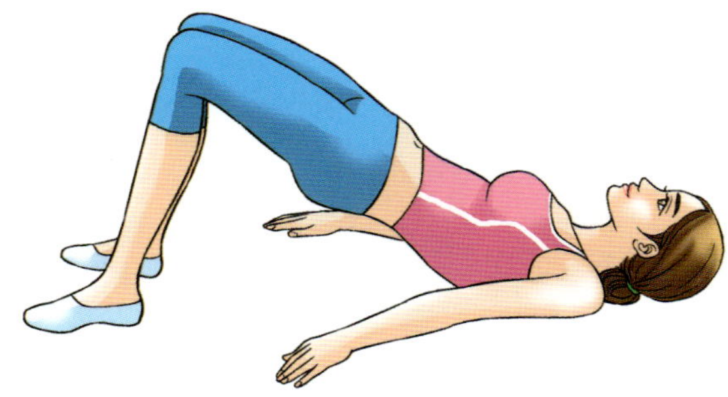

바로 누워 무릎을 세우고 손바닥을 바닥에 붙인 상태에서 배와 엉덩이 근육에 힘을 주어 엉덩이를 들어 올린다.

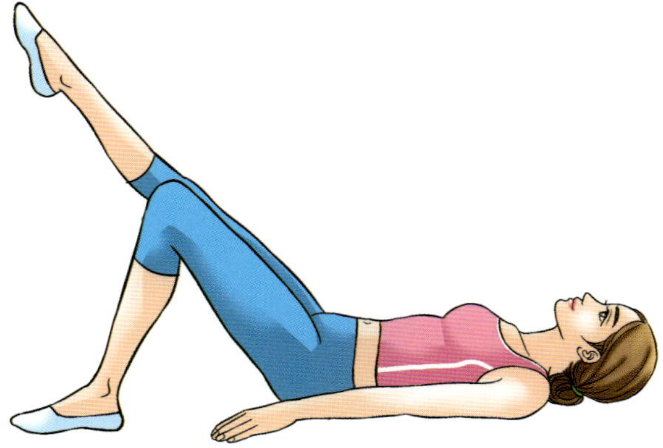

똑바로 누워 한쪽 다리는 무릎을 세우고 한쪽 다리는 공중으로 뻗은 채 그대로 유지한다. 이때 무릎과 무릎이 떨어져야 한다.

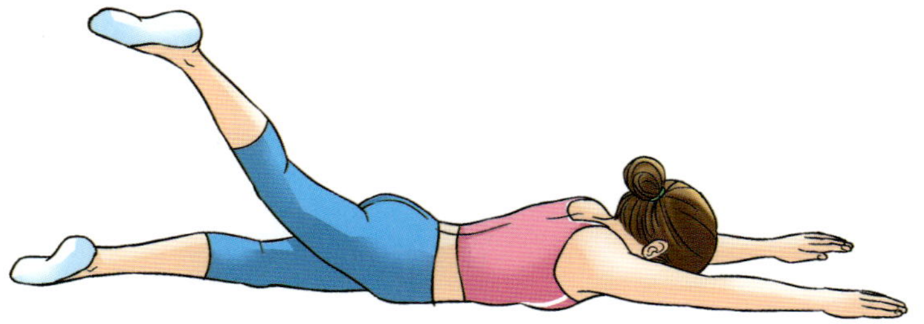

엎드린 자세에서 한쪽 발을 들어 유지한다.

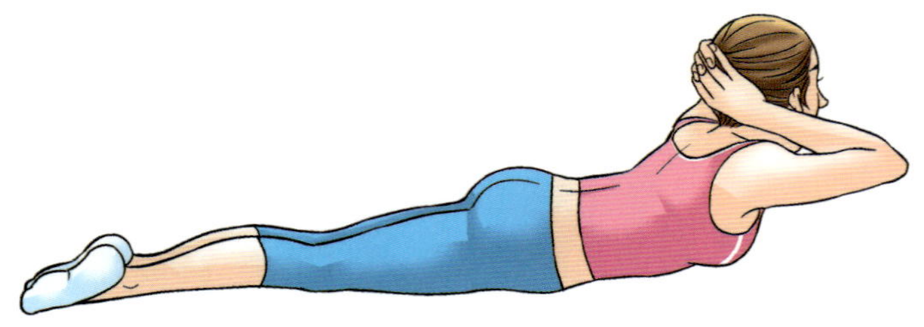

엎드려서 양손은 뒤로하고 손을 깍지 끼어 뒤통수에 놓고 상체를 일으킨다.

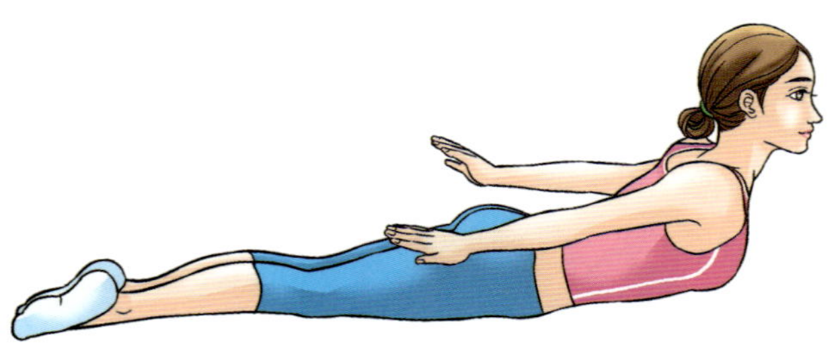

엎드려서 머리와 가슴, 양팔을 천천히 바닥에서 떼어 들어 올린다.

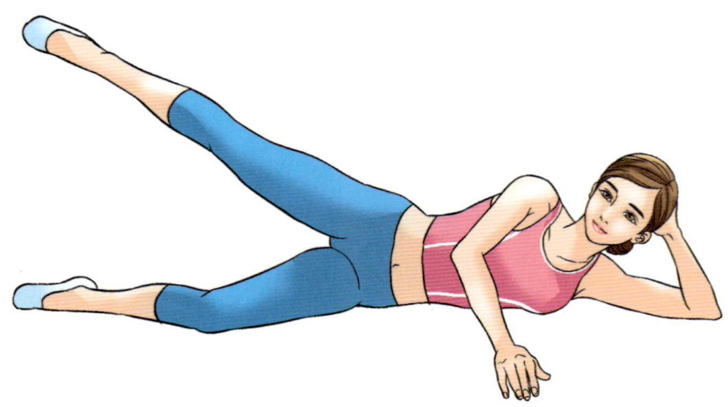

옆으로 누워 한쪽 다리는 구부리고 한쪽 다리는 편 상태에서 편 다리를 높이 들어 정지한다(반대쪽도 똑같이 한다).

▣ 주의사항

1. 호흡은 자연스럽게 천천히 길게 마셨다가 내쉬면서 한다.

2. 각 동작을 10~20초 정도로 본인 상태에 따라 조절한다.

3. 각 동작을 할 때 절대로 반동을 주어서는 안 된다.

4. 약간 당기는 듯한 기분이 들 때까지 천천히 스트레칭한다.

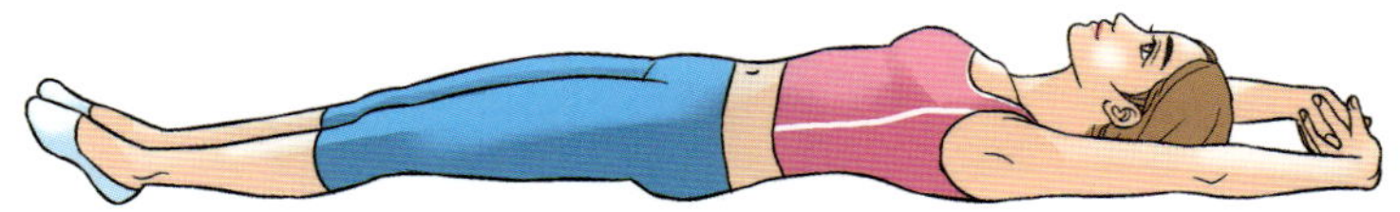

양손은 머리 위로 뻗으면서 동시에 발은 아래 방향으로 뻗는다.

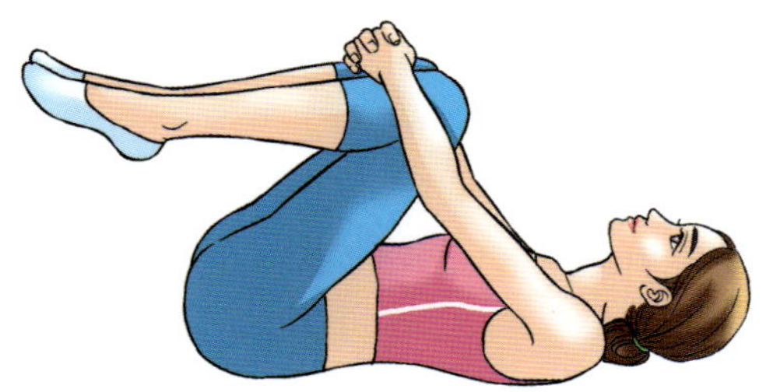

양다리를 접어 몸 쪽으로 당긴다.

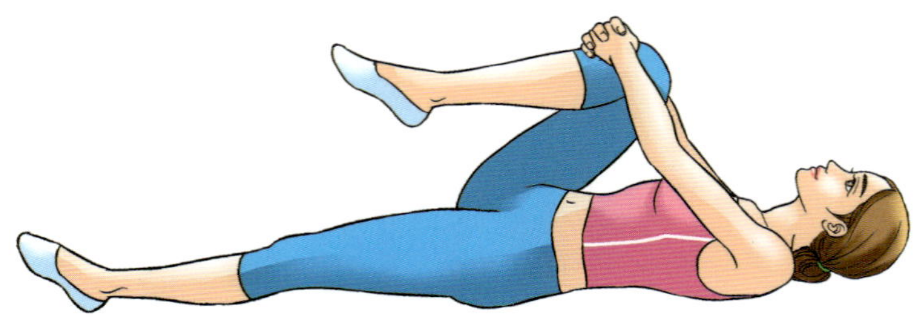

한쪽 무릎을 굽히고 양손으로 구부린 다리를 잡아 가슴까지 서서히 당긴다.

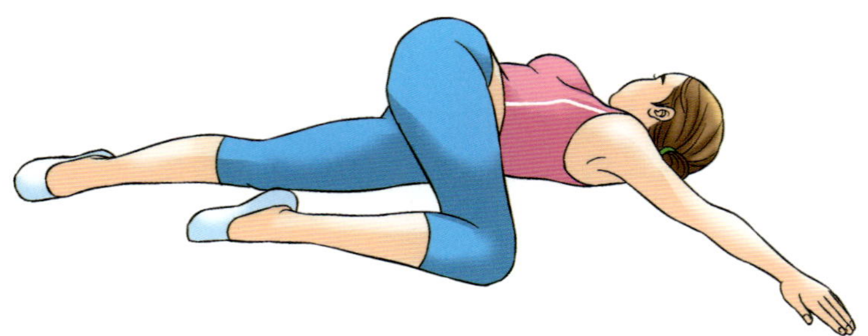

오른쪽 다리를 왼쪽으로 넘기고 시선은 오른쪽을 본다.

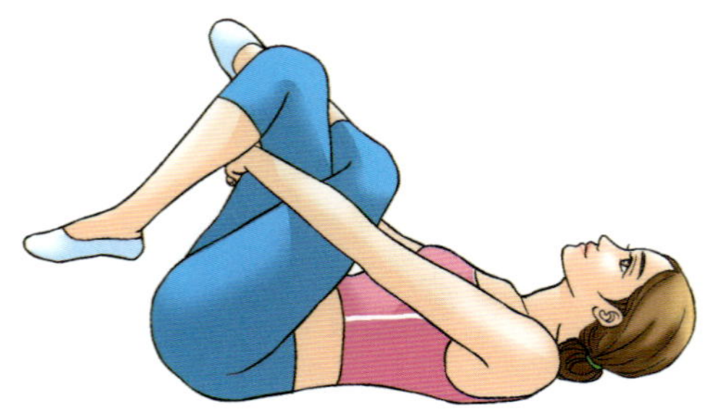

오른쪽 다리는 세우고 왼쪽 발목을 오른쪽 무릎에 올려놓은 뒤 오른쪽 다리를 잡고
가슴 쪽으로 당긴다.

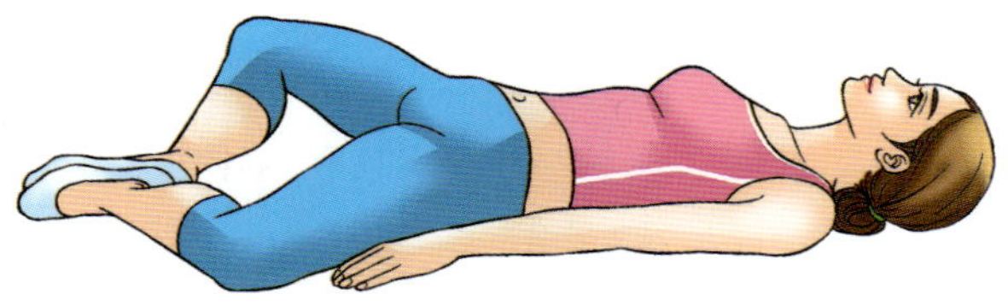

발바닥을 붙이고 등을 대고 누워 양 무릎을 벌린다.

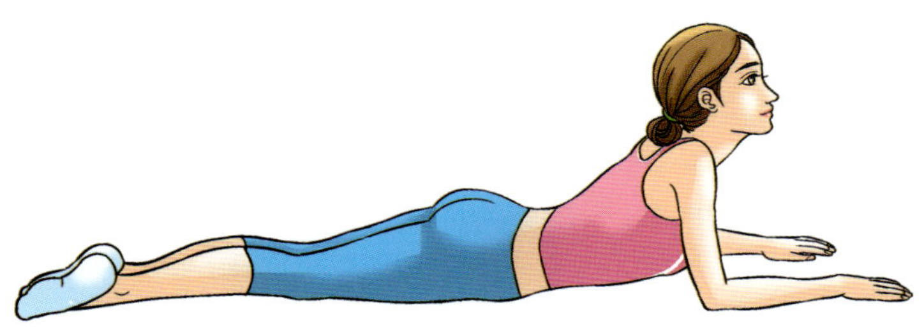

엎드려 누워서 팔꿈치를 구부려 바닥에 붙인 상태로 상체를 일으킨다.

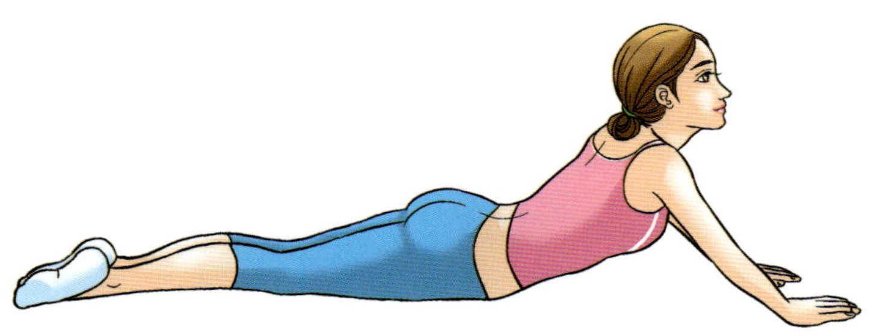

엎드려 누워서 손바닥을 바닥에 붙인 상태로 상체를 일으킨다.

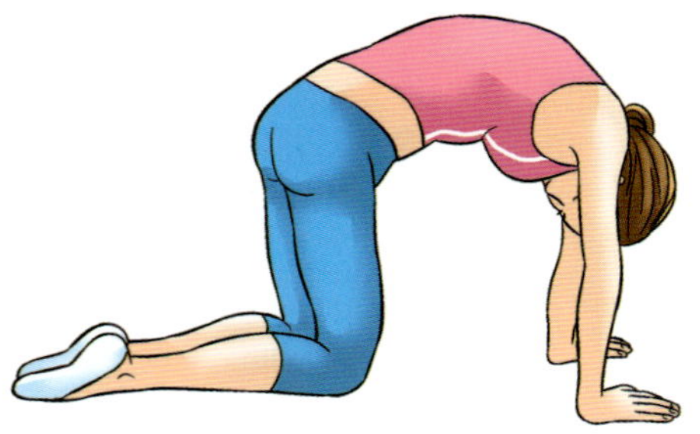

배에 힘을 주어 허리를 위쪽으로 볼록하게 유지한다.

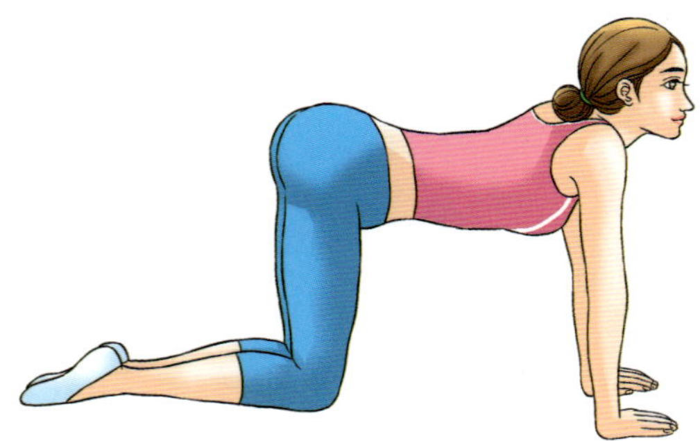

배에 힘을 주어 허리를 아래쪽으로 오목하게 유지한다.

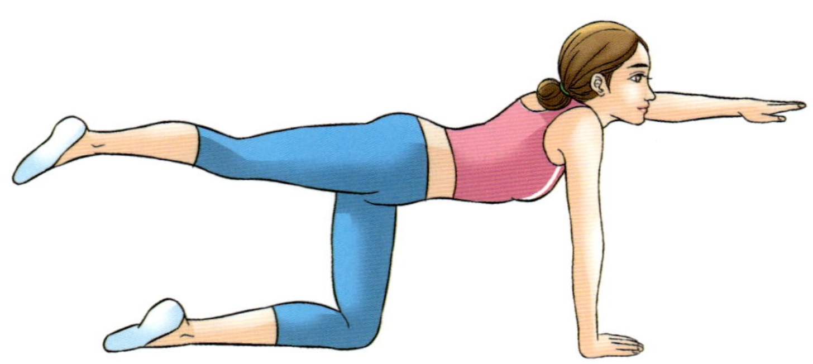

엎드려 바닥에서 20~25센티미터까지 몸을 올린 다음 양팔과 양다리를 엇갈려서
교대로 동시에 들어 올린다.

어깨 재활운동

■ 유연성 운동(한 동작당 3~5초 유지, 10~15회 반복, 하루 세 번 실시)

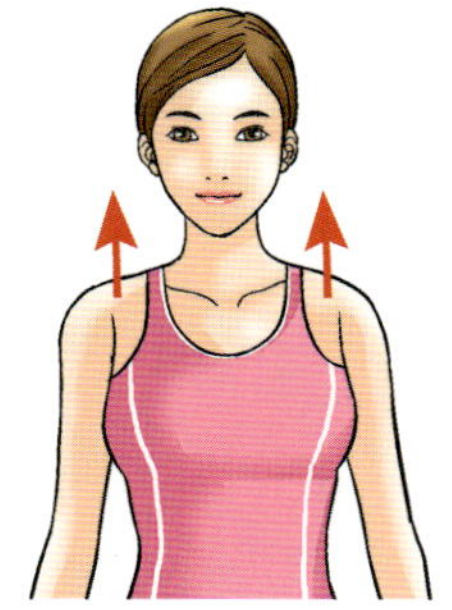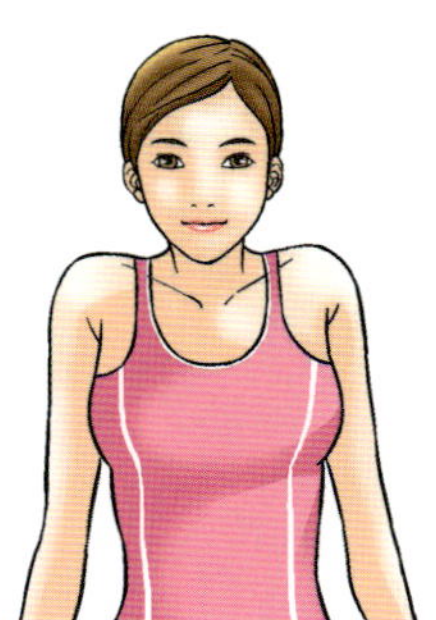

❶ 어깨를 위쪽으로 올렸다 내리는 동작을 반복한다.

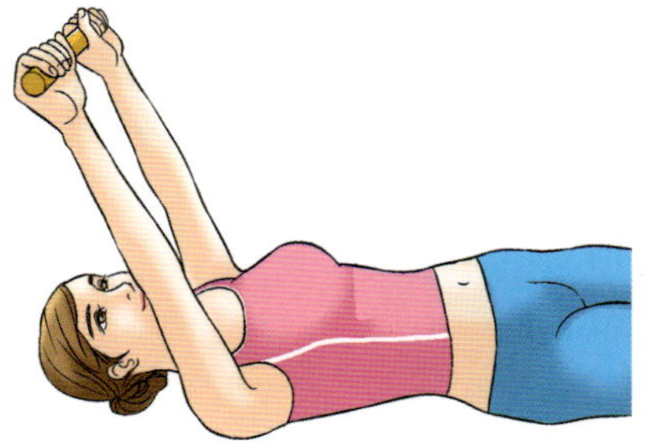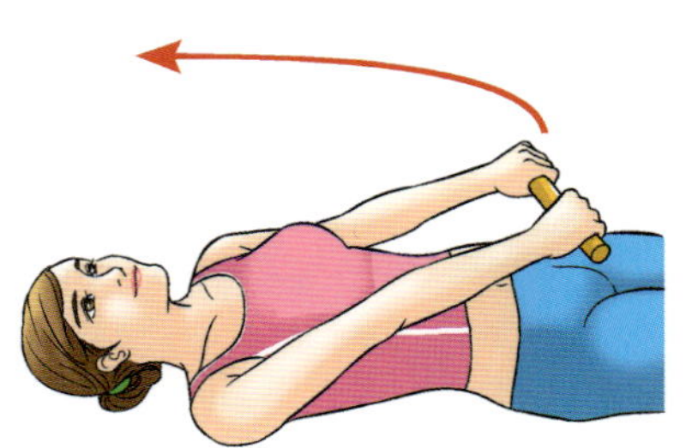

❷ 수건이나 막대를 잡고 아프지 않은 팔의 힘에 의지하여 팔을 머리 위쪽으로 올린다. 다만, 아프지 않은 범위까지만 올리고, 매일 조금씩이라도 더 많이 올려 팔이 바닥에 닿을 때까지 꾸준하게 한다.

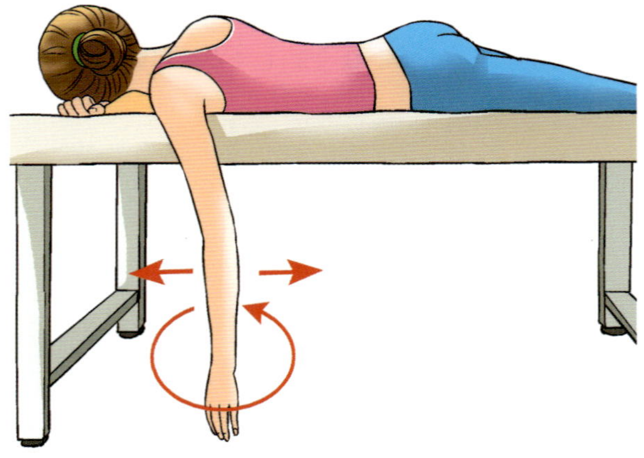

❸ 팔을 아래로 내려뜨려 앞뒤, 좌우 돌리기 등으로 시계추처럼 움직인다.

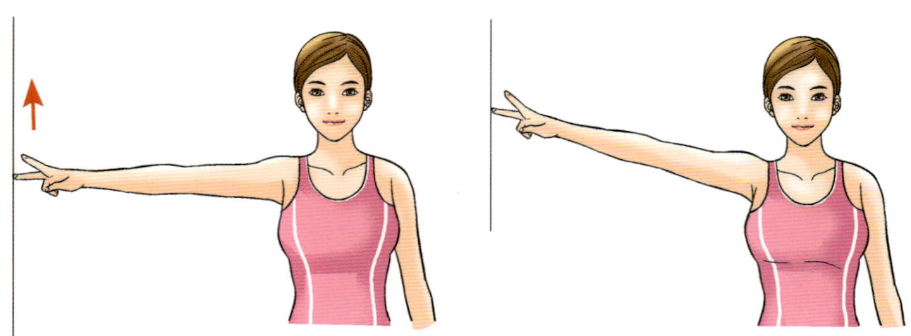

❹ 팔을 뻗어 벽에 손가락을 대고 계단 오르듯이 손가락을 위로 올려준다.

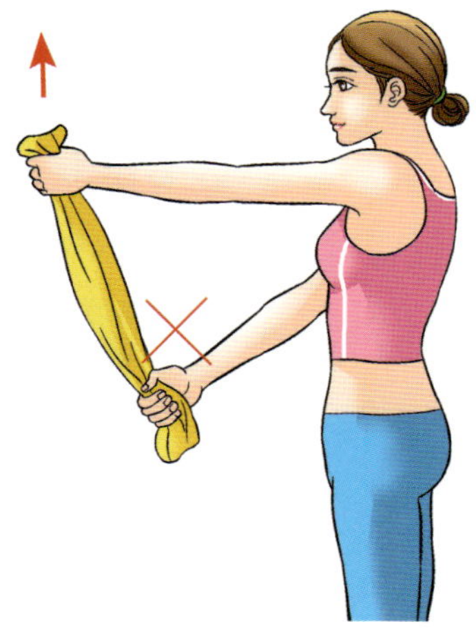

❶ 아프지 않은 팔로 수건을 고정한 다음 아픈 팔을 위로 당긴다.

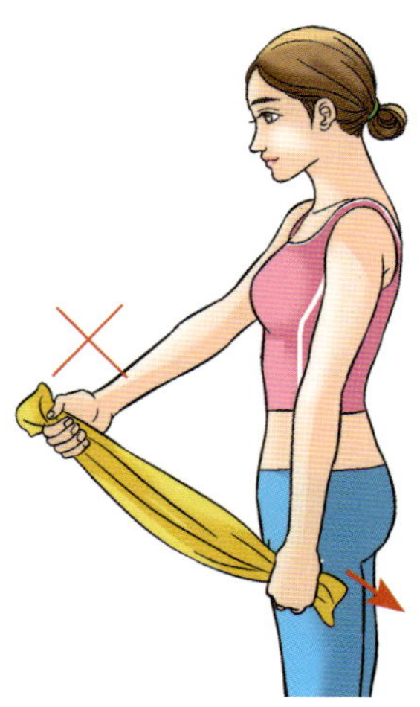

❷ 아프지 않은 팔로 수건을 고정한 뒤 아픈 팔을 몸 뒤쪽으로 당겨준다.

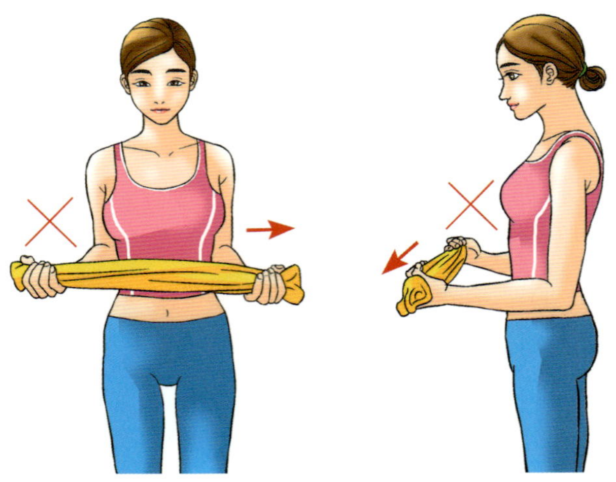

❸ 아프지 않은 팔은 몸통에 붙여 고정하고, 아픈 팔은 몸 바깥 방향
으로 당겨준다.

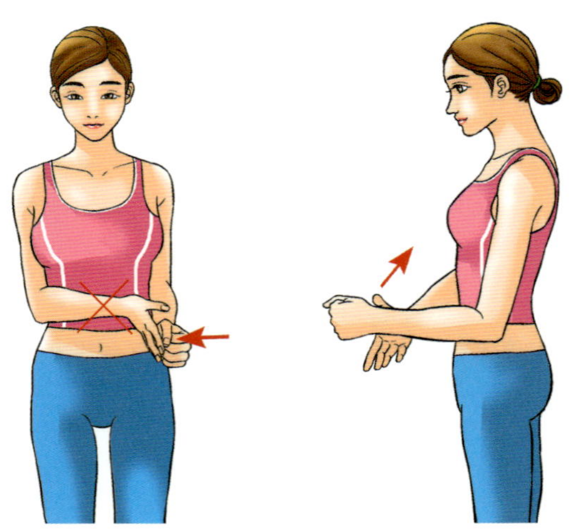

❹ 아프지 않은 팔로 반대쪽 손목 안쪽을 밀리지 않게 저항을 주고
아픈 쪽 팔은 안쪽으로 민다.

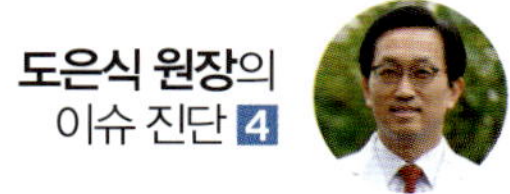

의사들도 괴롭다!

의료기관은 환자를 진료했을 때 총진료비 중 일부를 환자에게서 받고, 나머지는 심사평가원에 청구한다. 그러면 심사평가원은 청구된 진료비를 심사해 진료를 적정하게 했는지 평가한다. 이때 의료기관의 진료가 적정하지 않았다고 판단되면 청구된 진료비를 삭감한다.

예를 들어 설명하면, 협착증은 수술해야만 치료할 수 있다. 그런데 수술하기 전에 물리치료, 약물치료 같은 보존적 치료기간을 늘리라고 하면 결국 수술해야만 치료할 수 있는 환자의 총진료비만 더 늘어난다. 아파서 괴로워하는 환자를 빨리 수술하면 좋아지는데 수술하지 않고 보존적 치료를 먼저 하라고 하면 환자는 환자대로 힘들고 치료비만 더 든다.

상황이 이런데도 기관에서는 이를 잘 반영하려 하지 않는다. 그렇다고 해서 이렇게 못 받은 치료비를 환자에게 달라고 할 수도 없다. 기관에서는 대부분 보존적 치료기간을 이유로 청구된 진료비를 삭감하는데, 보존적 치료기간에 대한 기준이 일관성이 없는 것이 더 큰 문제다.

맹장염이나 담낭절제술 같은 수술은 이제 복강경으로 한다. 여성 자궁 수술도 마찬가지다. 이렇듯 척추수술도 내시경을 넣어서 하는 게 추세가 되어야 한다. 그래서 우리나라에서는 척추내시경 수술이 제대로 청구가 안 된다. 기술면에서는 세계 최고 수준인데 잘 인정하지 않는 것이다.

또한 의료는 사람의 생명을 다루기 때문에 때론 실수가 나올 수도 있다. 사람이 하는 일인데 어떻게 100퍼센트 완벽하겠는가. 선진국에서도 치료하다 실수하는 일이 있다. 그런데 우리 언론은 많은 의사 중 한두 명이 실수하면 전체가 그런 것처럼 보도를 하기도 한다. 하지만 우리나라만큼 가격대비 의료 시스템이 좋은 나라는 없다. 우리나라에서는 의사들이 질 높은 의료를 낮은 수가에 제공하고 있다.

갑상선 수술을 필요 이상으로 많이 하는 것이 문제가 되어 나름대로 정화되었듯이 척추시장도 정화할 필요가 있다. 젊은 의사들 가운데 비윤리적으로 수술하는 이들이 일부 있지만 다 그렇다고 매도하면 안 된다. 굳이 수술하지 않아도 되는 것을 수술했다면 비윤리적이라고 할 수 있다. 그런데 진찰하고 판독한 뒤 수술이 필요해서 수술하는 것까지 비난을 받고 진료비까지 삭감되어야 한다면 의사들도 괴로울 수밖에 없다.

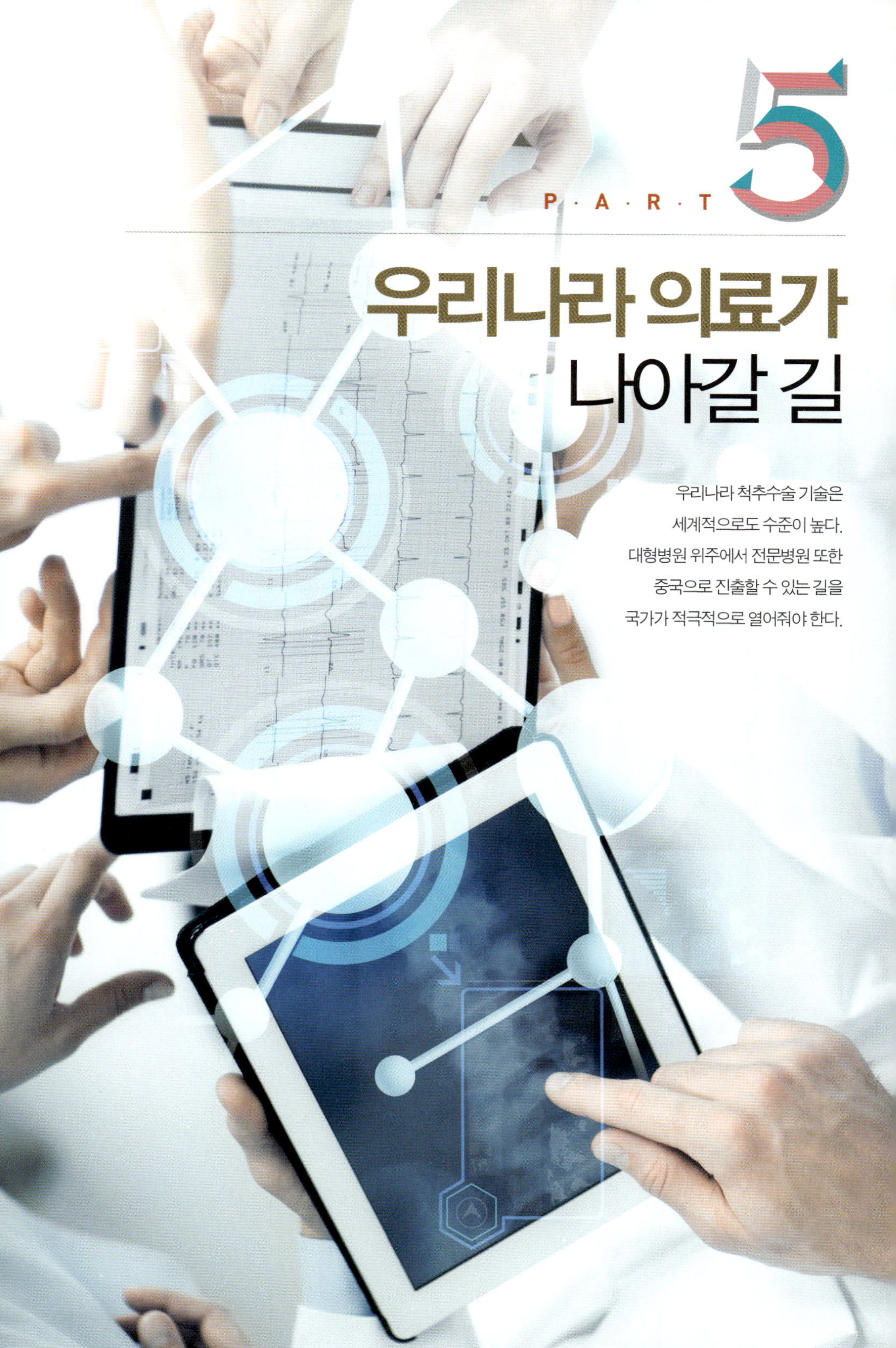

우리나라 의료가 나아갈 길

우리나라 척추수술 기술은
세계적으로도 수준이 높다.
대형병원 위주에서 전문병원 또한
중국으로 진출할 수 있는 길을
국가가 적극적으로 열어줘야 한다.

바람직한 의사와 환자의 관계는?

진료를 하다 보면 의사의 말을 믿지 못하는 환자들이 적지 않다. 전문가인 의사의 말을 듣기보다는 환자 자신이 자기 병은 자기가 더 잘 안다는 생각에 더 많이 이야기하려고 한다. 그럴 때면 무엇 하러 병원에 왔을까 하는 생각부터 많은 비용을 들여 검사도 받아놓고 의사 말을 믿지 않으려는 이유가 뭘까 하는 생각까지 머릿속이 아주 복잡해진다. 이런 환자들은 수술해야 하는 상황이라도 절대 수술을 안 하려고 한다.

이와 반대로 비수술로 치료해도 충분해서 비수술 치료를 권하면 의심의 눈초리를 보내는 환자도 있다. "비수술로 해도 정말 나을 수 있나요?" "물리치료는 시간이 안 돼서 못할 것 같은데요." "약 먹기 싫은데…."

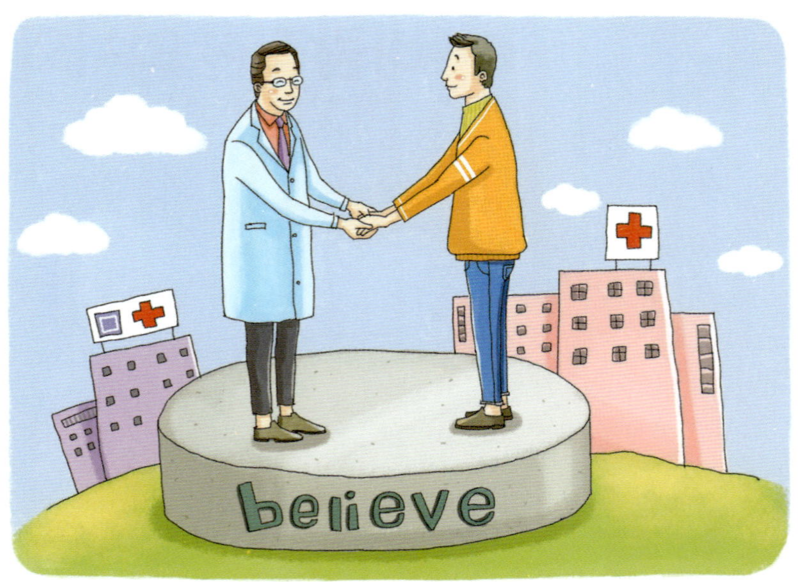

　그러다 보니 의사를 믿지 못해서 치료를 제대로 받지 못하는 환자가 나올 수밖에 없다. 수술해야 나을 수 있는 환자가 있고 비수술로도 충분히 나을 수 있는 환자가 있다.

　수술로 치료할지, 비수술로 치료할지 판단은 전문가인 의사가 해야 한다. 그런데 의사를 믿지 못해 치료 시기를 놓쳐 비수술로 가능한 환자가 수술해야 하는 경우도 있고, 반드시 수술해야 하는데 시기를 놓쳐 돌이킬 수 없는 상태가 되는 경우도 있으니 얼마나 안타까운 일인가.

　그러니 무엇보다 의사와 환자가 서로 믿고 협력하는 분위기를 만들어야 한다. 의사는 정확히 진단하고 그에 맞는 치료법을 제시해야 하며, 환자는 의사를 믿고 따라야 제대로 치료해서 호전될 수 있다.

　　결국 의사와 환자가 윈윈하려면 서로 믿는 마음이 바탕에 있어야 한다. 의사는 아픈 환자의 입장과 상황을 충분히 살피고, 환자는 전문가인 의사의 경험과 판단을 믿어야 하는 것이다. 환자가 제대로 치료를 받고 건강해져 병원을 나설 때 의사도 자부심을 느끼며 더 열심히 진료할 수 있다.

누구를 위한
의료 규제인가

우리 경제의 성장 동력으로 의료 분야는 중요한 역할을 하고 있다. 그러나 이런 역할에 비해 규제가 너무 많은 것도 사실이다. 리베이트 문제나 청구 문제를 지나치게 규제하여 의사와 병원을 잠재적 범죄자로 묶어놓았다. 벼룩 한 마리 잡으려고 초가삼간 다 태운다는 말이 있듯이 사소한 문제만 보다가 전체를 다 그르칠 수도 있다.

의료 규제가 우리나라를 의료복지가 거의 완벽하게 실현된 나라로 만들고 복지국가로서 위상을 드높였다는 주장도 일정 부분 맞는 말이다. 그러나 값싸고 질 좋은 의료를 구현하기 위해 의사들은 원가도 나오지 않는 값싼 진료를 강요받았고, 이로써 '3분 진료' 같은 말이 나오기도 했다.

한 보고서에 따르면, 규제 완화로 의료 서비스 산업이 활성화되면

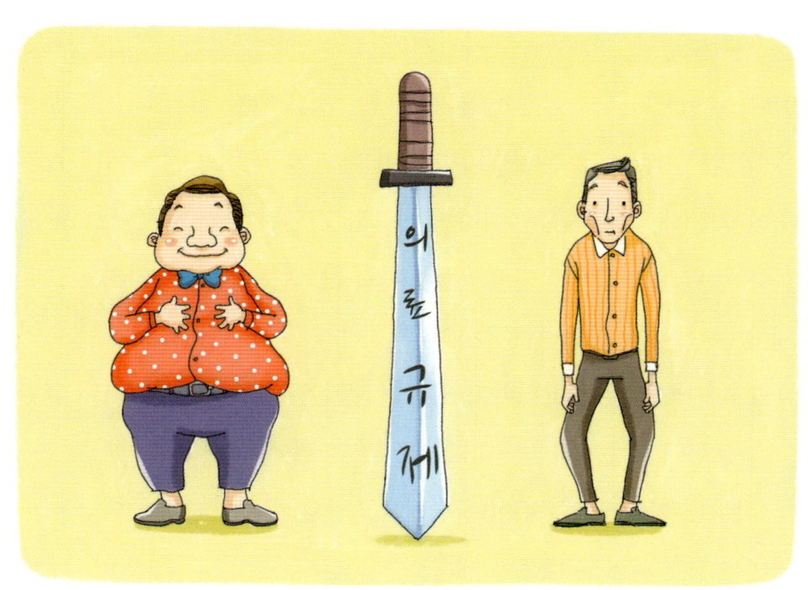

2020년에는 외국인 의료관광객을 약 200만 명 유치할 수 있다고 한다. 의료 서비스 산업을 활성화하려면 해외 환자 유치 과정을 간소화하고, 병원의 영리 추구 사업 진출 및 비의료인의 병원 투자, 의료인 간 동업 허용 등 규제 완화가 필요하다고 보았다.

이 보고서는 또한 의료기관의 해외 진출과 디지털병원 수출 등 의료 시스템 수출 사업에서도 수익이 2조 2,000억 원에 달할 것으로 전망했다. 의료 서비스 산업 규제를 전국적으로 완화하는 데에는 어려움이 있는 만큼 투자를 활성화할 수 있는 전략적 요충 부분에 규제를 완화해 공공성을 저해하지 않으면서 경제적 이득을 취하는 방안을 모색해야 한다고 주장했다. 하지만 의료 문제를 단순히 경제 논리로만 접근해서는 안 된다는 주장도 만만치 않게 나오고 있다.

　　건강보험공단의 누적 흑자가 최근 17조 원이 넘는다는 기사가 있었다. 보험공단에서 이렇게 흑자가 나는 것은 바람직하지 않다. 공단은 국민의 세금으로 운영되니 흑자가 나면 그 수익을 국민에게 돌려주어야 한다. 그런데 우리나라 실손보험 가입자가 2,500만 명이라고 한다. 공단의 수익이 국민에게 돌아가지 않으니 사보험에 의지할 수밖에 없는 것이다. 암을 치료하려면 치료비가 많이 나온다. 당장 목숨이 위태로운데 좋은 약이 있다고 권하면 누가 안 쓰겠는가? 그런데 그런 약은 보험이 적용되지 않아 가격이 몇천만 원에 이른다.

　　아무리 의료기술이 뛰어나서 해외로 수출까지 하는 수준이라 해도 국민이 잘못된 제도 때문에 제대로 치료받지 못한다면 복지 선진국이라는 구호는 공허할 수밖에 없다. 의료 규제가 양날의 칼이 되고 있는 상황에서 진정 우리 국민을 위한 의료제도는 무엇인지 현명하게 합의점을 찾아야 한다.

의사는 늘 고민해야 한다

의사가 진심으로 이야기했는데도 환자가 의사를 신뢰하지 않을 때면 자괴감이 든다. 양심적으로 정확하게 진료해도 환자는 '수술 한 건 더 올리려고 하는구나'라고 생각하기도 한다. 인터넷에 올라온 정보를 가져와서 의사에게 이야기한다. 모든 의학적 정보는 100퍼센트 객관적일 수 없다. 같은 질환이라도 환자에 따라 증상과 정도 차이가 있기 때문이다. 의사는 경험을 많이 하므로 문제점 또한 잘 알고 있다. 의사를 전문가로 대접하면서 궁금한 것을 솔직하게 묻고 의사 말을 받아들여야 하는데 자기 생각이 아주 확고한 사람들이 있다.

나는 척추 분야에서 경험과 노하우가 많은 베테랑이라고 자부한다. 환자들이 문을 열고 들어올 때의 모습이나 앉아 있는 자세만 봐도 어떤 질환인지 감이 온다. 그러나 환자의 이야기를 먼저 들어보는 것

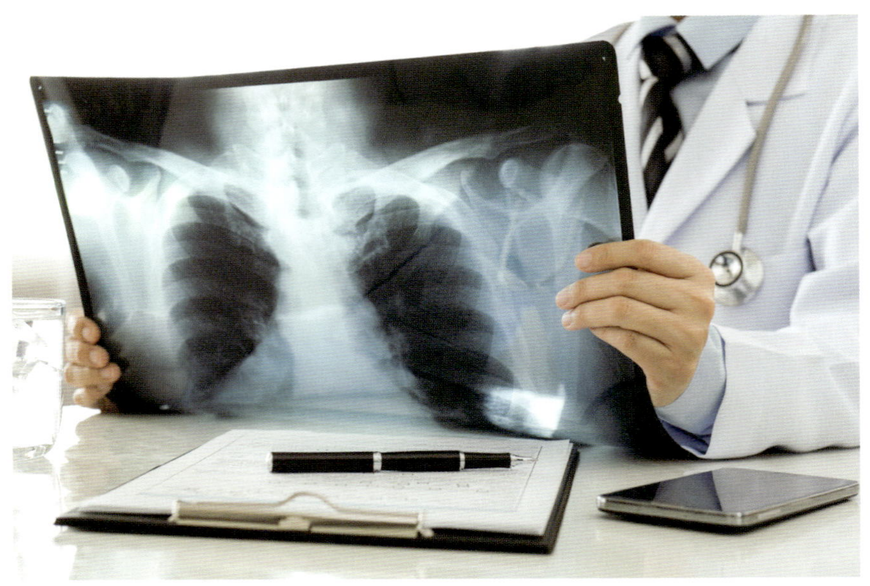

의사는 어떤 치료 방법이 환자에게 맞는지 고민해야 한다. 가장 적절한 치료를 해주는 의사가 좋은 의사다.

이 내 진료 원칙이다. 그런데 인터넷에서 찾아본 정보를 바탕으로 자기 생각만 주장하는 환자를 볼 때면 가슴이 답답해진다. 어떤 환자들은 검사마저 안 하려고 한다. 그렇게 해서는 정확하게 치료하기가 어렵다.

질환 자체를 너무 단순하게 생각하는 경우도 있다. 예를 들어 허리가 아프면 모두 디스크인 줄 안다. 디스크도 상태가 조금 안 좋은 것, 더 심한 것, 신경이 마비된 것 등 여러 가지다. 협착증도 가벼운 것, 구멍만 좁아진 것, 조금만 진행된 것, 조금 더 진행된 것, 지금 수술 안 하면 다리마비가 올 것 하는 식으로 여러 가지가 있다.

협착증 환자 가운데 어떤 이들은 다리가 가늘어진다고 표현한다.

그런데 통증 없이 가늘어지다 보니 의식을 하지 못할 수밖에 없다. 어느 날 바지를 올리는데 다리가 쑥 빠져 있다. 황새다리처럼 가늘어지는 사람도 있다. 이는 근육으로 가는 신경이 눌리면서 마비가 오니까 근육 자체가 위축된 것이다.

협착증 환자들도 머릿속에 수술을 하지 않고 고쳐야겠다는 생각이 들어 있다. 협착증은 근본적으로 수술해야 완벽하게 치료되는 병인데 수술을 안 하고 고치겠다고 작심하고 온다. 그러니 수술해야 한다고 해도 수술을 거부한다. 그리고 자꾸만 다른 방법으로 치료해달라고 요구한다. 질환을 단순하게 이해하고 있기 때문에 치료법 또한 획일적으로 좋다고 하는 것에 매달리고 자기 스스로 치료법을 결정하려고 한다. 이는 잘못된 판단이라는 것을 환자들이 분명히 알아야 한다.

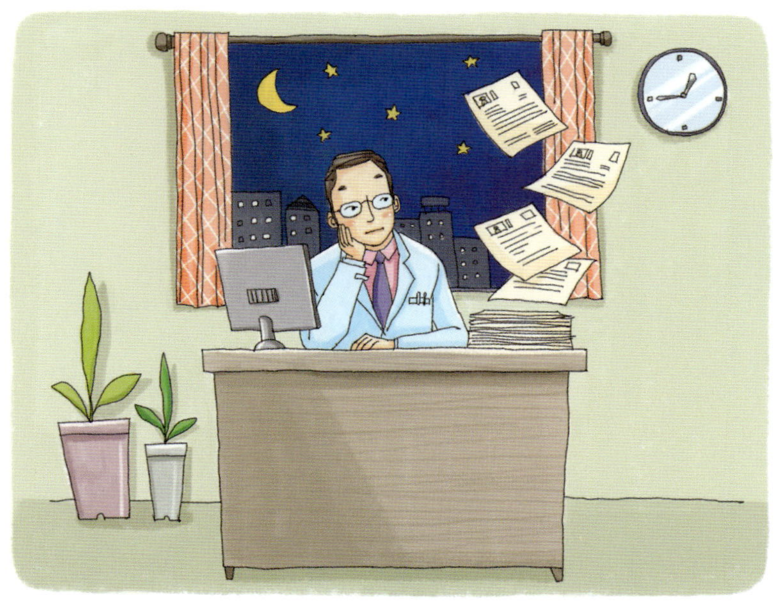

척추질환 환자 수는 계속 늘고 있으며, 특히 고령 환자의 비중이 늘고 있다. 척추질환을 치료할 수 있는 의사도 더 필요한 실정이다. '척추는 무조건 수술을 안 해야 한다'는 생각이 대세로 잡혀가고 있는데 이는 잘못이다. 수술해야 할 사람은 수술해야 하고 수술을 안 해도 될 사람은 수술을 안 해야 한다. 그걸 판단해서 치료하는 것이 환자 맞춤치료다. 그런데 수술해야 할 사람이 수술 안 하는 병원에 가 있고 수술 안 해도 되는 사람이 수술하는 병원에 가 있다.

의사들에게도 책임이 있다. 무조건 '수술하지 않아도 주사 몇 번 맞으면 낫는다'고 장담해서는 안 된다. 수술해야 할 것과 안 해야 할 것을 판단해주고 비수술이면 어떤 치료 방법이 맞는지 고민해야 한다. 환자에게 가장 적절한 치료를 해주는 의사가 좋은 의사다. 해야 할 것은 하고 하지 않아도 될 것은 안 하는 병원이 많아졌으면 한다.

좋은 기술력으로
해외시장을 노리자

우리나라도 의료의 방향을 부를 창출하고 확대 생산하는 쪽으로 돌려야 한다. 전문병원들도 외국에 의료수출을 하는 데 일익을 담당할 수 있게 하면 국가 경제에도 도움이 되고 우리 의료기술의 우수성도 세계에 알릴 수 있다.

특히 중국은 한국의 의료기술이 진출하기에 가장 최적의 나라다. 인구가 많으니 허리 아픈 사람도 얼마나 많겠는가. 중국은 사회주의식 의료체계에다 의료가 서비스라는 개념이 약해서 전체적으로는 우리나라보다 의료 수준이 많이 뒤져 있다. 현재는 성형외과, 피부과, 산부인과 등이 많이 진출해 있는데 척추 분야도 중국에서 유망한 시장으로 성장할 것이라고 본다. 특히 비수술 치료는 중국 의료시장 진출에 가장 적합한 요소이다. 따라서 중국 시장으로 가는 게 의미가 있다고 생

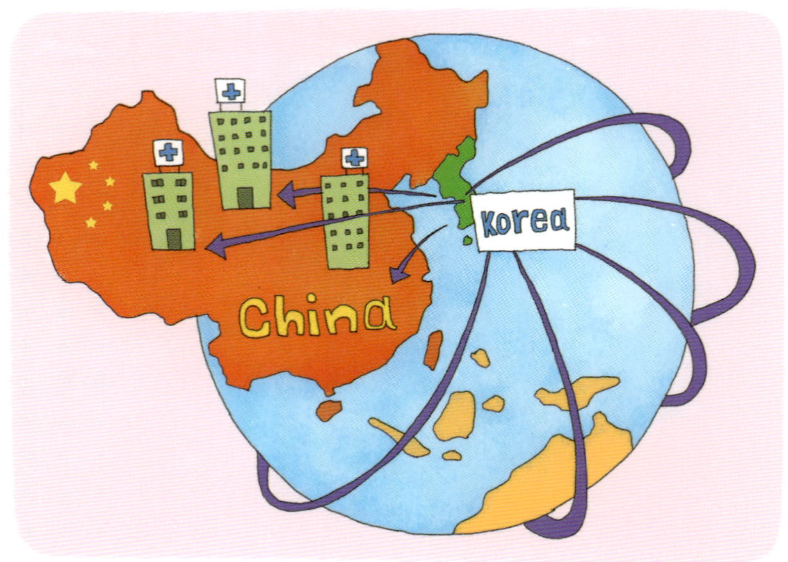

각한다. 척추질환은 인구의 80퍼센트는 꼭 생기는 병이다.

중국의 수많은 척추 환자와 한국의 발전된 치료법이 만난다면 최고의 시너지 효과가 있을 것이라고 본다. 현재 중국에는 전문병원 제도가 없기 때문에 척추전문병원으로 중국에 진출한다면 더 좋은 성과가 있을 것이다.

물론 현재 중국에 진출한 척추병원도 있긴 하다. 그러나 처음 협상할 때와 달리 중국이 태도를 바꿔버리는 바람에 실패한 이들도 있다. 나는 중국에 진출한다면 자원적 투자가 아닌 기술적 투자를 해서 지식과 경험에 대한 대가를 받아오는 것이 좋다고 본다. 어느 나라나 의사들은 자존심이 대단하다. 따라서 중국 의사들이 잘 모르는 기술과 경험을 판매하는 것도 하나의 방법이 아닐까 한다.

우리나라 척추수술 기술은 세계적으로도 수준이 높다. 따라서 지금처럼 대형병원 위주에서 전문병원 또한 중국으로 진출할 수 있는 길을 국가가 적극적으로 열어줘야 한다.

전문병원이 중국 시장으로 진출하려면 제도를 먼저 바꿔야 한다. 한중 FTA가 타결되면서 중국 정부는 자기 나라 의사가 우리나라에 와서 진료할 수 있게 해달라고 했는데 우리 정부에서 거절했다. 중국 정부에서는 중국 의사들이 반대했는데도 우리나라 의사들에게 6개월 임시면허를 주고 필요하면 더 연장할 수 있게 했다. 중국의 전반적 의료 수준이 우리나라보다 뒤떨어졌다는 사실을 인정한 것이다. 하지만 중국은 자국의 의료 수준이 일정 정도에 이르면 이 문을 닫을 것이다. 결국 그때가 되면 중국 시장에 진출하기 위해 우리 시장도 열지 않을 수 없다.

사람들이 먹고살기가 힘들 때는 아파도 병원에 잘 안 간다. 그런데 사는 게 조금 여유 있어지면 미용에 신경 쓰고 건강에 신경 쓰는 것이 인지상정이다. 우리나라는 먹고사는 데만 신경 써야 하는 단계는 이미 지났다. 이제는 무병장수하고 좀 더 예뻐 보이고 건강해 보이고 싶은 단계에 들어섰다. 중국도 우리와 같은 과정을 거칠 것이다.

중국은 가능성이 많은 만큼 위험성도 큰 나라다. 따라서 중국 의료 시장을 잘 연구하고 분석해야 한다. 우리나라는 한 해에 의사가 3,000명 정도 배출된다. 따라서 이제는 국내뿐 아니라 더 넓은 곳으로 진출해 우리의 의료기술을 발휘해야 한다.

중국뿐 아니라 말레이시아, 필리핀 등 아시아 전체가 우리 의료시장이 될 수 있다. 더 나아가 중동도 우리 의료시장이 될 수 있다. 우리 병원들이 먼저 중국 시장으로 나간 뒤 중국을 발판으로 삼아 세계 시장으로 나아갈 날을 기다려본다.

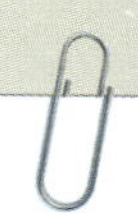
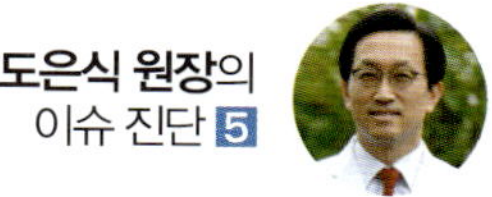

좋은 의사 어떻게 고르나

옛날부터 오복 중 하나가 좋은 의사를 만나는 것이라고 했다. 그만큼 좋은 의사를 만나기가 쉽지 않다는 얘기다. 그렇다면 어떤 의사가 좋은 의사일까? 외과의사는 다양한 교육과정을 거치고 여러 사례를 경험하면서 일정한 나이가 되어야 한다. 우리나라에서는 30대에 전문의를 시작해서 40대 초중반에서 50대 중반까지 의사로서 최고 절정기가 아닐까 싶다. 이 시기의 의사가 외과적 경험도 많이 해보고 환자 심정도 잘 이해할 수 있는 여러 가지가 머릿속에 입력되어 있다. 30대나 40대 초반은 아직 경험이 부족한 시기다.

좋은 의사가 되려면 많은 진료와 연구를 통해 지속적으로 경험을 쌓아야 한다. 검증된 병원도 중요하다. 전문병원에서 근무했거나 학회활동을 열심히 해서 실력이 어느 정도 수준에 이르렀다는 리뷰가 있어야 한다. 자기 혼자만의 생각에 빠지지 않아야 하고 같은 의사에게서 인정받아야 한다. 학구적이면서도 경험을 많이 한 의사가 좋은 의사이므로 대학병원 의사들도 논문을 자주 발표한다.

어떤 이들은 방송에 많이 나오는 의사는 무조건 나쁜 의사라고 하는데 이는 어느 정도 일리 있는 말이다. 환자들은 의사가 방송에 많이 나오면 모두 실력이 뛰어난 줄 아는데 반드시 그런 것은 아니다. 하지만 단순히 유명해서뿐만 아니라 실력과 경험을 어느 정도 검증받았고 연차도 웬만큼 되기 때문에 방송에 나오는 것은 사실이다.

의사가 보기에 수술하면 좋아지는데 환자가 수술을 하지 않겠다고 하면 의사는 어떻게 해야 할까? 이때 의사는 "저는 척추전문의이고 환자분은 제 의견을 들으러 오셨습니다. 환자분의 생각보다 중요한 건 정확히 진단하는 의사의 판단입니다"라고 자신 있게 말할 수 있어야 한다. 환자는 의사에게 자기 생각을 확인받으려고 한다. 수술을 안 하고 고칠 수 있다는 자기 생각에 의사가 동의해주길 원한다. 그런 고집으로 수술을 미루게 되면 결국 비용과 시간만 더 들고 그에 따른 손해는 그대로 환자에게 돌아간다.

따라서 의사는 환자에게 알려줘야 할 사항은 분명히 말하되 환자 마음을 충분히 이해한다는 느낌을 주어야 한다. 환자 마음을 몰라주는 의사는 좋은 의사가 아니다. 사실 환자들은 보통 따뜻하고 친절한 의사가 치료도 잘하는 줄 안다. 성격이 좋고 착하다고 수술을 잘하는 것은 물론 아니다. 의학 드라마에서 보듯이 냉정하게 수술하라고 말하는 의사가 결국 수술은 더 잘하는 경우가 많다. 환자라면 누구라도 수술 잘하는 의사에게 치료받고 싶어한다. 그런 면에서 보면 환자를 이해해주는 따뜻한 의사가 중요할 수 있지만 그것보다는 수술을 잘하는 의사가 중요할 수 있다. 성격은 좀 안 좋아도 뛰어난 성과를 내고 정확한 판단을 내려주는 의사가 더 중요하다.

누가 전문의인지 책이나 인터넷 등을 통해 많이 알려야 한다. 그래야 환자가 제대로 판단할 수 있다. 환자는 이 의사가 이런 수술을 얼마나 했는지, 평판이 어떻게 나 있는지 등 모든 것을 알아보아야 한다. 외과의사는 결국 의사 본인이 가장 중요하다. 내과와 달리 외과는 몸에 칼을 대므로 더 잘 알아보아야 한다. 내과도 약을 잘못 쓰면 문제가 되지만 외과는 잘못하면 평생 장애인이 되기도 한다. 개인병원 의사나 척추전문병원 의사나 대학병원 교수나 똑같은 줄 아는

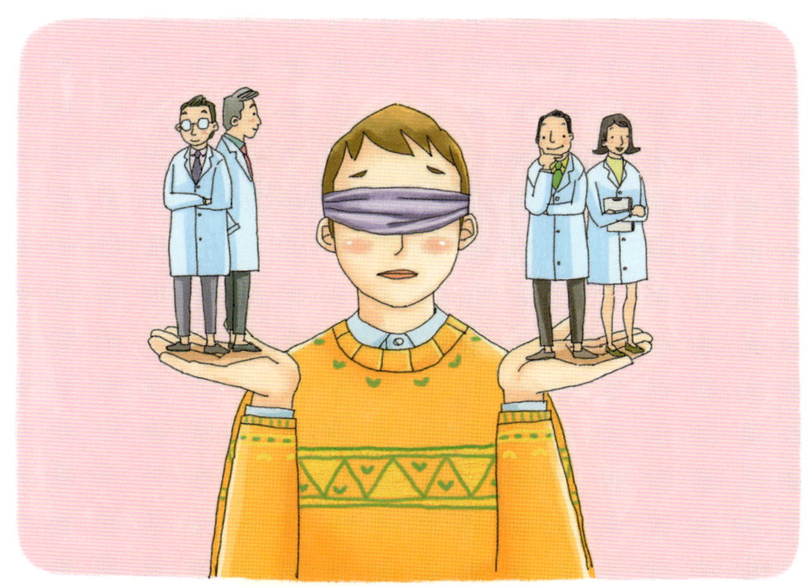

환자는 병을 고치기 전에 어떤 의사가 좋은 의사인지 알아야 한다.

데 절대 그렇지 않다. 경험, 경륜 등 모든 것이 차이가 난다.

괜찮은 의사를 고르는 방법 중 하나는 커리어가 있는지 보는 것이다. 한 분야에서 몇 년 정도 일했는지 알아봐야 한다. 우리나라에서는 한 분야에서 10년 이상 일한 사람에게 특진의사 자격을 준다. 그런 의사에게 진찰받을 때는 진료비를 더 내야 한다. 특진의사는 숙달되었으니 진료비를 더 내더라도 오진이나 잘못된 수술을 막을 수 있다.

젊은 의사는 아무래도 경륜이 절대적으로 부족하다. 의사는 1년에 할 수 있는 것이 정해져 있다. 그래서 일정한 시간이 되어야 많은 경험을 쌓을 수 있다. 이를 러닝커브(Learning curve, 학습곡선)라고 하는데, 아무리 많이 한다고 해도 1년에 1만 케이스를 할 수는 없다. 그래서 어느 정도 경륜이 있고 수술을 많이 해본 의사를 찾아가는 게 중요하다.

가장 좋은 길은 자기가 만나는 의사가 어떤 의사인지 정확히 아는 것이다. 젊은 의사와 50대 중후반 의사는 경험이나 능력 면에서 똑같지 않다. 한 분야에서 20년 이상 일한 사람과 2년 일한 사람이 똑같을 수는 없다. 정확히 진단해 처방해 줄 능력이 있기 때문에 특진을 하는 것이다. 이제 갓 신경외과 의사가 된 개인 병원 원장 이야기나 한의사 이야기나 전문가 이야기를 똑같은 비중으로 들으면 안 된다. 이 분야에서 20년 이상 계속한 사람은 진짜 권위자이고 달인이라고 여겨야 하는데 그들과 같은 레벨에 놓고 비교하면 안 된다.

우리나라 의료에는 공식적으로 의사 등급이 없다. 하지만 외과의사들 사이에는 경험에 따라 눈에 보이지 않는 a, b, c, d급이 있다. 수술을 100번 한 사람과 1,000번 한 사람 중 누가 더 잘하겠는가? 누가 지식과 경험이 더 많겠는가? 그런데 우리나라는 이런 것을 환자가 잘 알 수 있는 시스템이 안 되어 있다. 환자들이 좋은 의사를 선택할 수 있도록 시스템을 갖추고 환자들도 정보를 제대로 알아보고 좋은 의사를 고르는 혜안을 지녀야 한다.

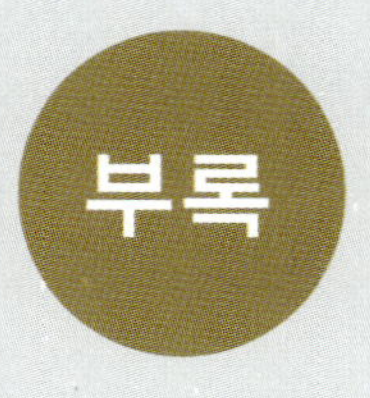

언론에 비친 도은식 원장

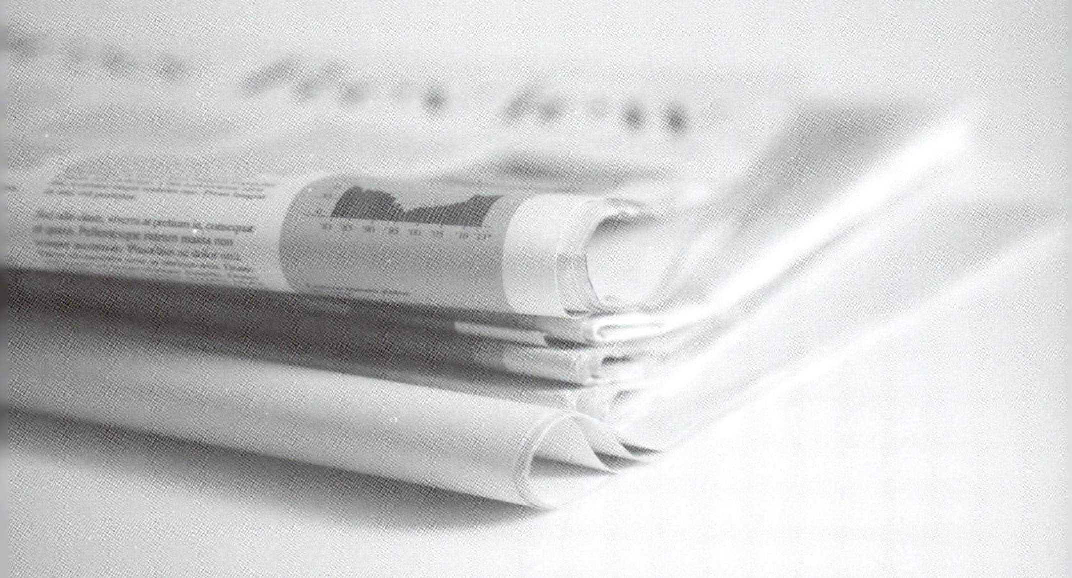

수면부위 마취로 고령 환자도
안전하게 수술 가능

고령자 척추 진료 전문병원

옆구리디스크의 권위자인 더조은병원 도은식 원장은 "옆구리디스크는 조기에 발견하면 충분히 치료가 가능한 질환이므로 무엇보다 정확한 진단이 중요하다"고 말했다. 척추질환은 증상에 따라 수술과 비수술 요법을 정확히 구분해 적용해야 한다. 일부 병원들은 비수술만으로 모든 척추질환을 치료할 수 있는 것처럼 광고하고 있지만 잘못된 정보는 환자들의 잘못된 선택으로 이어지고 그로 인해 증상만 악화시킬 수 있다. 척추전문병원 더조은병원 도은식 원장은 척추전문의로서 올바른 건강정보와 병원선택의 중요성을 알리기 위해 노력하는 의사다.

전문병원협회 홍보위원장으로도 활동하고 있는 그는 "병원은 환자에게 올바른 건강정보를 제공해야 할 책임과 의무가 있다"며 "비수술만 고집하다 악화된 환자를 볼 때면 의사로서 무거운 사명감을 느낀다"고 말했다. 도은식 원장은 "더조은병원은 1 대 1 맞춤진료를 통해 환자에게 적합한 치료법을 제시하고 있으며 건강강좌, 방문간호 등을 통해 척추질환 예방 및 교육에도 힘쓰고 있다"고 소개했다.

2003년 개원한 더조은병원은 2011년 보건복지부 지정 척추전문병원, 2012년 보건복지부 인증의료기관으로 각각 선정됐고 지난해 12월에는 제2기 척추전문병원으로 지정되면서 국내 대표적인 척추 분야 전문병원으로 자리매김하고 있다.

도 원장은 수술에 대한 환자들의 기피 의식을 이용한 일부 병원들의 무리한 비수술 치료 때문에 척추병원에 대한 국민들의 인식이 왜곡되어 있는 점을 매우 안타까워했다. 그는 "우리나라는 빠르게 노령화를 겪고 있는 나라로서 척추질환 환자 숫자는 앞으로도 계속 증가할 것으로 예상된다"며 "이런 상황에서 척추질환

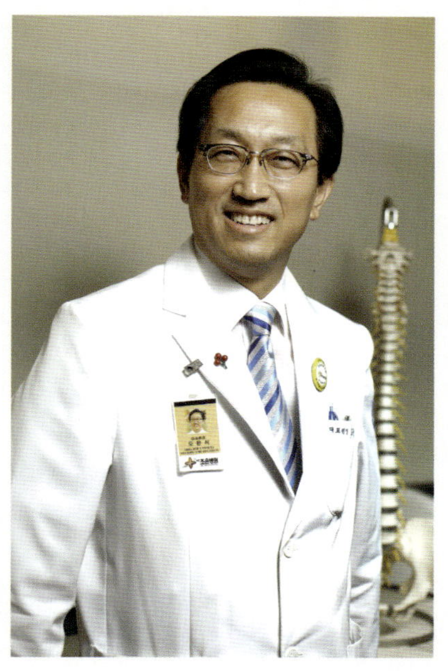

옆구리디스크의 권위자인 더조은병원 도은식 원장은 "옆구리디스크는 조기에 발견하면 충분히 치료가 가능한 질환이므로 무엇보다 정확한 진단이 중요하다"고 말했다.

의 진단과 치료의 표준을 제시하고 시장을 정화하려는 노력은 반드시 필요하다"고 말했다.

"대부분의 국민들이 국가가 만든 전문병원 제도를 아직도 모르고 있어 너무 안타깝다"는 도 원장은 "전문병원에 대한 올바른 정보를 국민들에게 효율적으로 전달할 수 있도록 노력하고 있다. 그것이 전문병원에 대한 국민들의 왜곡된 인식을 바로잡고 환자에게 최적의 진료선택권을 제공할 수 있는 길"이라고 덧붙였다.

더조은병원은 고령의 노인 환자들 치료에 중점을 두어온 척추전문병원이다. 80세 이상 환자는 수술 및 마취 시 사고의 위험성이 높아 수술을 기피하는 병원이 많다. 그러나 더조은병원은 최근 1년간 척추수술을 받은 환자 중 80세 이상이 6.15퍼센트를 차지할 정도로 고령자 척추진료에 특화되어 있다.

도은식 원장은 "우리 병원은 척추수술 때 수면부위 마취를 시행한다. 전신마취가 아니기 때문에 치매의 위험성이 낮고 자고 일어나는 것처럼 마취에서 깨어나기 때문에 환자의 부담이 적은 것은 물론 수술 후 통증도 거의 없다"고 주장했다. 심장이나 폐 기능은 그대로 유지하고 수술하기 때문에 만성 내과질환을 지니고 있는 고령의 환자도 수술이 가능하다는 것. 더조은병원 측은 "7년간 5,753명 이상을 수면부위 마취로 수술한 결과 환자의 치료만족도는 85퍼센트가 넘었으며, 한 건의 의료사고도 없었다"면서 "환자 중 60세 이상이 55.4퍼센트를 차지했으며 최고령자인 97세 환자도 안전하게 수술 받았다"고 덧붙였다.

도은식 대표원장은 극외측디스크(일명 옆구리디스크)의 권위자로도 잘 알려져 있다. 흔히 허리디스크는 디스크가 뒤쪽으로 밀려나와 신경을 누르는 질환으로 알려져 있는데 옆구리디스크는 디스크가 옆쪽으로 밀려나와 얇고 민감한 신경절을 누르기 때문에 허리디스크에 비해 통증이 더 크다. 더조은병원에서 2014년 12월부터 2015년 12월까지 진료한 전체 디스크환자 중 옆구리 디스크 환자는 15퍼센트로 나타났다. 도 원장은 "옆구리 디스크로 내원하는 분들의 상당수가 이미 다른 병원에서 큰 이상이 없다는 말을 듣고 제대로 된 치료를 받지 못한 경우가 많다"며 "조기에 발견하면 충분히 치료가 가능한 질환이므로 무엇보다 정확한 진단이 중요하다"고 강조했다.

더조은병원은 척추질환 비수술치료법 중 '추간공 내시경레이저 시술(TELA)' 전문이다. 작은 내시경을 추간공으로 삽입하여 병변까지 접근시킨 후 직접 병변부위를 보면서 레이저로 튀어나온 디스크나 협착부위, 신경유착 등을 제거하여 통증을 줄여주는 첨단 비수술치료법이다. 국소마취로 시술시간이 30분 정도에 불과해 당일 시술 및 퇴원이 가능하며 고혈압, 당뇨를 가진 고령자도 치료가 가능하다.

더조은병원 관계자는 "지난해 추간공내시경레이저시술을 시행한 환자 중 73퍼센트가 시술 후 상태가 호전되었고, 통증은 1주 후 50퍼센트 이하, 3개월 후 20퍼센트 이하로 낮아진 것으로 확인됐다"며 "허리디스크와 척추관협착증 환자, 수술 후 통증이나 저림 증상을 호소하는 환자에게 뚜렷한 효과를 보였다"고 말했다.

–〈조선일보, 2016. 5. 30, 고석태〉

척추질환, 환자마다 증상·치료법 달라…
맞춤형 진단 중요해

올바른 전문병원 정보 알아야

"허리가 아픈데 어떤 병원에서 무슨 치료를 받아야 할지 모르겠어요."
최근 의료광고 심의폐지로 인해 의료광고가 쏟아지면서 제대로 된 선택을 하지 못하고 고민하는 환자들이 늘고 있다. 환자마다 증상과 정도가 다르기 때문에 병원은 정확한 진단을 통해 환자에게 맞는 치료법을 제시해주어야 한다.

척추전문병원인 더조은병원의 도은식 대표원장은 대중들에게 올바른 병원선택의 중요성을 알리기 위해 노력하는 의사다. 전문병원협회 홍보위원장으로도 활동하고 있는 그는 "올바른 병원 선택이 척추건강을 지키는 우선적인 원칙"이라고 늘 강조하고 있다.

2003년 개원한 더조은병원은 경험 많은 의료진과 첨단장비를 갖추고 척추질환 치료에 선도적인 역할을 해왔다. 그 결과 2011년 보건복지부 지정 척추전문병원, 2012년 의료서비스와 환자 안전을 인정받아 보건복지부 인증의료기관으로 선정되었다. 또한 2015년 12월에는 제2기 척추전문병원에 지정되어 국가적으로 척추 분야의 전문성을 다시 한 번 인정받았다.

우리나라는 세계적으로 가장 빠른 노령화를 겪고 있는 나라로서 척추

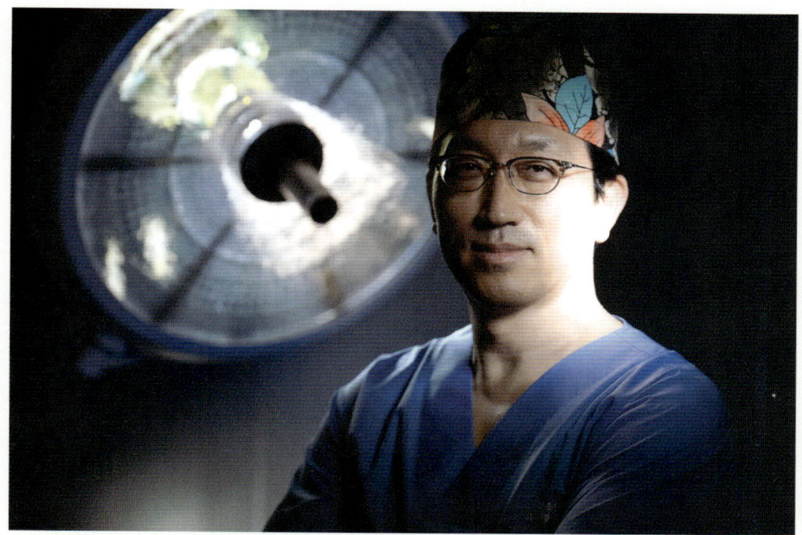

더조은병원 도은식 원장은 "심장이나 폐 기능은 그대로 유지하고 척추 수술을 진행하기 때문에 만성내과질환을 지니고 있는 고령의 환자도 수술이 가능하다"고 말했다.

질환 환자가 계속 증가할 것으로 예상된다. 이런 상황에서 도은식 원장은 "국가가 만든 전문병원제도를 대부분의 국민들이 아직도 모르고 있어 너무 안타깝다"며 전문병원에 대한 올바른 정보를 국민에게 효율적으로 전달할 수 있도록 노력하고 있다.

우리나라의 척추수술은 개원가에서 80퍼센트가량을 시행하고 있다. 더조은병원을 비롯한 척추전문병원들은 첨단시설을 갖추고 새로운 치료법을 연구, 개발하고 있다.

도 원장은 2014~2015년 척추외과 의사들에게 널리 알려진 미세침습척추수술학회(KOMISS)의 회장을 역임하면서 국제학회를 유치하는 등

학문적인 노력을 꾸준히 하는 의사로도 유명하다.

더조은병원 도은식 원장은 "심장이나 폐 기능은 그대로 유지하고 척추수술을 진행하기 때문에 만성내과질환을 지니고 있는 고령의 환자도 수술이 가능하다"고 말했다.

더조은병원은 고령환자 치료에 중점을 두어온 병원이다. 최근 1년간 더조은병원에서 척추수술을 받은 환자 중 80세 이상이 6.15퍼센트를 차지할 정도로 고령자 진료와 수술에 특화되어 있다. 노인 척추수술에서 중요한 점은 마취다. 이에 대해 도은식 원장은 "우리 병원은 대부분의 척추수술을 수면부위마취로 하기 때문에 환자의 의식이 깨어 있어 의료진과 소통할 수 있다. 그래서 마취로 인한 위험성을 훨씬 줄일 수 있다"고 밝혔다.

도 원장은 "심장이나 폐 기능은 그대로 유지하고 수술하기 때문에 만성내과질환을 지니고 있는 고령의 환자도 수술이 가능하다"고 덧붙였다.

실제로 7년간 5,753명을 수면부위마취로 수술했고 그중 60세 이상이 55.4퍼센트를 차지했으며, 최고령자인 97세 환자도 안전하게 수술을 받고 현재도 건강하게 생활하고 있다.

도은식 원장은 극외측 디스크(일명 옆구리디스크)의 권위자로도 잘 알려져 있다. 흔히 알려진 허리디스크는 디스크가 뒤쪽으로 밀려나와 신경을 누르는 질환이지만 옆구리디스크는 디스크가 옆쪽으로 밀려나와 얇고 민감한 신경절을 누르기 때문에 통증이 더 크다. 더조은병원에서

2014년 12월부터 2015년 12월까지 진료 받은 전체 디스크환자 중 옆구리디스크 환자는 15퍼센트로 나타났다. 도원장은 "옆구리디스크(극외측디스크)로 내원하는 분들의 상당수가 이미 다른 병원에서 큰 이상이 없다는 말을 듣고 제대로 된 치료를 받지 못한 경우가 많았다"며 "무엇보다 조기 발견과 치료를 위한 정확한 진단이 중요하다"고 강조했다.

더조은병원에서 시술하고 있는 비수술치료법인 추간공내시경레이저시술(TELA)도 주목받고 있다. 작은 내시경을 추간공으로 삽입한 뒤 직접 병변부위를 보면서 레이저로 튀어나온 디스크나 협착부위, 신경유착 등을 제거하는 치료법이다.

시야가 자유로워 정밀한 치료가 가능할 뿐만 아니라 작은 소형집게를 이용해 디스크를 물리적으로도 제거하기 때문에 치료효과가 크다. 또한 국소마취로 시술시간이 30분 내외로 짧아 당일 퇴원도 가능하다.

더조은병원에서 2015년 추간공내시경레이저시술(TELA)을 시행한 환자를 대상으로 조사한 결과에 의하면 총 67명 중 49명(73퍼센트)이 시술 후 호전된 것으로 확인되었으며 허리디스크와 척추관협착증 환자에게도 뚜렷한 효과를 보였다.

-〈조선일보, 2016. 4. 25, 이준성〉

로봇·내시경으로 환자 부담 줄여…

몽골·중국 등 해외 진출 나설 것

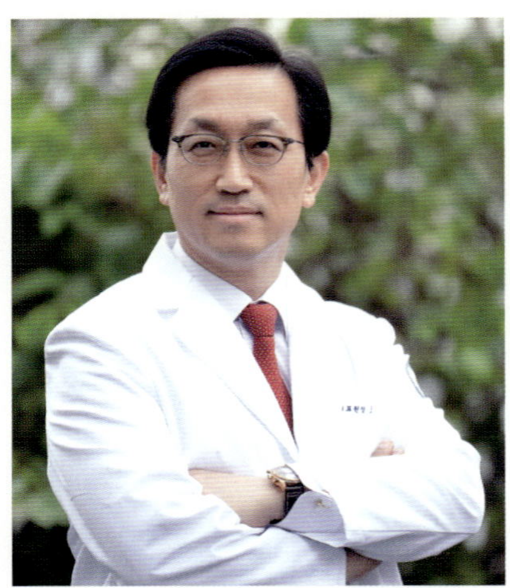

도은식 더조은병원 대표원장

1997년 도은식 더조은병원 대표원장은 미국 조지아주 에모리 척추센터에서 2년간 교환교수 생활을 했다. 6년 앞선 1991년 대구 영남대병원 건너편에 문을 연 영남신경외과는 지역에서 환자가 가장 많이 몰리는 병원 중 하나였다. 불혹의 나이에 환자 많은 병원을 몇 년간 비우고 미국 연수를 떠난다는 말에 주변 사람들은 의아해했다.

하지만 그는 9.9㎡(약 3평)짜리 동네의원 진료실 생활에 만족하지 못했다. "국제적 척추기술과 수술법을 배워 최고의 병원으로 키우겠다"는 꿈이 있었다. 교환교수 생활을 하며 미국 목 수술 권위자에게 수술 방법을 배웠다. 메덱스라는 재활치료 장비도 처음 사용했다.

한국으로 돌아와 진료 무대를 서울로 옮겼다. 마음 맞는 의사들과 2003년 11월 서초동 법원 뒤에 조은병원을 세웠다. 처음엔 환자가 없었다.

2005년 국내 최초로 도입한 무중력감압치료(무중력 상태로 디스크 공간을 늘리는 치료법)가 알려지면서 환자가 몰렸다. 2008년 논현동으로 자리를 옮겨 더조은병원 문을 열었다. 진료 공간은 2배 커졌다. 도 원장은 더조은병원을 '좋은 의료진, 좋은 직원, 좋은 시설을 갖춘 병원'이라고 소개했다. 그는 "10년 안에 아시아 최고 척추병원이 되겠다"고 강조했다.

더조은병원은 척추전문병원이다. 신경외과 전문의 6명을 포함해 13명의 전문의가 척추질환자를 치료한다. 병원이 있는 논현동은 유명한 척추병원이 밀집해 있어 '스파인(척추)벨트'로 불린다. 이곳에서 기본에 충실한 치료로 입소문을 얻고 있다. 도 원장은 "도울 조(助), 은혜 은(恩)이라는 이름처럼 고통받는 환자를 가족처럼 돕는 것이 우리 목표"라고 했다.

남들과 같은 병원으로는 경쟁에서 살아남을 수 없었다. 새로운 기술은 빨리 받아들였다. 고주파로 퇴행성 디스크 통증을 없애는 '디스크내 열치료술'을 국내에서 가장 많이 한 병원 중 하나다. 환자에게 쉽게 설명하려고 '옆구리디스크'라는 용어도 도 원장이 직접 만들었다. 척추 한쪽 구석에 문제가 생긴 것을 뜻한다. 그동안 '극외측디스크'로 불렸다. 도 원장은 "'임자, 해봤어?'라는 고(故) 정주영 현대그룹 명예회장의 말처럼 환자에게 도움이 되면 의사로서 최대한 많은 시도를 하려 노력한다"고 설명했다.

도 원장은 최소침습척추수술(피부를 적게 열고 하는 척추수술)을 하는 의사들이 모인 학회(KOMISS) 회장을 지냈다. 개인병원 의사로는 드문 일이다. 그는 "척추병원이 상업적이라는 비판을 받고 있다"며 "학술활동을 통해 잘못된 인식을 바꿔나가고 싶다"고 강조했다.

최근에는 로봇, 내시경을 활용해 환자 부담을 줄이는 척추수술을 하고 있다. 나이 많은 환자도 부담 없이 수술받을 수 있는 마취방법도 도입했다. 이를 통해 6년 전 97세 환자를 수술했다. 103세가 된 이 환자는 최근 병원을 찾아 고맙다고 인사하고 돌아갔다.

도 원장은 "한국 척추 치료기술은 세계 최고 수준"이라며 "몽골과 중국 등의 의료진을 교육해 세계에 진출할 발판을 마련할 것"이라고 말했다. 그는 "병원과 연계된 헬스케어 분야 사업을 구상하고 있다"고 덧붙였다.

–〈한국경제, 2016. 3. 26, 이지현〉

국소마취로 시술시간 30분,
당뇨 있는 노인도 치료 가능

추간공내시경레이저시술

국가지정 전문병원은 정부가 특정 분야에 전문성을 지닌 의료기관을 국민들이 쉽게 알고 이용할 수 있도록 지정해주는 제도다. 양질의 의료서비스에 대한 접근성을 높이고 대형병원에의 환자 쏠림 현상을 완화하는 등 의료전달 체계를 개선하는 한편 중소병원의 경쟁력 향상에 도움이 된다. 전문병원으로 지정된 기관은 서비스의 질이 유지될 수 있도록 정부가 지속적으로 점검하게 된다.

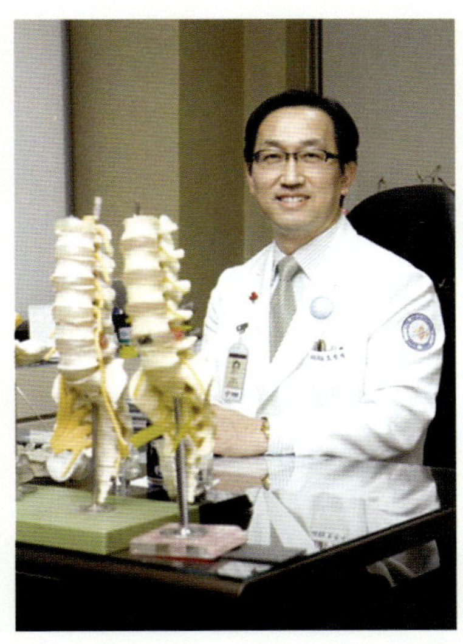

우리나라 전문병원 중 대표적인 것이 척추전문병원이다. 척추수술의 80퍼센트가 전문병원에서 이뤄질 정도로 척추전문병원은 활성화되어 있다.

전문병원협회 홍보위원장인 도은식 더조은병원 원장은 "일부 전문병원들의 무리한 비수술 치료로 척추병원에 대한 국민들의 인식이 그다지 좋지 않아 매우 안타깝다"며 "많은 척추전문병원들이 첨단 시설을 갖추고 새로운 치료법을 연구 개발하고 학회에도 지속적으로 논문을 발표하고 있다"고 말했다.

도 원장은 또 "전문병원에 대한 올바른 정보를 국민들에게 효율적으로 전달할 수 있도록 노력하고 있다. 상술이 아닌 기술과 전문성을 갖춤으로써 환자에게 최적의 진료를 제공하는 것이 전문병원들의 목표"라고 말했다.

도은식 원장이 운영하는 더조은병원은 고령의 노인 환자들 치료에 중점을 두어온 척추전문병원이다. 최근 1년간 더조은병원에서 척추수술을 받은 환자 중 80세 이상이 6.15퍼센트를 차지할 정도로 고령자 척추진료에 특화되어 있다.

도 원장은 "5년 전 척추수술을 받은 97세 환자가 얼마 전 찾아왔는데 103세인 현재도 건강하신 것을 보고 의사로서 큰 보람을 느꼈다"고 말했다.

도 원장은 "노인 척추수술에서는 마취가 가장 큰 관건인데 우리 병원은 수면부위마취법을 적용하기 때문에 환자의 의식이 깨어 있어 전신마취로 인한 위험성을 훨씬 줄일 수 있었다"고 했다.

더조은병원 측은 "최근 7년간 5,000명 이상을 수면부위마취로 수술한 결과 환자의 치료만족도는 85퍼센트가 넘었으며 한 건의 의료사고도 없었다"고 자랑했다.

도은식 원장은 극외측디스크(일명 옆구리디스크)의 권위자로도 잘 알려져 있다. 옆구리디스크는 디스크가 옆쪽으로 밀려나와 얇고 민감한 신경절을 누르기 때문에 허리디스크에 비해 통증이 더 크다. 옆구리디스크는 무엇보다 정확한 진단이 필요한 질환으로 제대로 된 진단을 받지 못해 병을 키우는 환자들도 많은 게 사실이다.

더조은병원 측은 "2014년 12월부터 2015년 12월까지 전체 디스크환자 중 옆구리디스크 환자가 15퍼센트였다"며 "다른 병원에서 정확한 원인을 모른 채 찾아오는 분이 많았다. 조기에 발견하면 충분히 치료가 가능한 질환이므로 무엇보다 정확한 진단이 중요하다"고 강조했다.

도은식 원장은 "우리 병원에서 실시하는 추간공내시경레이저시술(TELA)은 작은 내시경을 추간공으로 삽입하여 병변까지 접근시킨 후 직접 병변부위를 보면서 레이저로 튀어나온 디스크나 협착부위, 신경유착 등을 제거하여 통증을 줄여주는 첨단 비수술 치료법"이라며 "기존의 비수술 레이저치료법은 꼬리뼈 쪽으로 내시경이 들어가다 보니 옆으로 탈출되거나 너무 큰 디스크의 경우 접근이 어려웠으나 추간공내시경레이저시술은 옆구리 쪽으로 내시경을 삽입하기 때문에 신속하게 접근할 수 있고 시야도 자유로워 정밀한 치료가 가능하다. 또한 레이저로 치료하면서 작은 집게를 이용해 디스크를 물리적으로도 제거하기 때문에 기존의 레이저시술에 비해 더 높은 치료효과를 보여준다"고 말했다.

국소마취로 시술시간이 30분 내외로 짧아 당일시술 및 퇴원이 가능하며 내시경으로 직접 보면서 치료하기 때문에 MRI에서 보이지 않는 병변까지 확인이 가능하다. 고혈압, 당뇨를 가진 고령자도 치료가 가능하다.

도 원장은 "우리 병원에서 2015년 추간공내시경레이저시술을 시행한 환자를 대상으로 조사한 결과에 따르면 총 67명 중 49명(73퍼센트)이 시술 후 호전되었고 통증 정도는 첫 주 후 50퍼센트 이하, 3개월 후 20퍼센트 이하로 낮아진 것으로 확인했다"며 "허리디스크와 척추관협착증 환자, 수술 후 통증이나 저림증상을 호소하는 환자에게도 뚜렷한 효과를 보였다"고 덧붙였다.

도은식 원장은 세계적인 구호단체 월드비전의 운영위원으로서 최근 보건복지부와 노인의료 나눔재단에서 함께 시행하는 무료인공관절사업에 2년 연속으로 참여하고 있다.

또 아프리카 우물사업, 동남아 도시빈민학교 지원사업, 국내 농촌의 조손가정 청소년 후원사업 등을 벌이고 있는 '게인코리아(GAiN Korea)' 이사장이기도 하다.

도은식 원장은 "정직하고 정확한 1 대 1 맞춤진료로 누구나 자신의 질환을 정확히 진단받고 효율적으로 치료받을 수 있는 문화를 만들고 싶다"며 "어려운 이웃에 대한 의료 서비스 지원을 통해 질병으로 고통을 받으면서 경제적인 이유로 치료받지 못하는 사회적 소외가 없도록 노력하겠다"고 밝혔다.

-〈조선일보, 2016. 2. 22, 고석태〉

MRI서 보이지 않는 병변도 정밀 제거

옆구리디스크 치료 '추간공내시경레이저'

국소마취로 시술시간 30분… 당일 퇴원 가능
고혈압 · 당뇨 가진 고령자도 치료할 수 있어

최근 일반 디스크 수술을 성공적으로 받았거나 MRI 검사에서 특별한 이상이 없는데도 허리와 다리 통증을 호소하는 환자들이 늘어나고 있다. 우리가 흔히 알고 있는 허리디스크는 디스크가

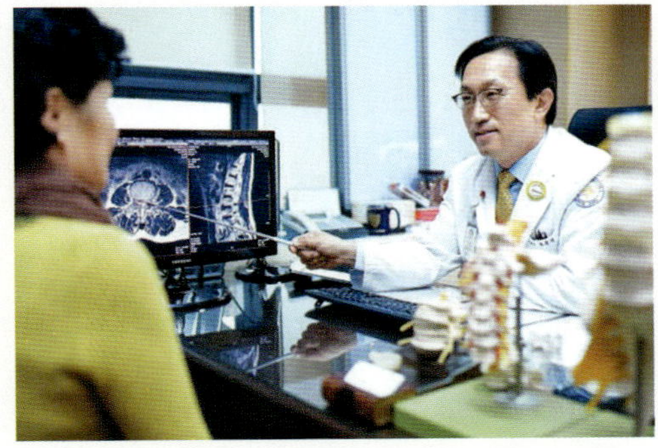

도은식 더조은병원장이 옆구리 비수술 치료법에 대해 설명하고 있다.

뒤쪽으로 밀려나와 신경을 누르는 질환. 그러나 옆구리디스크는 디스크가 옆쪽으로 밀려나와 얇고 민감한 신경절을 누르기 때문에 허리디스크에 비해 통증이 더 심하다.

허리 통증으로 MRI를 찍으면 보통 시상촬영(Sagital View)으로 촬영을 하게 된다. 환자 몸을 옆에서 촬영하는 방식으로 뒤쪽으로 디스크가 얼마나 돌출되었는지를 쉽게 알 수 있다고 한다. 반면에 옆구리디스크는 디스크가 옆으로 돌출되기 때문에 환자 몸 옆면에서 촬영하면 돌출 여부를 알 수 없다. 많은 환자들이 검사를 해도 큰 이상이 없다는 말만

듣는 이유다.

또한 옆구리디스크는 디스크이지만 협착증처럼 걸으면 다리가 터질 듯이 아프다든지 허리를 숙이면 편해지는 증상이 나타나기 때문에 증상으로 구별하기도 쉽지 않다. 서울 강남구의 더조은병원에서 2014년 12월부터 2015년 12월까지 전체 디스크 환자 1,380명 중 옆구리디스크 환자는 207명(15퍼센트)으로 나타났다. 디스크 환자 10명 중 2명은 정확한 원인도 모른 채 통증으로 고통받고 있는 셈이다.

도은식 더조은병원 대표원장은 "옆구리디스크로 내원하는 분들의 상당수가 이미 다른 병원에서 큰 이상이 없다는 말을 듣고 제대로 된 치료를 받지 못한 경우가 많다"며 "조기에 발견하면 충분히 치료가 가능한 질환이므로 무엇보다 정확한 진단이 중요하다"고 강조했다.

옆구리디스크 치료를 위한 다양한 비수술 치료법이 있지만 최근에 나온 효과적인 치료법은 직접 눈으로 보면서 치료할 수 있는 비수술 치료법인 추간공내시경레이저시술(TELA)이 있다. 추간공내시경레이저시술은 특수 카테터(병을 다루거나 수술을 할 때 인체에 삽입하는 의료용 기구)를 삽입하여 병변까지 접근시킨 후 내시경으로 보면서 레이저로 튀어나온 디스크나 협착부위, 신경유착 등을 제거하여 통증을 줄여주는 첨단 비수술 치료법. 기존의 비수술 레이저치료법은 꼬리뼈 쪽으로 카테터가 들어가다 보니 옆으로 탈출되거나 너무 큰 디스크의 경우 접근이 어려웠으나 추간공내시경레이저시술은 옆구리 쪽으로 카테터를 삽입하기 때문에 신속하게 접근할 수 있고 시야도 자유로워 정밀한 치료가 가능하다고 한다. 또한 레이저로 치료하면서 작은 디스크를 물리적으로도 제거하기 때문에 기존의 레이저시술에 비해 더 높은 치료효과를 보여준다는 게 도 원장의 얘기다.

또한 국소마취로 시술시간이 30분 내외로 짧아 당일 시술 및 퇴원이 가능하며 내시경으로 직접 보면서 치료하기 때문에 MRI에서 보이지 않는 병변까지 확인이 가능하다고 한다. 고혈압, 당뇨를 가진 고령자도 치료가 가능하다는 점도 이 시술의 장점이다. 도은식 원장은 "병변부위를 레이저와 소형집게를 이용하여 정밀하게 제거하기 때문에 치료 효과가 높고 환자 만족도 또한 크다"고 자랑했다.

더조은병원은 진단부터 치료까지 옆구리디스크에 대한 1 대 1 진료 시스템이 구축되어 있는 병원이며 척추 분야의 치료 안정성을 인정받은 보건복지부 지정 척추전문병원으로 알려져 있다. 또한 옆구리디스크 치료의 권위자인 도은식 원장을 비롯하여 20년 이상의 풍부한 경험과 실력을 가진 전문의들이 환자에게 맞춤형 치료를 제공하고 있다는 게 병원 측의 주장.

더조은병원 관계자는 "척추수술 환자 중 70~80대의 비율이 매년 꾸준히 증가하고 있으며, 특히 90세 이상도 매년 늘고 있다"며 "평균 연령이 높아지면서 고령에도 수술을 선택하는 환자들이 크게 늘고 있다"고 말했다.

-〈조선일보, 2015. 12. 28, 오승우〉

【독자칼럼】
병원서 온종일 기다리지 않으려면

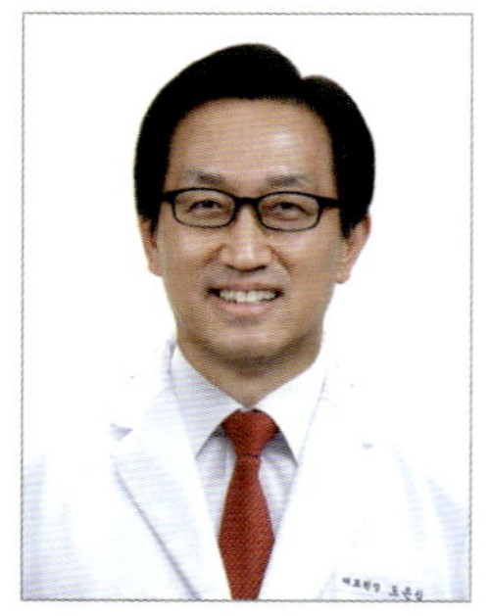
더조은병원 도은식 대표원장

유난히 바쁜 월요일 아침 허리 통증 환자가 내원했다. 고통이 심한지 얼굴을 잔뜩 찌푸린 채 증상을 설명한다. 집에서 머리를 감던 중 감전된 듯한 충격을 받고 그만 바닥에 주저앉고 말았다는 것.

부랴부랴 동네 의원을 거쳐 대학병원에 도착했으나 접수 대기 줄이 너무 길어 기다릴 엄두가 나지 않았다고 한다. 아픈 허리를 감싸고 도저히 4~5시간 버틸 자신이 없었기 때문이다. 여기저기 수소문해보니 이름도 생소한 '전문병원'을 추천하는 사람들이 많았단다. 그곳에 가면 "임상 경험이 풍부한 전문의의 진단은 물론 영상촬영에서 시술까지 2시간이면 거뜬히 끝낼 수 있다"고 했다는 것이다. 실제 보건복지부가 3년 단위로 지정하는 전문병원은 특정 진료과목을 표방해 환자들에게 상급 종합병원 이상으로 수준 높은 의료 서비스를 제공하는 의료기관을 말한다. 물론 전문병원으로 지정받기 위해서는 철저한 검증과 까다로운 조건을 갖춰야 한다. 즉 환자 구성 비율이나 의료 인력, 필수 진료과목, 병상 수, 임상의 질, 의료 서비스 수준 등 다양한 항목을 충족시켜야 한다. 예를 들어 질환별 또는 진료 과목별 환자 구성 비율의 경우 단일 질환 45퍼센트, 2개 이상 복수 질환 66퍼센트 이상이어야 한다. 분야별 전문 의료인력 또한 4~8명 이상을 확보해야 지정이 가능하다. 객관적이고 확실하게 최고 수준의 의료 서비스를 담보하기 위한 장치다. 지난 1월 보건복지부는 제2기 전문병원으로 모두 111곳을 지정했다. 질환별 66개, 진료과목별 45개에 달한다. 물론 이때도 건강보험심사평가원이 꼼꼼하게 서류심사와 현지 조사를 벌였고, 전문병원심의위원회의 고강도 심의를 거쳐 최종 결정됐다.

문제는 전문병원이라는 공인된 브랜드에 편승하려는 일부 병원이 혼란을 부추기고 있다는 것이다.

특히 '보건복지부 가이드라인'에서 종별 신규 추가로 '전문병원' 명칭 사용을 엄격히 제한하고 있는데도 다양한 편법을 동원해 전문병원을 사칭하는 사례가 많다. 이런 비도덕적 행태의 피해는 고스란히 환자들 몫으로 돌아오고 만다. 허리 통증 환자의 영상을 확인해보니 5·6번 디스크가 검게 변색된 '디스크내장증'이 확실했다. 간단한 시술을 마치고 근본적인 치료를 위해 '근력강화 운동' 처방을 내렸다. 병원에 도착한 후 1시간 30분 만의 일이다. 물론 척추전문병원에서는 후종인대 골화증 등 이보다 훨씬 더 난도 높은 중증질환 수술을 주로 한다.

-〈매일경제, 2015. 12. 21〉

뼈 절제 없이 미세현미경으로 디스크 제거…

중증 환자도 하루 만에 걷기 가능

옆구리디스크 수술

극심한 허리 통증으로 인해 병원을 찾은 김모 씨(68). MRI 검사까지 받았지만 아무 이상이 없다는 이야기만 들었다. 하지만 통증은 갈수록 심해지고 최근에는 다리마비 증상까지

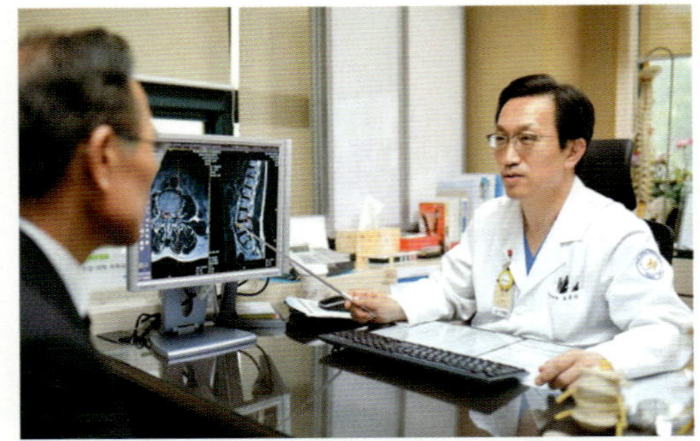

옆구리디스크로 병원을 찾은 환자를 진료하고 있는 더조은병원 도은식 대표원장

보여 부랴부랴 척추전문병원을 찾았다.

진단결과 김씨의 질환은 극외측디스크(일명 옆구리디스크). 최근 김씨처럼 일반 디스크 수술을 성공적으로 받았거나 MRI 검사에서 특별한 이상이 없는데도 허리와 다리 통증을 호소하는 환자들이 늘어나고 있는 추세다.

우리가 흔히 알고 있는 허리디스크(추간판탈출증)는 척추뼈 사이에서 충격을 완화해주는 디스크가 신경관 안에서 뒤쪽으로 밀려나와 신경을 압박하는 질환이다. 이에 반해 옆구리디스크는 신경의 줄기가 내려

오는 큰 길인 신경관의 이상이 아니라 신경가지가 내려오는 사이 길인 추간공이나 드물게는 극외측이라고 하는 신경길의 바깥 부분에서 디스크가 옆쪽으로 돌출되어 신경가지를 누르는 경우를 말한다. 눌려진 신경가지는 척수신경에서 뻗어나가는 신경가닥으로 얇고 민감하기 때문에 허리디스크에 비해 통증이 더 크다.

옆구리디스크는 일반적인 디스크와 마찬가지로 초기에 허리가 주로 아프다가 나중엔 엉덩이에서 허벅지, 종아리, 심하면 발까지 뻗치고 아픈 증상이 생긴다. 신경이 오랫동안 눌려지면 신경 마비가 진행돼 종아리나 발이 저리거나 덤덤하게 둔해지고 발목이나 발가락에 힘이 빠지는 마비 증상까지 진행될 수 있다. 옆구리디스크의 특이한 점은 신경가지가 나오는 좁은 샛길에서 신경이 눌려지기 때문에 일반적인 디스크보다 훨씬 더 심한 통증을 유발하는 경우가 많고 마비 증상 또한 더 빨리 심하게 올 수 있다는 것이다.

허리 통증으로 MRI를 찍으면 보통 시상촬영(Sagital View)으로 촬영을 하게 된다. 환자 몸을 옆에서 촬영하는 방식으로 뒤쪽으로 디스크가 얼마나 돌출되었는지를 쉽게 알 수 있다. 그러나 옆구리디스크는 디스크가 옆으로 돌출되기 때문에 환자 몸 옆면에서 촬영하면 돌출 여부를 알 수 없다. 옆으로 돌출되었기 때문에 정면에서 찍는 관상촬영으로만 진단이 가능하다.

더조은병원 도은식 대표원장은 "옆구리디스크로 내원하는 분들의 상당수가 이미 다른 병원에서 큰 이상이 없다는 말을 듣고 제대로 된 치료를 받지 못한 경우가 많다. 초기에는 증상이 미미하게 나타나 단순 관절질환으로 오인하기 쉽고 치료 시기를 놓치는 경우가 종종 있어 주의가 요구된다"며 "척추질환 검사 시 MRI 관상촬영을 통해 조기에 발견하면 충분히 치료가 가능한 질환이므로 무엇보다 정확한 진단이 중요하다"고 말했다.

옆구리디스크의 치료방법은 크게 비수술과 수술 치료로 나눌 수 있다. 비교적 가벼운 증상이라면 신경유착박리술이 효과적이다. 신경유착박리술이란 1mm의 얇은 특수 카테터를 삽입한 후 약물을 투여하여 돌출된 디스크로 인해 발생하는 통증과 염증, 부종, 유착 등을 제거하는 비수술 치료법이다. 부분마취 후 첨단영상장치(C-ARM)를 통해 약물이 들어가는 위치를 정확히 확인할 수 있으며 의료진과 대화하며 치료가 가능하다. 또한 수술이 어려운 고령자, 당뇨, 고혈압 환자에게도 효과적인 치료법이라고 할 수 있다.

중증 이상이면 수술 치료를 선택해야 한다. 옆구리디스크의 경우 척추의 정중앙에서 디스크가 돌출된 쪽으로 5cm 정도로 접근해 2cm가량 피부를 절개한 뒤 근육 사이로 환부에 접근, 뼈를 절제하지 않고 미세현미경으로 디스크를 제거하는 '근육사이 접근법'으로 수술을 시행한다. 수술 시간이 30분 정도로 짧고 신경손상 가능성이 거의 없어 안전하고 후유증이 적다.

또한 수술 당일 보행이 가능하기 때문에 일상생활로의 복귀도 빠르다. 디스크 간격이 좁아지고 허리 끝마디에 발생하는 옆구리디스크는 디스크 간격을 복원하기 위해 척추고정술을 시행하는 경우도 있다. 척추고정술이란 튀어나온 디스크를 제거하고 문제가 생긴 부분을 나사로 고정하여 척추의 안정성을 만들어주는 수술법이다.

더조은병원 측은 2004년 5월부터 2011년 3월까지 전체 디스크 환자 1,380명 중 옆구리디스크로 진단받은 138명(15퍼센트)을 대상으로 이 시술법을 적용한 후 평균 11개월 동안 추적 조사한 결과, 96퍼센트의 환자에게서 만족할 만한 치료 효과를 거뒀다고 밝혔다. 수술 환자 중 70퍼센트는 통증 등 증상이 완전히 사라졌으며 23퍼센트에서는 '만족', 4퍼센트는 '보통'으로 평가됐다. 이 질환은 40세 이후 중장년층 이상, 특히 노인에게서 주로 발생하며 일반인들에게는 생소하지만 전체 디스크 환자의 10~12퍼센트 정도를 차지하고 있다. 도은식 대표원장은 "옆구리디스크의 경우 일반 디스크에 비해 고난도의 수술이 필요하다"며 "수술은 전신마취가 아니기 때문에 만성내과질환을 지니고 있는 환자도 가능하다"고 말했다.

수술 후 재활치료는 옆구리디스크 치료과정에서 필수적이다. 그중 도수치료는 전문치료사가 직접 손을 이용하여 틀어진 척추나 관절 부분을 교정하고 신체균형을 바로잡아 통증완화 및 재발방지를 목적으로 하는 치료법이다. 도은식 원장은 "더조은병원은 도수치료와 무중력감압 치료기(DRX) 등 첨단장비를 결합한 맞춤형 재활프로그램을 운영하고 있는데 환자의 증상과 정도에 따라 다양하게 적용이 가능하다"고 말했다.

또한 수술 후 회복하는 과정에서 신경유착 등 여러 가지 원인으로 통증이 발생할 수 있는데 이런 경우 신경차단술을 시행하여 빠르게 통증을 완화할 수 있다. 신경차단술이란 통증부위에 특수 바늘을 이용하여 약물을 주입, 염증을 가라앉히고 눌린 유착된 신경을 풀어주는 비수술 치료법으로 시술시간이 짧고 시술과정도 간단해 수술 후 통증을 느끼는 환자는 물론 비교적 가벼운 척추질환 환자에게도 효과적이다.

–〈조선일보, 2015. 10. 26, 고석태〉

【메디컬 칼럼】
극심한 다리 통증 지속된다면…
옆구리디스크 의심해야

극심한 허리 통증으로 병원을 찾은 김모씨(68·남). MRI 검사 등 각종 검사를 해도 병원 측에서는 아무 이상이 없다는 이야기만 들었다. 하지만 통증은 갈수록 심해지고 최근에는 다리마비 증상까지 보여 척추전문병원을 찾았다. 진단결과 김씨의 질환은 극외측디스크(일명 옆구리디스크)였다.

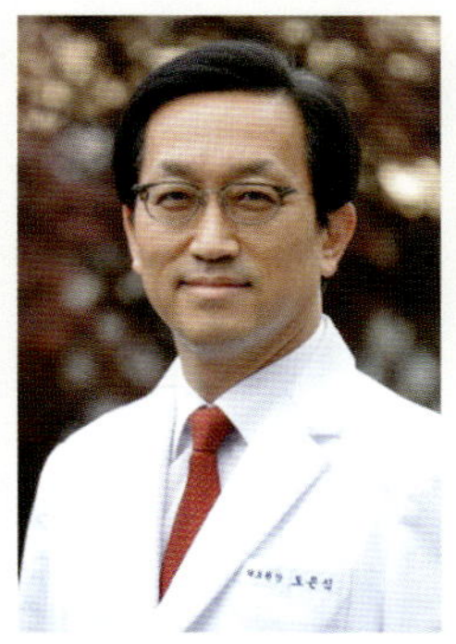

더조은병원 도은식 대표원장

디스크(추간판탈출증)는 일반적으로 척추마디 사이에서 완충작용을 하는 물렁뼈가 신경관 안에서 뒤쪽으로 돌출돼 신경을 압박하면서 허리와 엉덩이에 통증을 유발하는 병이다. 이에 반해 옆구리디스크는 신경관 밖에서 옆쪽으로 돌출된 물렁뼈가 신경절을 누르는 경우를 말한다. 초기에 운동마비 증상을 호소하며 다리에 극심한 통증을 호소한다. 이런 옆구리디스크는 요추 4~5번에서 주로 발생하며 평균 연령은 55세 정도로 일반 디스크 환자보다 고령이다. 옆구리디스크가 의심되는 경우에는 반드시 전면 촬영이 가능한 MRI 관상촬영(coronal view)을 시행, 압박되는 신경 위치를 정확히

조선일보

일반 디스크와 옆구리디스크의 차이점

구분	일반 디스크	극외측디스크(옆구리디스크)
병변 부위	척추강 내로 디스크가 돌출하여 신경근을 압박	척추강 바깥에서 디스크 돌출
증상	주로 다리가 당긴다	다리의 감각 이상, 심한 통증, 운동마비
진단	일반 MRI	MRI 관상촬영이 효율적
치료	현미경수술, 내시경수술	근육사이 접근법 시술 후 미세현미경수술
예후	재발률 10%	재발 거의 없음

진단한 후 수술해야만 한다.

수술법도 일반 디스크와는 다르다. 일반 디스크의 경우 1.5~2센티미터 정도 피부를 절개한 뒤 미세현미경을 이용, 파열된 디스크를 제거하는 '수면현미경디스크수술'을 실시한다. 옆구리를 통해 튀어나온 디스크 내로 가는 대롱을 집어넣은 다음 작은 집게를 대롱 안으로 넣어 디스크를 제거하는 '내시경레이저수술법'도 있다.

옆구리디스크의 경우 척추의 정중앙에서 디스크가 돌출된 쪽으로 5센티미터 정도 접근해 2센티미터가량 피부를 절개한 뒤 근육 사이로 환부로 접근, 뼈를 절제하지 않고 미세현미경으로 디스크를 제거하는 '근육사이 접근법'으로 수술을 시행한다. 수술 시간은 30분 정도고 신경손상을 주지 않아 안전하고 후유증이 적다. 또한 수술 당일 보행이 가능하기 때문에 일상생활 복귀는 7일 정도면 충분하다.

2014년 5월부터 2015년 3월까지 전체 디스크 환자 1,380명 중 옆구리디스크로 진단받은 138명(15퍼센트)을 대상으로 이 시술법을 적용한 후 평균 11개월 동안 추적 조사한 결과 96퍼센트의 환자에게서 만족할 만한 치료 효과를 거뒀다. 이 질환은 중장년층 이상, 특히 노인에게서 주로 발생하며 전체 디스크 환자의 10~12퍼센트 정도를 차지하고 있다.

옆구리디스크는 일반 디스크에 비해 고난도의 수술이 필요하며 MRI 관상촬영을 통한 정밀한 검사로 압박되는 신경 위치를 정확히 진단한 후 수술해야만 좋은 결과를 얻을 수 있다.

-〈조선일보, 2015. 5. 26〉

THE조은병원 도은식 원장
"허리디스크, 잘못된 자세로 발병"

'디스크는 50대 이상에만 발병하는 질환이다'라는 말은 옛말이 되어가고 있다. 허리디스크가 더 이상 고연령층에서만 발병하는 질환이 아니기 때문이다. 최근 잘못된 자세로 앉아 오랫동안 근무를 하는 직장인들 사이에서 허리디스크를 호소하는 사람들이 증가하고 있다. 주로 회사 근무 시간이 긴 20~30대 젊은 층에서 허리디스크가 많이 발병된다. 컴퓨터 작업을 통해 주로 작업하는 직장인들의 잘못된 자세는 △ 의자를 쭉 빼고 거의 누운 것처럼 몸을 젖힌 자세나 △ 모니터 앞으로 상체를 구부리고 앉아 있는 자세 등을 말한다. 이 같은 자세는 모두 허리디스크를 불러올 수 있다. 이와 함께 하루 종일 허리를 돌려주거나 풀어주는 간단한 운동을 한 번도 하지 않는 것도 척추질환을 부추기고 있다.

THE조은병원(옛 조은병원) 도은식 원장은 1일 "디스크, 퇴행성 질환인 디스크는 척추뼈 사이의 추간판이 옆으로 삐져나와 주위의 근육을 누르면서 통증이 나타나는 것이다. 젊은 층은 통증이 느껴지더라도 자신이 허리디스크라고 생각하지 못해 병원을 찾지 않고 나쁜 자세를 유지하다가 병이 악화되는 일이 많다"고 말했다.

도 원장은 "일단 디스크라고 의심이 된다면 전문의를 찾고 그에 적절한 치료를 받아야 한다. 심하지 않은 경우에는 약물 복용과 물리치료를 병행하면서 상당히 호전을 보일 수 있지만 심한 경우 보다 적극적인 치료가 불가피할 수도 있다"고 강조했다.

하지만 허리디스크 치료는 통증에 대한 부담으로 많은 이들이 두려워하는 치료이다. 간혹 이 같은 두려움으로 치료를 차일피일 미루는 일도 발생하는데, 그러한 점을 해결해준 치료가 있다. 바로 무중력을 이용한 치료이다.

무중력감압치료기(DRX 3000)는 치료 시 통증은 줄여주고, 손상된 디스크는 90퍼센트가량 완치시킬 수 있는 치료이다. 이는 -200mmHg까지의 감압 환경을 추간판 내에 조성하여 이탈되었던 디스크가 정상 위치로 되돌아오게 하는 원리를 이용한 것으로, 이탈된 디스크 부위를 정확히 조준하여 디스크를 끌어당기는 힘의 80~90퍼센트가 통증이 있는 요추부위에 집중할 수 있기 때문에 치료효과가 매우 높다.

무중력 원리를 이용한 이 신기술은 수분, 혈액, 영양소들의 원활한 소통을 도와 통증을 해결함은 물론이고, 정상적인 다른 디스크의 상태를 악화시키거나 근육 및 신경을 손상시키지 않을 수 있어 일반적인 수술치료보다 훨씬 낮은 4퍼센트대의 재발률이 보고되고 있다.

도 원장은 "이 시술은 과거 허리 치료 장비와 달리 강력한 감압에도 불구하고 교감신경을 차단하여 급성 요통 환자도 편안한 상태에서 치료를 받을 수 있다"고 덧붙였다.

-〈파이낸셜뉴스, 2014. 11. 7, 김승중〉

고령자 척추수술, 수면부위마취로 안전하게

97세 박모씨는 오래전부터 오른쪽 다리가 저리고 당기는 듯한 통증으로 고생했다. 최근에는 오래 걷기 힘들어지면서 50미터만 걸어도 쉬어야 할 정도로 증상이 심해지기 시작했다. 병원을 찾은 결과 척추관협착증이란 진단이 나왔지만 심장질환을 오래 앓고 있던 터라 치료를 망설였다.

또 여수에 사는 82세 정모씨는 오랫동안 허리 통증으로 고생했지만 침, 물리치료 등을 병행하며 참고 생활했다. 하지만 보행 후에 3~4시간 지속되는 통증으로 일상생활이 어려워지자 병원을 찾았고, 추간판탈출증(허리디스크)이라는 진단을 받았다. 증상이 심해 수술을 권유받았지만 나이로 인한 합병증과 수술에 대한 두려움으로 쉽게 결정을 내리지 못했다.

31일 더조은병원의 통계에 따르면 척추수술 환자 중 70~80대의 비율이 매년 꾸준히 증가하고 있으며, 특히 90세 이상도 매년 늘고 있다.

도은식 더조은병원 대표원장은 "평균 연령이 높아지면서 고령에도 수술을 선택하는 환자들이 크게 늘고 있다. 특히 수면부위마취를 수술에 적용하면서 나이와 상관없이 적극적인 치료를 원하는 노인 인구가 증가하고 있다"고 설명했다. 수면부위마취는 일반적인 척추마취처럼 척추신경에 직접 마취하는 것이 아니라 척추신경 막 바깥을 마취하는 경막외 마취 방법이다.

경막외 마취는 마취 시 통증이 덜하고 회복이 빠르다는 가장 큰 차이점이 있다. 이는 전신마취가 아니기 때문에 부담이 적은 것은 물론, 심장이나 폐 기능은 그대로 유지하고 시술하기 때문에 수술 도중 환자가 스스로 호흡을 조절할 수 있다. 따라서 이 마취법은 당뇨병, 고혈압, 심장질환 등 만성내과질환을 지니고 있는 고령자라도 보다 편안하고 안전하게 수술을 받을 수 있다.

도 원장은 "허리 통증은 단순한 생활의 불편을 느끼는 것이 아니라 활동량 저하에 따른 다른 질환들을 불러일으킬 수 있다. 정확한 전문의의 진단을 받고 그에 따라 적절한 치료를 받는 것이 무엇보다 중요하다. 수면부위마취를 통한 척추수술은 고령 환자들에게 통증 없는 새로운 삶을 열어줄 것으로 기대되고 있다"고 말했다.

–〈헤럴드경제, 2014. 7. 31〉

척추 수술 후 계속되는 통증, 원인과 치료법

수술해도 나아지지 않는 통증이라면?

우리나라 국민 중 약 80%가 평생 한번 이상 허리통증을 경험하며 그 중 약 15%는 수술을 선택한다고 한다. 그러나 수술 후에도 통증이 재발하는 척추수술후 증후군으로 인해 고통받는 사람들이 늘고 있다.

척추수술후 증후군이란 수술 후 증상이 호전되지 않고 악화되거나 통증이 계속되는 경우를 말한다. 수술한 환자의 약 30%정도가 척추수술후 증후군이라는 통계가 있을 정도로 발생률이 높다.

원인으로는 수술 후 유착이나 협착, 재발성디스크, 삽입한 케이지가 다른 신경을 누르는 경우, 옆구리 디스크 등 다양하다.

수술 후에도 계속되는 통증은 환자에게 큰 실망감을 가져다 준다. 치료도 더 어려울 것이라는 막연한 생각에 치료조차 포기하는 사람들도 많다. 그러나 최근 다양한 치료법의 발전으로 충분히 치료를 통해 건강한 삶이 가능해졌다. 척추수술후 증후군의 치료방법은 크게 보전적 치료, 비수술치료, 수술치료로 나눌 수 있다.

수술없이 레이저로 통증을 치료

척추 수술 후 증후군 환자들이 치료를 미루는 가장 큰 원인은 '재수술에 대한 부담감'이다.

최근에는 수술없이 레이저로 통증의 원인만을 치료하는 경막외 내시경 레이저 시술이 각광을 받고 있다. 경막외 내시경 레이저 시술은 꼬리뼈 쪽으로 가느다란 관을 삽입 후 내시경을 넣어 병변을 직접 보며 레이저로 디스크나 신경이 유착된 부위만을 제거하는 시술로 MRI에서도 보이지 않는 병변까지 확인 및 치료가 가능하며 치료시간도 20~30분 정도로 짧아 시술 후 바로 일상생활 복귀가 가능하다.

척추뼈와 척추뼈를 연결해주는 후관절에 통증이 남아있다면 레이저 척추관절 신경파괴술이 효과적이다. 척추관절 부위에 통증을 유발하는 신경을 레이저로 파괴하여 통증을 줄이는 치료법으로 우리가 충치가 있을 때 신경치료를 받는 것과 비슷한 개념이라고 볼 수 있다.

중증 이상이면 수술치료가 효과적

수술 후 통증으로 고생하는 환자라면 당연히 재수술보다는 비수술치료를 선호한다. 그러나 중증 이상임에도 무조건 비수술치료만을 고집하는 것은 오히려 허리건강을 악화시키는 원인이 될 수 있다. 자신의 상태를 정확히 진단받고 필요한 경우 수술을 통해 충분히 건강한 삶이 가능하다.

통증이 심하거나 재발성 디스크로 고생하는 환자에게 효과적인 최소침습고정술은 피부절개를 최소화 한 상태에서 문제가 있는 디스크를 제거하고 케이지를 삽입하여 디스크의 역할을 대신하게 해주는 수술이다. 최소절개라 환자의 부담이 적으며 수면부위마취로 진행되기 때문에 환자가 수술 중 불편한 점 등을 의사에게 말할 수 있어 안전하고 빠른 수술이 가능하다.

치료법만큼 중요한 치료시기

척추수술 후 통증이 지속될 때 많은 분들이 실망하게 된다. 다시 치료를 해야 한다는 부담감에 치료시기를 놓치기도 하며 우울증이 찾아오기도 한다. 그러나 충분한 치료를 통해 통증을 줄이는 것이 가능하기 때문에 실망하지 말고 꼭 가까운 척추전문병원에서 진료를 받으시는 것이 좋다.

-〈세계일보, 2014. 4. 3〉

빙판길 많은 겨울철, 허리 건강 주의보!

겨울철 노인들에게 특히 많이 발생하는 부상은 압박골절이다. 압박골절이란 외부의 강한 힘에 의해 척추의 모양이 변형되는 골절의 형태를 말한다. 노인의 경우 노화로 골밀도가 저하되면서 작은 충격에도 골절이 생기기 쉬워 발생률이 높다. 여기에 추운 날씨로 근육이 경직되고 두꺼운 옷을 입어 움직임이 둔해지면 낙상의 위험이 더욱 증가한다. 실

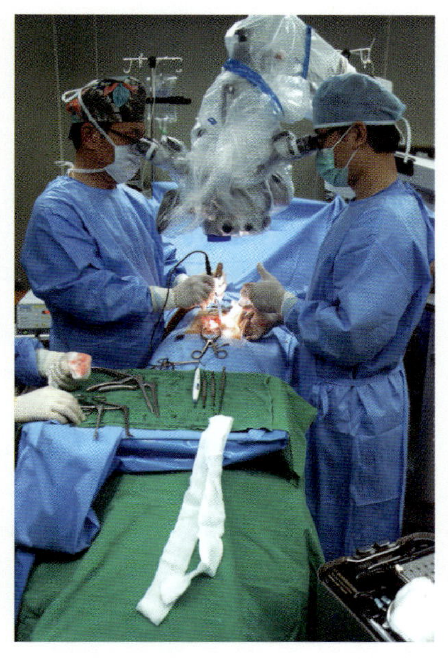

제로 낙상으로 병원을 찾는 환자는 다른 계절보다 겨울철 중 12~1월 사이에 2~3배 급증한다.

통계적으로 65세 이상 노인의 30퍼센트 정도가 낙상을 당하는 것으로 추정되고 있으며 한 번 낙상 경험이 있는 노인이 다음 해 사고를 당하는 비율도 70퍼센트에 이른다. 증상은 대부분 심한 요통으로 나타난다. 즉, 꼼짝할 수 없을 정도로 등과 허리에 통증이 생기는 것이 특징이다. 돌아눕기 힘들며 자리에서 일어나거나 걸으면 심한 통증이 느껴

진다.

허리가 약해져 몸이 점점 앞으로 굽는 것은 물론 통증이 가슴, 아랫배, 엉덩이까지 뻗어나가 보행 및 일상생활이 어려워진다. 또한 재채기를 하거나 단순히 호흡을 하는 것만으로도 통증이 유발될 수 있다. 통증이 심하다 보니 장시간 누워 지내는 경우가 많고, 그에 따른 욕창 등의 합병증 위험도 높다.

더조은병원의 도은식 대표원장은 "넘어지면서 약해져 있던 척추뼈가 주저앉게 되면서 심한 통증을 유발하게 된다. 통증과 함께 허리가 구부러지는 경우에는 정확한 진단과 함께 치료를 받는 것이 중요하다"고 말했다.

진단은 엑스레이를 통해 척추뼈가 찌그러진 상태를 확인한 후 골다공증 정도를 파악하기 위해 골밀도 검사를 실시하는 순서로 진행된다. 더 정밀한 검진과 신경압박의 유무를 확인하기 위해서는 MRI 검사도 필수다.

특히 70세 이상의 압박골절은 12퍼센트 정도에서 하반신 마비가 동반될 수 있기 때문에 정확한 검사 뒤에 수술적 치료가 필수적이다.

수술 치료의 방법으로는 주사바늘을 이용해 금이 간 부위에 뼈에 쓰는 골 시멘트를 주입하는 '추체성형술'이 있다. 조기에 통증이 감소되며 수일 내 보행이 가능해지므로 장기간의 침상 안정으로 인한 근력 약화와 골밀도 감소를 예방할 수 있다.

하지만 노인의 경우 척추수술에 대한 부담이 치료를 어렵게 만드는 것이 사실이다. 이에 더조은병원은 '수면부위마취'를 통해 고령층도 안전하게 수술을 받을 수 있도록 하고 있다. 수면부위마취란 전신마취가 아니며 수술에 필요한 부위만 마취하는 것으로 환자가 스스로 호흡을 조절할 수 있는 것은 물론, 심장이나 폐 기능도 그대로 유지된 채 수술이 이뤄지는 것이다. 따라서 전신마취에서 올 수 있는 여러 합병증에 대한 위험이 낮아졌고 심장병이나 고혈압, 당뇨와 같은 만성 내과질환을 가진 고령층도 수술이 가능하다.

도 원장은 "다른 질환도 마찬가지이듯, 무엇보다 중요한 것은 예방이다. 낙상은 평소 적절한 운동을 통해 근력, 민첩성, 균형감을 기르면 부상 위험을 크게 줄일 수 있다"고 강조했다.

걷기나 등산 등 가벼운 유산소 운동이 도움이 된다. 또한 눈이 많이 내려 길이 미끄러운 날에는 가급적 외출을 삼가는 것이 좋다. 외출을 할 때에는 주머니에서 손을 빼고 천천히 조심스럽게 걸어야 한다. 더불어 외출 시 가급적 얇고 따뜻한 기능성 옷을 입어 유연성을 증가시키는 것이 좋다. 제때에 충분한 영양분을 고루 섭취해주고 골다공증이 있는 경우에는 철분이 많이 함유된 음식과 종합비타민 등을 평소에 섭취하는 것도 도움이 된다.

–〈한국일보 2014. 1. 27, 이동헌〉

한국일보

수면부위마취로 90세 이상도 척추수술한다

척추관협착증을 앓고 있는 97세 박모 할아버지는 오래전부터 오른쪽 다리가 저리고 당기는 듯한 통증으로 고생이 심했지만 심장질환을 앓고 있어 수술은 꿈도 꾸지 못했다. 여수에 사는 82세 김모 할머니도 추간판탈출증(일명 디스크) 증상이 심해 수술을 권유받았지만 고령으로 인한 마취 합병증과 수술에 대한 두려움으로 쉽게 결정을 내리지 못했다.

최근 80세 이상 고령의 환자도 상대적으로 안전하게 척추수술을 할 수 있는 '수면부위마취 수술법'이 선보여 큰 도움이 되고 있다.

척추관절전문병원인 '더조은병원(대표원장 도은식)'은 2003년 12월부터 2011년 12월까지 5,753명의 환자를 '수면부위마취 수술법'으로 치료했으며 이 중 80세 이상이 659명으로 11.4퍼센트를 차지했다고 최근 밝혔다.

도은식 대표원장은 "평균 연령이 높아지면서 고령에도 수술을 선택하는 환자들이 크게 늘고 있다. 특히 수면부위마취를 수술에 적용하면서 나이와 상관없이 적극적인 치료를 원하는 노인 인구가 증가하고 있다"고 말했다.

수면부위마취는 일반적인 척추마취처럼 척추 신경에 직접 마취하는 것이 아니라 척추신경막 바깥을 마취하는 경막외 마취 방법이다.

경막외 마취는 마취 시 통증이 덜하고 회복이 빠르다는 가장 큰 차이점이 있다. 이는 전신마취가 아니기 때문에 부담이 적은 것은 물론, 심장이나 폐 기능은 그대로 유지하고 시술하기 때문에 수술 도중 환자가 스스로 호흡을 조절할 수 있다.

따라서 이 마취법은 당뇨병, 고혈압, 심장질환 등 만성 내과질환을 지니고 있는 고령자라도 보다 편안하고 안전하게 수술을 받을 수 있다.

이 마취법은 대부분의 병원에서 수술 후 통증을 조절하기 위해 널리 사용하고 있다. 그러나 더조은병원처럼 척추고정술 같은 비교적 큰 수술을 수면부위마취만으로 시행하는 병원은 매우 드물다.

허리 통증은 단순한 생활의 불편을 느끼는 것이 아니라 활동량 저하에 따른 다른 질환들을 불러일으킬 수 있다. 따라서 정확한 전문의의 진단을 받고 그에 따라 적절한 치료를 받는 것이 무엇보다 중요하다. 수면부위마취를 통한 척추수술은 고령 환자들에게 통증 없는 새로운 삶을 열어줄 것으로 기대되고 있다.

-〈한국일보, 2013. 11. 8, 김영선〉

허리 아프면 무조건 디스크?

대부분의 사람들이 허리에 통증이 느껴지면 '디스크 아닌가?'하는 생각을 먼저 하게 된다. 그러면서 병원을 찾기 보다는 주위에 알려진 자가 치료법을 선택한다.

하지만 허리통증의 원인은 다양하고 그에 따른 질환의 종류 역시 다양하다. 그 중 가장 대표적인 두 가지 허리 질환인 허리디스크, 척추관 협착증에 대해 자세히 알아보자.

허리 아프면 무조건 '허리디스크?'

척추의 경우 20대 후반부터 노화가 시작되어 퇴행성 변화가 일어나 수핵을 튼튼하게 감싸고 있는 섬유륜에 균열이 생기기 시작한다.

균열이 진행된 섬유륜 사이로 수핵이 탈출해 신경을 눌러 통증을 유발하게 되는데 이를 '허리디스크'라 한다. 다시 말해 허리디스크는 척추뼈와 척추뼈 사이의 수핵이 흘러나와 척추신경을 압박해 통증을 유발하는 것이다.

허리디스크는 20~30대 사이에서 많이 발생하고 무거운 물건을 들어 올리거나, 갑작스러운 자세 변경, 허리에 무리가 가는 심한 운동, 낙상 등이 허리디스크의 원인이 된다. 주로 한쪽 다리가 당기는 증상이 심하고 누워서 다리를 들어올리면 통증이 심해져 올리지 못한다. 또한 장시간 앉아있으면 통증이 심해진다.

허리디스크의 경우 초기에는 안정을 취하거나, 주사요법, 운동요법 등을 통해 호전될 수 있지만 3개월이 지나도 나아지지 않는다면 신경성형술, 디스크제거술 등을 고려해 봐야 한다.

신경성형술은 꼬리뼈 주위에 지름 1~2mm의 얇은 관을 삽입한 후 통증의 원인이 되는 부위에 약물을 주입하여 통증을 해결하는 시술법으로 특별한 절개 없이 간단하게 치료할 수 있다. 또한 시술 시간도 20~30분 내외로 짧고, 국소마취를 하기 때문에 별다른 입원 없이 당일 퇴원이 가능하며, 후유증도 거의 없다.

다리까지 저리면 척추관협착증

척추에는 척추뼈 뒤로 척추신경이 지나가는 통로가 있는데 이를 척추관 또는 척추강이라고 부른다. 나이가 들면서 척추관 주변의 인대와 관절이 두꺼워지면서 척추관이 좁아지게 되는데 이를 척추관 협착증이라고 한다.

척추관 협착증은 신경이 지나가는 통로가 좁아져서 신경을 압박하게 되므로 엉치나 다리에 통증을 느끼게 된다. 즉, 척추관 협착증은 허리디스크처럼 수핵과 상관없이 신경이 지나가는 통로 자체가 좁아진 것이다.

척추관협착증은 허리디스크와 증상도 비슷해 두 질환을 구분하기는 쉽지 않다. 허리디스크와 달리 척추관협착증은 주로 40대 이후에 발병하며, 50대의 발병률이 가장 높다. 대표적인 증상으로는 걷기 시작하면 통증이 심해지고 100m 이상을 걷기 어려워 잠시 쉬다가 걷기를 반복해야 한다.

오랫동안 걸으면 다리가 터져나갈 것 같이 아프거나 다리에 힘이 빠져 걷기가 어렵다가도, 앉아서 쉬고 나면 괜찮아 진다. 또한 척추관협착증의 경우 오랜 시간 방치하게 되면 하지 마비, 대소변 장애 등 심각한 상태가 될 수 있기 때문에 정확한 진단과 치료가 중요하다.

척추관협착증은 초기에는 약물치료와 물리치료 등의 보존적 치료만으로 증세가 호전되기도 하지만 근본적인 치료법은 수술이다. 하지만 척추관협착증의 경우 고령층 환자가 대부분이기 때문에 수술에 대한 부담이 크기 마련이다.

최근에는 노인척추 수술법과 마취법이 발전하면서 효과적으로 노인들의 허리 통증을 치료하는 추세다. 특히 수면부위마취를 수술에 적용하면서 허리 수술을 받는 노인의 연령이 점차 높아지고 있다.

수면부위마취는 마취 시 통증이 덜하고 회복이 빠르다는 가장 큰 차이점이 있다. 이는 전신마취가 아니기 때문에 부담이 적은 것은 물론, 심장이나 폐 기능은 그대로 유지하고 시술하기 때문에 수술 도중 환자가 스스로 호흡을 조절할 수 있다. 따라서 이 마취법은 수술이 힘든 고 연령층이나 당뇨병, 고혈압, 심장질환 등 만성내과질환을 지니고 있는 노인이라도 보다 편안하고 안전하게 수술을 받을 수 있다.

바른 자세와 초기 치료가 중요

가장 중요한 것은 불량한 자세와 나쁜 생활습관부터 개선하는 것이다. 척추의 균형이 깨지게 되면 만성피로뿐 아니라 모든 신체활동에 영향을 줄 수 있기 때문에 척추건강에 많은 신경을 써야 한다. 또한 섣부른 자가 진단으로 병을 키우기 보다는 전문 병원을 찾아 전문의의 정확한 진단을 받고 적절한 치료를 받는 것이 중요하다.

-〈중앙일보, 2011. 10. 21〉

명절 후 통증, 스트레칭 많이 하세요!

명절 이후 주부들은 허리, 어깨, 무릎, 목 등에 통증을 느끼고 우울해지는 '명절증후군'에 시달리게 된다. 명절이 지난 후 내원하는 환자들을 살펴보면 40대 이상의 주부들의 비율이 높아진다.

지난해 추석 후 한달 동안 내원한 환자 중 주부를 대상으로 조사한 결과 추석 때 가사로 관절이나 허리통증이 생기거나 심해졌다고 답한 이는 전체의 81%였다. 통증의 원인은 '전 부치기 등 음식장만'이 52%로 가장 높았고 그 다음이 '설거지'였다.

주부 건강을 위협하는 명절음식 장만, 어차피 해야 하는 거라면 제대로 된 자세로 해서 명절증후군을 최대한 예방해보자.

주부들의 경우에는 척추건강에 신경 쓰며 주방 일을 해야 한다. 먼저, 전을 부칠 때 너무 허리를 굽히는 자세를 취하지 말아야 한다.

명절 음식을 준비할 때는 바닥에 둘러 앉아서 하는 경우가 많은데, 이처럼 오랜 시간 허리를 구부린 채 일을 하게 되면 서 있을 때의 2~3배 정도의 하중이 허리에 가해지게 되고, 장 시간 고개를 숙이고 있기 때문에 목과 어깨에도 무리가 간다.

따라서 추석 때 음식을 준비할 때는 푹신한 방석 등을 깔고 앉아서 하는 것이 좋고, 주방 일을 하면서 가끔씩 허리와 목 부위의 스트레칭을 해주는 것이 통증 예방에 좋다.

설거지를 할 때에도 싱크대 높이에 신경 써야 한다. 싱크대 높이가 너무 높거나 혹은 너무 낮다면 허리에 무리가 갈 수 있다. 허리를 구부리지 않은 상태에서도 설거지가 가능한 높이가 적당한데, 자신과 싱크대 높이가 맞지 않다면 보조 받침대를 대는 등의 조치를 취하면 허리의 피로도를 훨씬 줄일 수 있다.

특히, 연휴 마지막 날은 충분한 휴식과 수면을 취해야 한다. 적당한 휴식을 취해야 명절이 끝난 후 육체적 후유증과 우울증에서 빨리 벗어날 수 있다. 가벼운 산책이나 운동으로 기분을 전환하고, 평소보다 일찍 잠자리에 들어 생체리듬을 평소대로 돌린다. 명절 후에도 한동안은 무리하지 않는 것이 좋다.

-〈동아일보, 2011. 9. 14〉

KBS 9시 뉴스

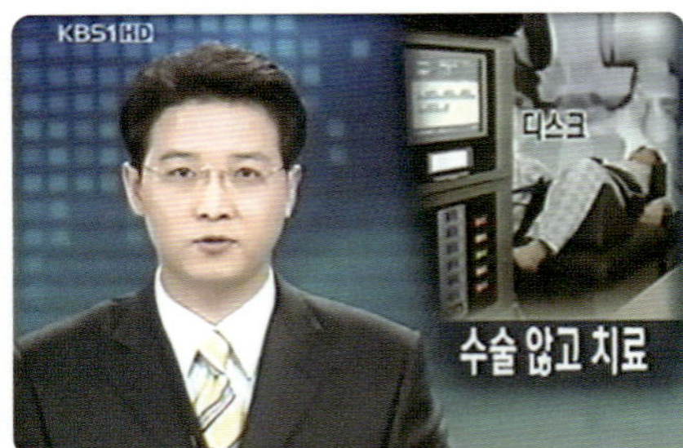

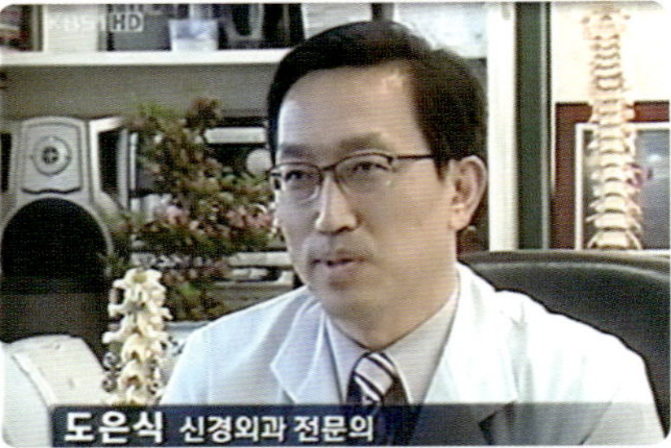

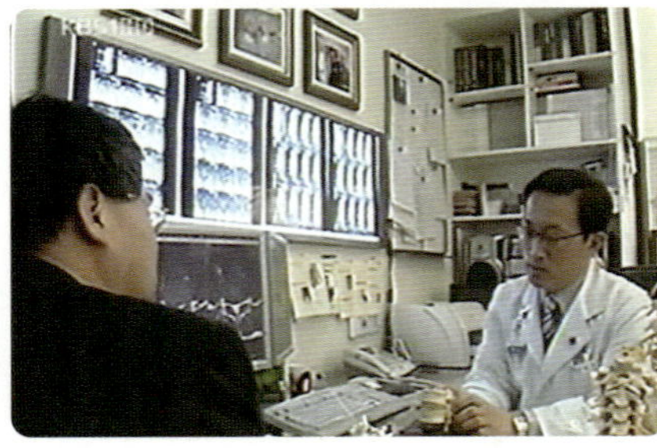
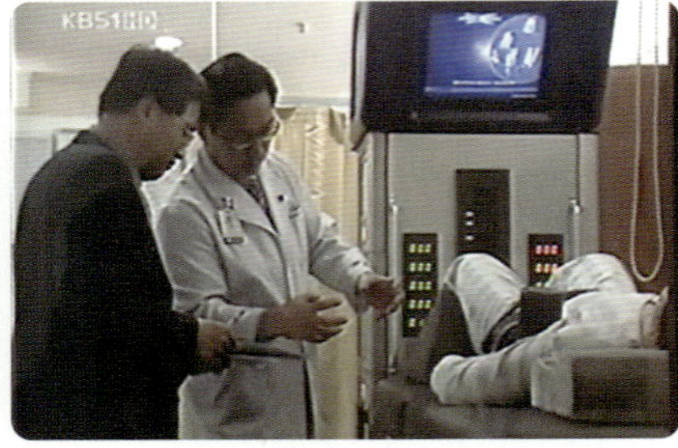

SBS 생활경제

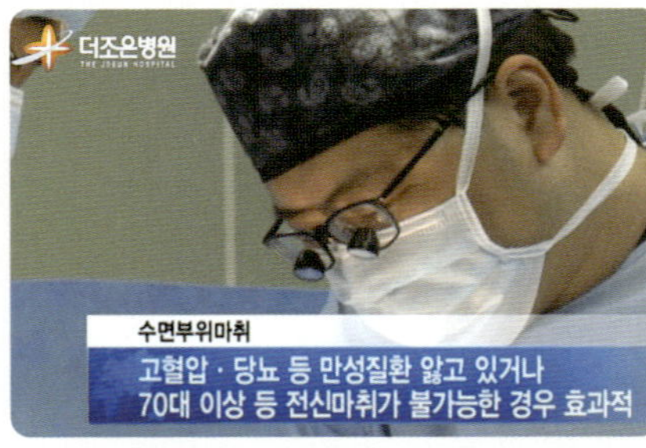

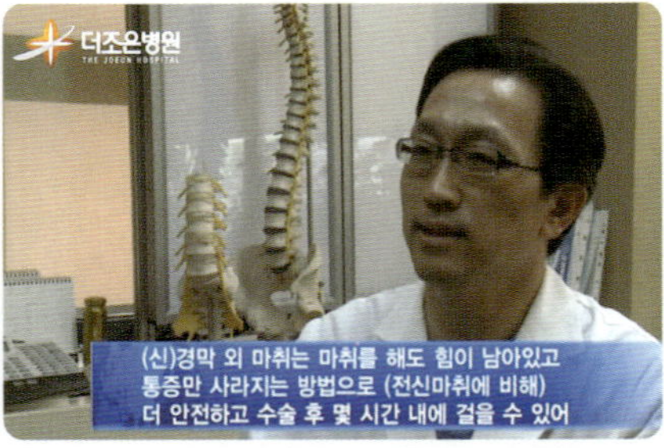

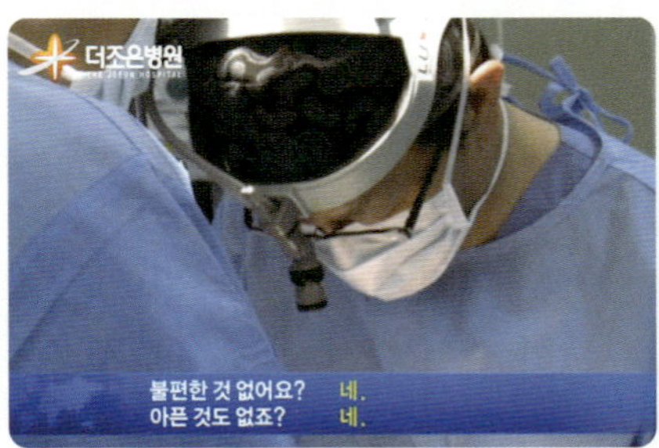

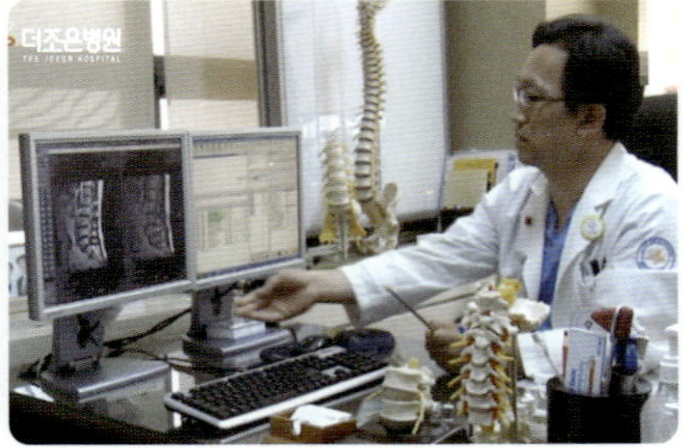

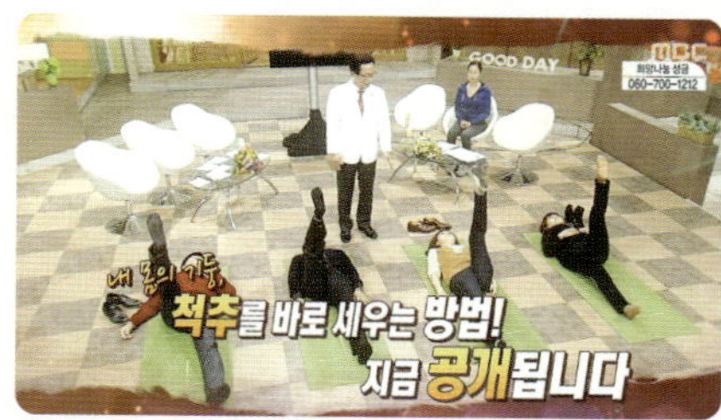
GOOD DAY
MBC
척추를 바로 세우는 방법!
지금 공개됩니다

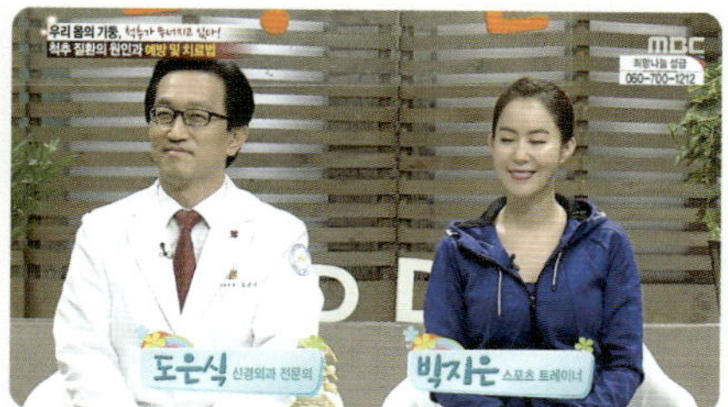
우리 몸의 기둥, 척추가 흔들리고 있다!
척추 질환의 원인과 예방 및 치료법
MBC
060-700-1212
도은식 신경외과 전문의
박자은 스포츠 트레이너

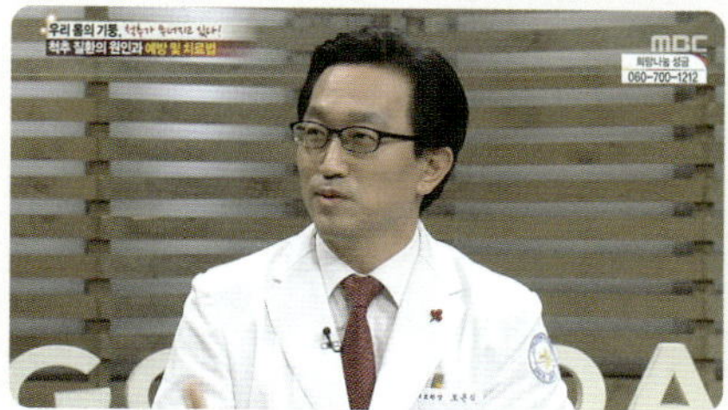
우리 몸의 기둥, 척추가 흔들리고 있다!
척추 질환의 원인과 예방 및 치료법
060-700-1212

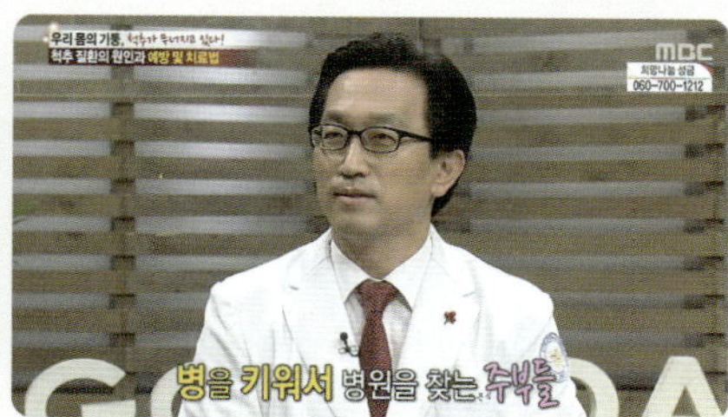
우리 몸의 기둥, 척추가 흔들리고 있다!
척추 질환의 원인과 예방 및 치료법
MBC
060-700-1212
병을 키워서 병원을 찾는 주부들

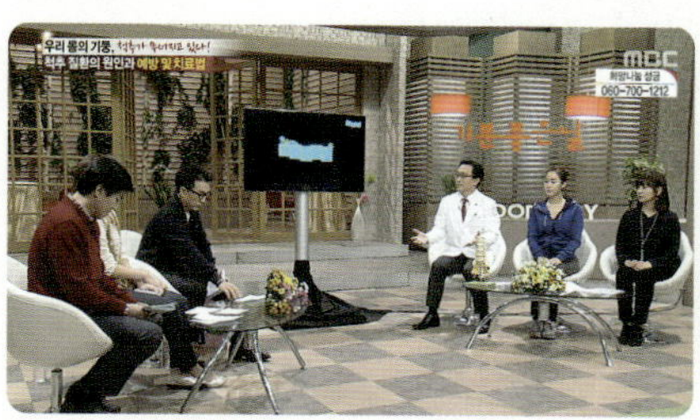
우리 몸의 기둥, 척추가 흔들리고 있다!
척추 질환의 원인과 예방 및 치료법
MBC
GOOD DAY

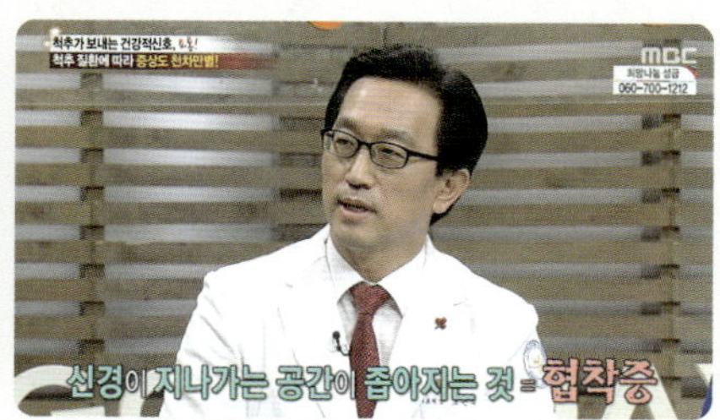
척추가 보내는 건강적신호, 6가지!
척추 질환에 따라 증상도 천차만별!
MBC
060-700-1212
신경이 지나가는 공간이 좁아지는 것 = 협착증

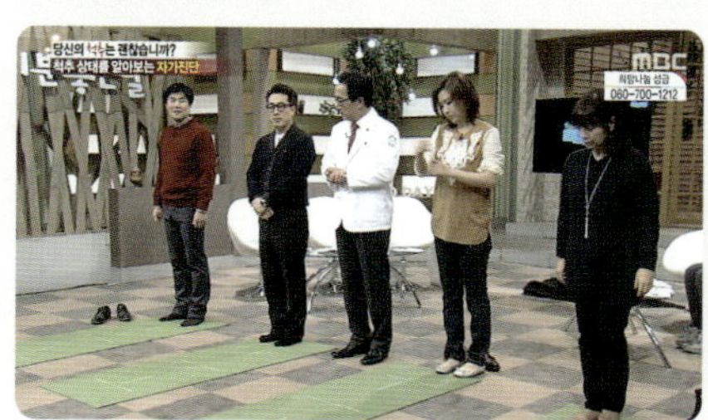
당신의 척추는 괜찮습니까?
척추 상태를 알아보는 자가진단
MBC
060-700-1212

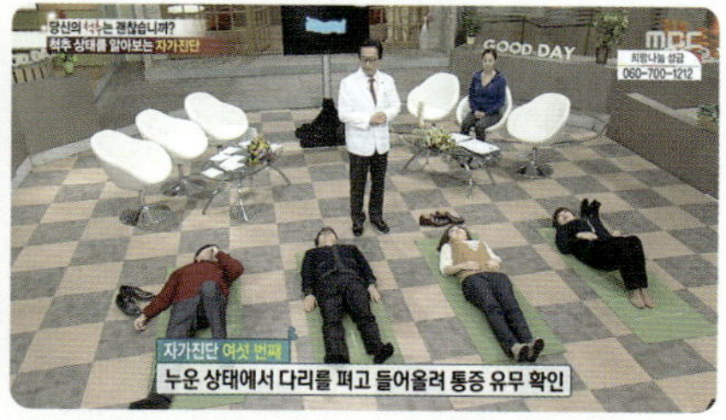
당신의 척추는 괜찮습니까?
척추 상태를 알아보는 자가진단
GOOD DAY
MBC
060-700-1212
자가진단 여섯 번째
누운 상태에서 다리를 펴고 들어올려 통증 유무 확인

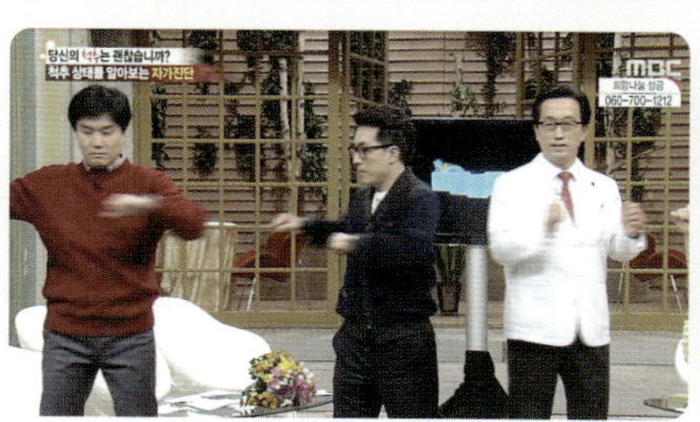
당신의 척추는 괜찮습니까?
척추 상태를 알아보는 자가진단
MBC
060-700-1212

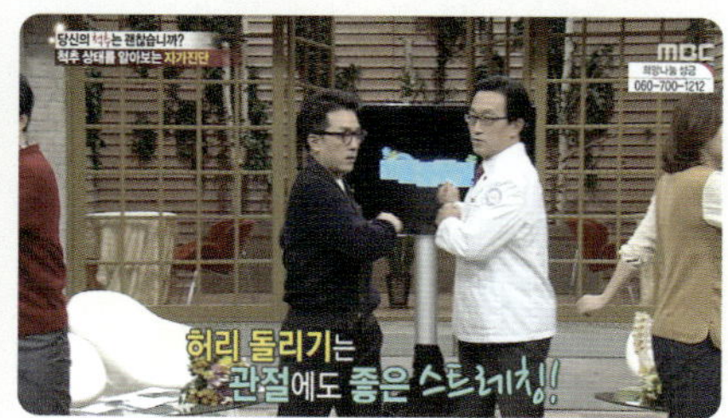
당신의 척추는 괜찮습니까?
척추 상태를 알아보는 자가진단
MBC
060-700-1212
허리 돌리기는
관절에도 좋은 스트레칭!

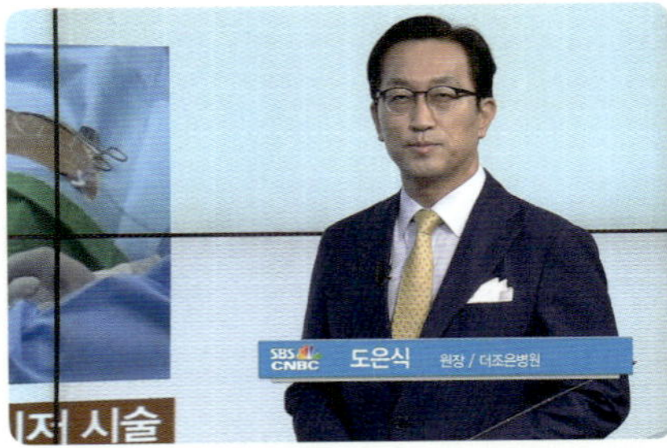

도은식   원장 / 더조은병원

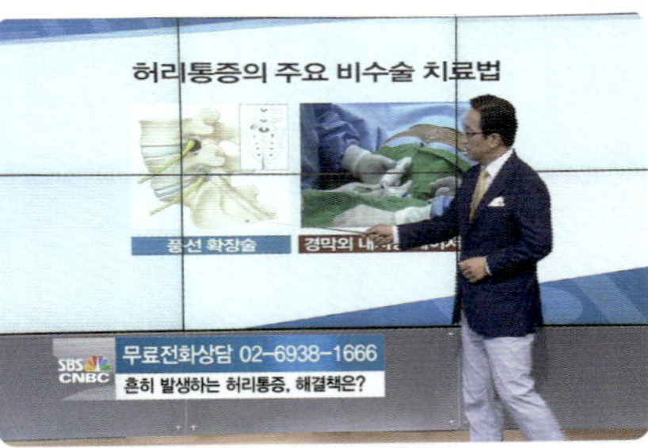

허리통증의 주요 비수술 치료법
풍선 확장술
경막외 내시경
무료전화상담 02-6938-1666
흔히 발생하는 허리통증, 해결책은?

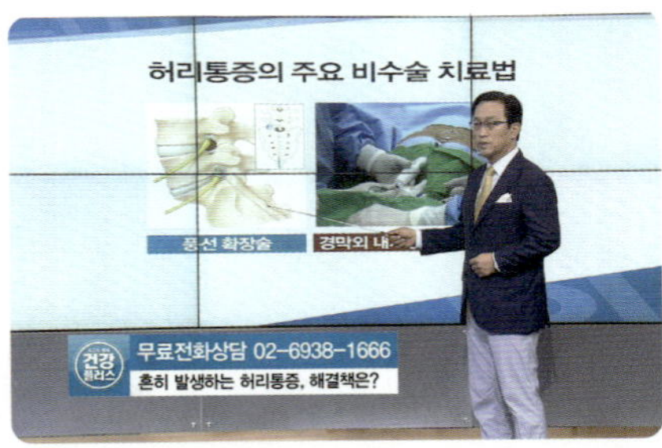

허리통증의 주요 비수술 치료법
풍선 확장술
경막외 내시경
무료전화상담 02-6938-1666
흔히 발생하는 허리통증, 해결책은?

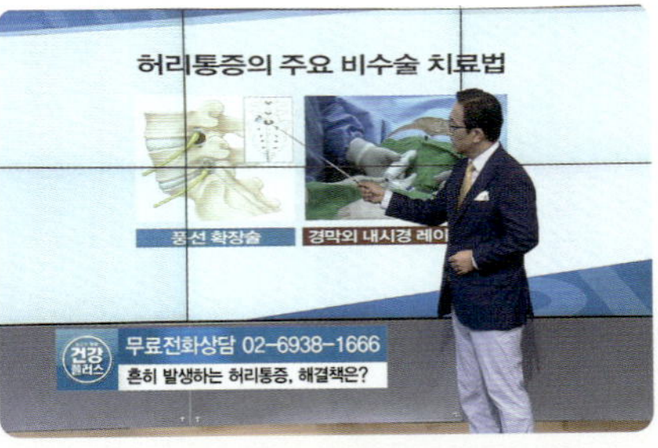

허리통증의 주요 비수술 치료법
풍선 확장술
경막외 내시경 레이저
무료전화상담 02-6938-1666
흔히 발생하는 허리통증, 해결책은?

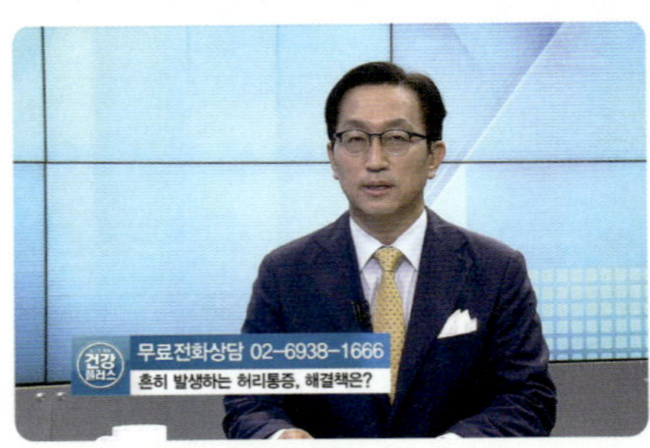

무료전화상담 02-6938-1666
흔히 발생하는 허리통증, 해결책은?

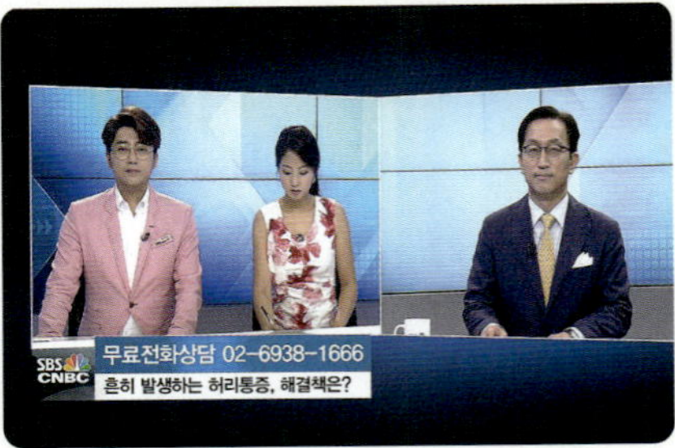

무료전화상담 02-6938-1666
흔히 발생하는 허리통증, 해결책은?

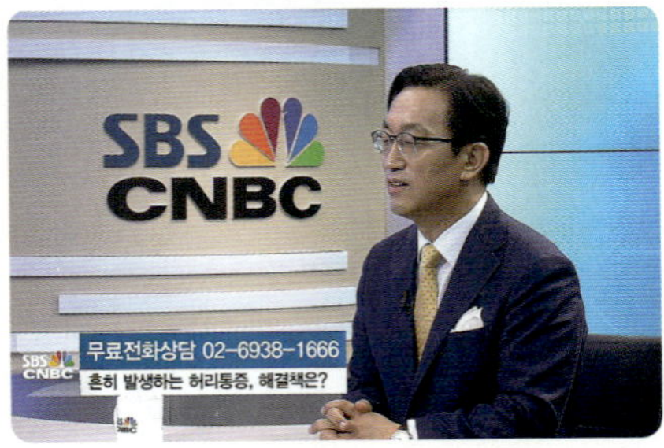

SBS CNBC
무료전화상담 02-6938-1666
흔히 발생하는 허리통증, 해결책은?

척추질환은 이제 감기처럼 흔히 볼 수 있는 질환이 되었지만 아직도 잘못된 정보와 편견으로 치료를 제대로 받지 못하고 힘들어하는 환자들이 많습니다. 이 책을 통해 그동안 우리가 알고 있던 척추건강에 대한 오해들이 바로잡히길 바라며 올바른 병원 선택으로 누구나 자신의 질환을 정확히 진단받고 치료받을 수 있기를 바랍니다. 기술의 발전으로 첨단 치료법들이 시행되고 있지만 그 뒤에는 오늘도 환자의 건강을 위해 고민하는 의사들의 노력이 있다는 것도 기억해주셨으면 합니다. 척추질환을 완전히 정복하기 위해 앞으로도 끊임없이 노력하겠습니다.

감사합니다.

도은식

세상을 바꾸는 사람들
퍼플피플 2.0

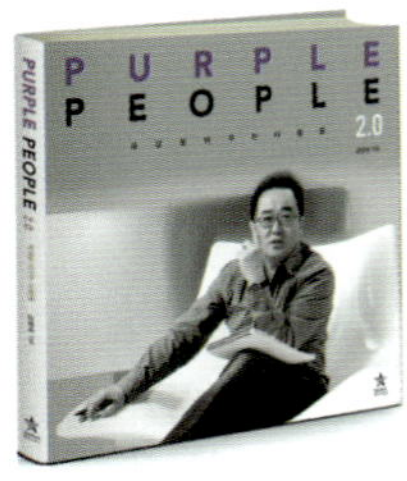

당신은 세상에 무엇을 남길 것인가?

일을 시작하기 전부터 가슴이 설레는 사람들, 일하는 동안에는 열정을 쏟을 수 있어 행복한 사람들, 자신이 좋아서 하는 일로 남들에게 기쁨을 나눠줄 수 있는 사람들…. 이들을 우리는 '퍼플피플'이라 부른다. 김영세 회장의 삶의 철학과 경험, 그의 디자인 작품들이 이 세상 젊은이들과 신세대 창업자들에게 '무'에서 '유'를 창조하고 '유'에서 '부'를 창조해 나눌 수 있다는 열정과 모티베이션이 되기를 기대한다. 당신 인생보다 더 오래 지속될 수 있는 무언가를 세상에 남길 수 있다면 인생을 훌륭하게 산 것이다. 비틀스는 우리가 여전히 즐기는 음악을 남겼고, 피카소는 그림을, 스티브 잡스는 애플을 남겼다. 당신은 무엇을 남길 것인가?

김영세 지음 | 284쪽 | 국배판 변형 | 값 22,000원

슈퍼 창업자들

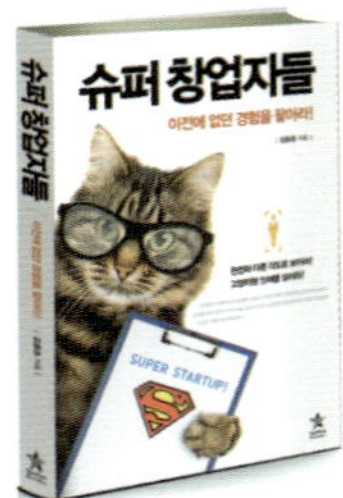

이전에 없던 경험을 팔아라!

국내외 대전환기에는 거대한 위협과 함께 거대한 기회도 몰려온다. 어떻게 위협은 피하고 기회는 잡을 것인가. 이제는 이전에 없던 경험을 팔아야 할 때다. 또한 완전히 다르게 보는 창의력을 발휘하여 고양이처럼 유연한 인재를 갖추어야 성공할 수 있다. 이 책은 다양한 사례를 들어 후발 주자가 성장을 구가하고 약자가 승리를 만끽하는 비결을 제시하고 있다. 2개의 PART로 구성되어 각 꼭지에는 비즈니스나 경쟁에서의 혁신, 성경 속의 반전, 그리고 고양이형 인재의 특질에 대해 이야기한다. 이 책을 숙독하면 남다른 성과를 창출하게 하는 차별화 프로세스를 발굴해낼 수 있을 것이다.

김종춘 지음 | 364쪽 | 신국판 | 값 18,000원

손정의 참모

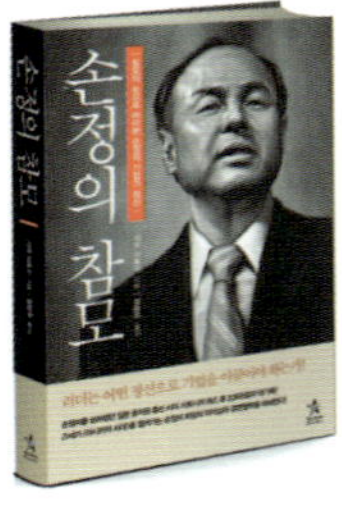

리더는 어떤 정신으로 기업을 이끌어야 하는가!

'풋내기 벤처 소프트뱅크'를 졸업하고 영업이익 1조 엔을 달성하며 '어른스러운 소프트뱅크'가 되기까지, 8년이 넘는 3,000일 동안 손정의 회장을 보좌했던 기록을 담았다. 현재의 소프트뱅크가 있기까지 손정의의 기업가정신과 리더십을 깊이 있게 다루어 '300년 존속 기업'으로 키우겠다는 손 회장의 야망과 결단력을 살펴볼 수 있다. 손정의 회장의 최측근인 비서실장이 옆에서 직접 경험하고 소통하고 실현했던 모습을 담았기에 더욱더 손정의 회장의 진면모를 느낄 수 있다. 리더를 꿈꾸는 독자들에게 손정의 회장의 메시지를 전하여 조직의 미래를 내다보고 강한 결의로 사람을 이끄는 글로벌 리더가 되기를 기원한다.

시마 사토시 지음 | 정문주 옮김 | 468쪽 | 신국판 | 값 20,000원

결핍이 만든 성공

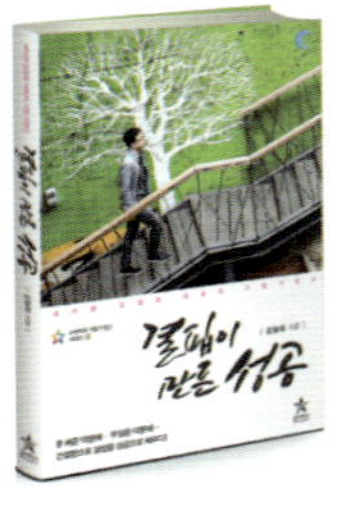

결핍을 극복한 세이펜 김철회 대표의 기업가정신

인생의 반전 드라마는 남보다 특별한 능력을 가지고 있는 사람이 만들어내는 게 아니다. 희망보단 절망과 좌절로 가득 찬 삶을 살았던 세이펜 김철회 대표는 부도가 나서 감옥까지 가게 되는 엄청난 실패 속에서도 남들보다 훨씬 더 많이 노력해야 한다는 절실한 마음가짐으로 주어진 역경을 극복했다. 세이펜을 개발해 커다란 성공을 이룬 후에는 자기 자신뿐만 아니라 주변 사람들과 성공을 나누고 기부하는 '나눔'을 실천하고 있다. 오늘보다는 내일 더 멋지게 성장하는 사람, 돈 많이 번 사람보다는 멋진 인생을 즐기는 사람, 교육 분야에서 왕성한 사업가로서 생명이 다하는 날까지 끊임없이 움직이며 활동하고 싶은 게 그의 꿈이다.

김철회 지음 | 292쪽 | 신국판 | 값 18,000원

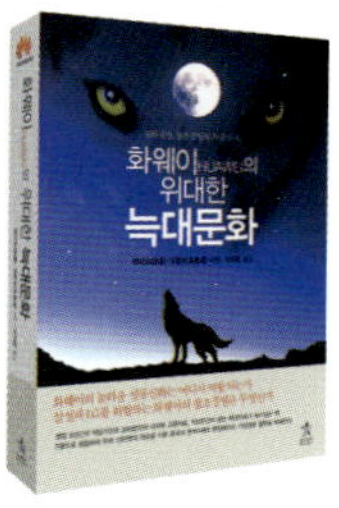

화웨이의 위대한 늑대문화

화웨이의 놀라운 성공신화! 그 중심에 늑대문화가 있다!

지난 20여 년간 화웨이가 성공할 수 있었던 비결은 도대체 무엇일까? 어떻게 해서 계속 성공을 복제할 수 있었을까? 화웨이의 다음 행보는 무엇일까? 화웨이의 68세 상업사상가, 마흔을 넘긴 기업 전략가 10여 명, 2040세대 중심의 중간 관리자, 10만여 명에 달하는 2030세대 고급 엘리트와 지식인이 주축이 된 지식형 대군이 전 세계를 누빈다. 전통적인 기업 관리 이론과 경험은 대부분 비지식형 노동자 관리에서 비롯했다. 이제 인터넷 문화 확산이라는 심각한 도전 앞에서 지식형 노동자의 관리 이론과 방법이 필요하다. 이를 꿰뚫은 런정페이의 기업 관리 철학은 당대 관리학의 발전에 크게 이바지했다.

텐타오, 우춘보 지음 | 이지은 옮김 | 452쪽 | 4×6배판 | 값 20,000원

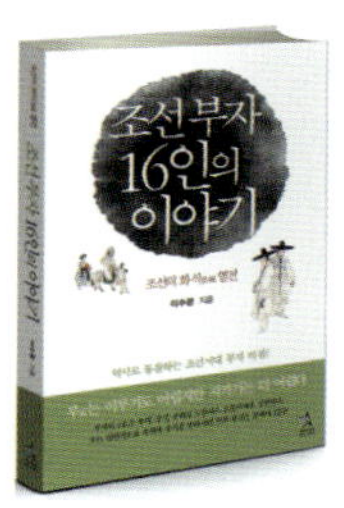

조선부자 16인의 이야기

역사로 통찰하는 조선시대 부자 비결!

부富를 축적하고 증식하기 위해서는 뚜렷한 목표가 있어야 한다. 돈을 버는 부자는 결코 결심이나 뜻으로 되는 것이 아니라 실행과 노력으로 이루어진다. 또한 부富는 이루기도 어렵지만 지키기는 더 어렵다. 부富가 완성되려면 축적, 증식, 분배의 세 요소가 어우러져 있어야 한다. 이 책에는 뜻을 세우고 실천하는 조선의 부자, 즉 자수성가한 부자들의 삶과 철학을 담았다. 이렇게 소개된 조선시대 부자 16인의 이야기를 바탕으로 옛 선인들의 철학과 삶의 지혜를 본받아 현시대의 부의 철학을 다시 바로잡고, 역사 속 실존 인물들의 이야기를 통해 자신의 삶에 접목한다면 한국판 노블리스 오블리제를 실천할 수 있을 것이다.

이수광 지음 | 400쪽 | 신국판 | 값 18,000원

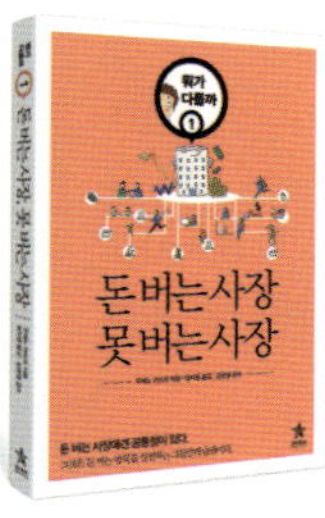

돈 버는 사장 못 버는 사장

돈 버는 사장에겐 공통점이 있다!

돈을 못 버는 이유를 불경기 탓으로 돌리지 않았는가? 이윤추구보다는 더불어 사는 사회를 만들기 위해 조금만 벌고 있다고 둘러대진 않았는가? 기업의 목적은 이윤창출이다. 사장은 본인의 회사와 사원들을 위해 돈을 많이 벌 수 있는 시스템을 만들어야 한다. 이 책은 돈 버는 사장이 될 수 있는 습관을 총 6장으로 분류하고, 돈 버는 사장과 못 버는 사장의 특징을 담은 50개의 키워드로 정리하였다. 현재 자신의 실수나 오류를 스스로 점검하고 돈 버는 사장으로 변화할 수 있는 방법을 일러스트를 포함한 구성으로 보다 쉽게 이해할 수 있도록 명쾌하게 제시한다.

우에노 미쓰오 지음 | 정지영 옮김 | 김광열 감수 | 260쪽 | 신국판 | 값 17,000원

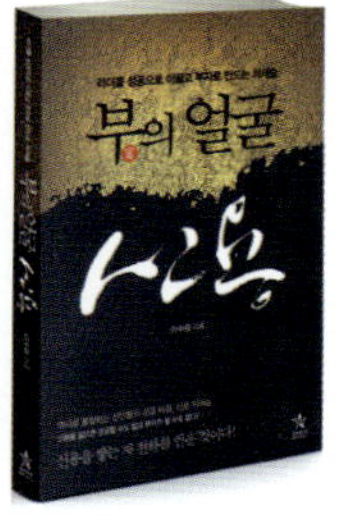

부의 얼굴, 신용

역사에서 통찰하는 선인들의 성공 비결, 신용 처세술!

무형의 재산으로 유형의 재산을 넘나드는 파급력을 지닌 '신용'. 대대손손 부를 부르는 사람들에게는 남과 다른 신용이 있었다. 역사소설의 대가 이수광 작가가 오랫동안 축적해온 방대한 역사적 지식에 신용을 접목한 이 책은 눈앞의 이익에 눈이 멀어 속임수를 쓰지 말라는 메시지와 함께 책임 있는 언행이 인격의 뿌리가 되어야 한다고 강조하고 있다. 현대를 사는 독자들이 구한말 조선 최고의 부자이자 무역왕으로 군림했던 '최봉준', 한나라의 전주 '무염' 등 역사 속 실존인물들이 신용을 발판으로 성공한 이야기를 가슴에 담고 신용을 생활화함으로써 '인복人福'과 '부富'를 부르는 귀인貴人이 되기를 기원한다.

이수광 지음 | 352쪽 | 신국판 | 값 16,500원

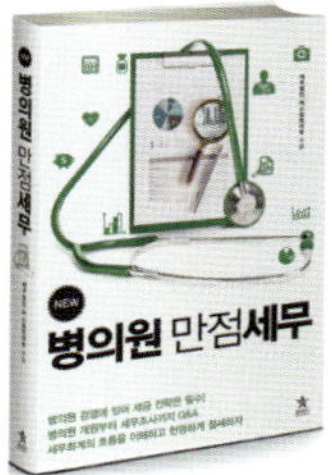

병의원 만점세무

병의원의 성공은 세무 회계에 달려 있다!

병의원을 운영하는 대부분의 경영자들은 다른 부분은 비교적 철저하게 관리하면서도 의외로 세금 문제에 부딪히게 되면 어려움을 겪는다. 이 책은 병의원 경영자들의 세무 관련 고민을 조금이라도 덜어주고자 병의원 컨설팅 전문 세무법인인 택스홈앤아웃의 전문적인 컨설팅 노하우를 담고 있다. 개원 준비부터 세무 조사, 세테크에 이르기까지 병의원 운영에 필요한 전반의 세무 문제를 다루고 있으며, 각 챕터마다 합리적인 세무 관리를 위해서 경영자는 어떻게 대처해야 하는지를 병의원의 사례를 들어 자세히 설명하고 있다. 또한 해당 사례를 일러스트로 표현하여 좀 더 쉽게 이해할 수 있도록 했다.

세무법인 택스홈앤아웃 지음 | 404쪽 | 신국판 | 값 20,000원

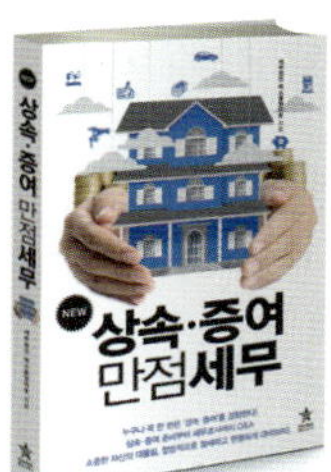

상속·증여 만점세무

소중한 자산의 대물림, 합법적으로 절세하고 현명하게 대비하자!

상속세와 증여세는 어느 정도 재산이 있는 사람이라면 누구나 해당되는 세금으로서 우리 생활과 밀접하게 관련되어 있다. 그리고 수익이나 소득이 아닌 재산 가치를 기준으로 세금을 부과하기 때문에 세금에 대한 부담감이 높아서 납세자뿐만 아니라 예비납세자의 관심과 문의가 많은 세금이다. 이 책은 평상시에 세금과 별로 관계없이 지내는 보통 사람들도 한 번쯤은 겪게 되는 사례들을 모았다. 또한 상속·증여와 관련된 세금에 의문이 있거나 세금 문제에 대비하고자 하는 예비납세자에게 유용한 길잡이로 활용되고, 나아가 상속세와 증여세에 대한 인식을 새롭게 하고 정확하고 합리적으로 납세하는 데 도움이 되고자 집필되었다.

세무법인 택스홈앤아웃 지음 | 420쪽 | 신국판 | 값 22,000원

대한민국 국민을 위한 인생 컨설팅 도서

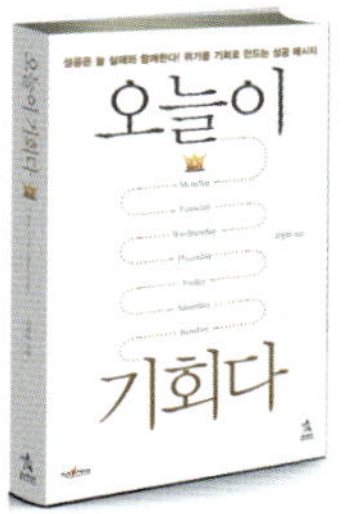

오늘이 기회다

내 생애 가장 젊은 날 '오늘이 기회다'

적당히 살거나 대충 살기에는 우리의 삶이 너무 짧고 아깝다. 세상이 변하길 원하고 상대가 변하길 바라기 전에, 나의 부족함을 냉정하게 파악하고, 남이 아닌 나를 변화시켜야 발전할 수 있다. 남과 다른 나만의 진정한 가치가 생기고, 비로소 남이 아닌 자신과 싸울 수 있는 힘이 생기기 때문이다. 과거의 내가 새로운 나를 탄생시키는 데 걸림돌이 되지 않도록 항상 과거의 나를 버리고, 새로운 모습으로 거듭날 수 있도록 노력해야 한다. 자신의 꿈을 이루어 성공하고 싶은 사람들과 리더의 자질을 갖추고자 하는 사람들에게 세이펜 김철회 대표의 실천철학을 삶에 적용하여 성공의 길로 향하는 데 도움이 되기를 희망한다.

김철회 지음 | 276쪽 | 신국판 | 값 16,000원

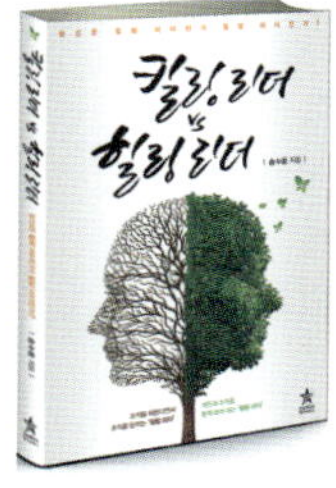

킬링 리더 vs 힐링 리더

당신은 킬링 리더인가 힐링 리더인가?

저자는 기업에서 리더십과 관련해 많은 강의를 하면서 다양한 리더들과 만났다. 그런데 과거의 패러다임에 얽매여 조직을 위험에 빠뜨리면서도 정작 자신은 그 심각성을 인지하지 못하고 있는 킬링 리더들을 많이 보았다. 이 책에는 리더를 크게 '킬링 리더'와 '힐링 리더'의 두 가지로 구분하고 스스로 힐링을 경험하여 리더에 이르는 '셀프 힐링', 최강의 팀으로 거듭나기 위한 '팀 힐링', 위대한 기업을 구현하게 만드는 '컬처 힐링' 등을 소개하고 있다. 또한, 다양한 사례를 통해 조직과 공동체의 발전을 위해 헌신하고 있는 리더들에게 현장에서 쉽게 이해하고 바로 적용할 수 있도록 방법을 제시하고 있다.

송수용 지음 | 284쪽 | 신국판 | 값 17,000원

백인천의 노력자애

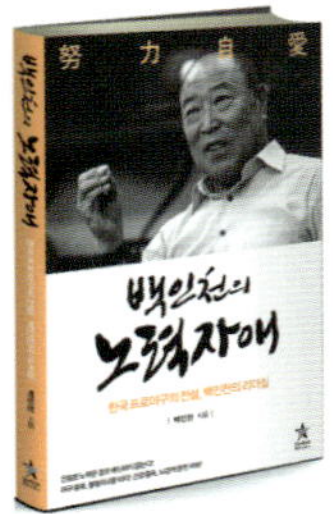

한국 프로야구의 전설, 백인천의 리더십

한국 프로야구 불멸의 타율 4할, 백인천의 인생철학과 그가 새겨놓은 프로야구의 역사를 책 한 권에 담았다. 반평생을 오직 야구 인생으로 살아온 백인천의 발자취를 돌아보면서 야구와 건강 두 마리 토끼를 쟁취하기 위해 혹독한 훈련을 견뎌 불멸의 4할 타자, 백인천의 이름이 프로야구의 전설로 남아있게 된 것이다. 이 책은 총 10장으로 구성되었으며 백인천 감독이 야구와 같은 인생을 살았듯 이 책의 콘셉트 역시 야구 경기처럼 1회 초부터 9회 말과 연장전 그리고 하이라이트 순으로 이어진다. 야구 프로에서 건강 프로가 되기까지 백인천 감독의 인생을 통해 독자 여러분도 인생의 진정한 프로로 거듭나기를 희망한다.

백인천 지음 | 388쪽 | 신국판 | 값 20,000원

논어로 리드하라

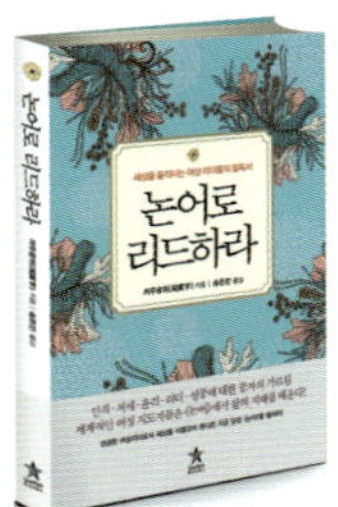

여성 리더로 성공을 꿈꾼다면 지금 당장 《논어》를 펼쳐라!

현대는 강하고 수직적인 남성적 리더십보다 감성적이고 관계지향적인 여성적 리더십을 요구하는 사회로 변화하고 있다. 이러한 변화를 입증하기라도 하듯 한국에서는 사상 최초로 여성 대통령이 탄생했다. 국제적으로는 미국 국무부장관 힐러리 클린턴, 세계적으로 영향력 있는 여성 방송인 오프라 윈프리, 독일의 메르켈 총리 등 수많은 여성 리더들이 있다. 따뜻한 리더십으로 무장한 여성 지도자들의 공통점은 인생에서 중요한 가치를 깨닫고 더 나은 자신이 되기 위해 철학책과 고전을 많이 읽으면서 내면을 수양했다는 것이다. 쉽게 풀어 쓴 논어를 가까이하여 더 많은 여성이 우리나라뿐 아니라 세계를 리드하기 바란다.

저우광위 지음 | 송은진 옮김 | 344쪽 | 신국판 | 값 18,000원

어둠의 딸,
태양 앞에 서다

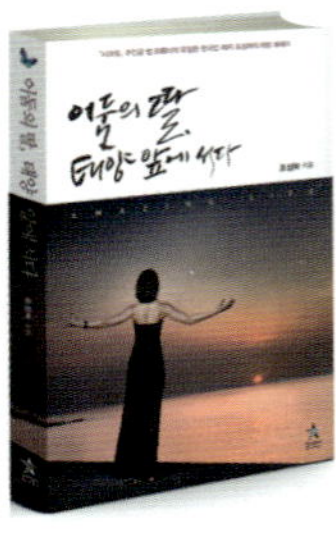

초라한 들러리였던 삶을 행복한 주인공의 삶으로!

세계적인 베스트셀러 《시크릿》의 주인공 밥 프록터의 유일한 한국인 제자인 조성희의 첫 번째 에세이집. 스스로 어둠의 딸이었다고 할 정도로 어려운 환경에서 마인드 교육을 통해 변화한 저자의 진솔한 이야기가 담겨 있다. '어둠'을 '얻음'으로 역전시키는 그녀만의 마인드 파워는 고뇌에 찬 결단과 과감한 도전정신으로 만들어낸 선물이다. 누구나 생각하는 대로 인생을 멋지게 살 수 있다. 어떻게 목표를 세우고, 어떤 생각을 하고, 무슨 꿈을 꾸느냐에 따라 인생은 달라진다. 꿈이 없어 짙은 어둠의 터널 속에서 절망을 먹고사는 사람들뿐만 아니라 심장이 뛰는 새로운 돌파구를 찾으려는 모든 사람에게 중독될 수밖에 없는 필독서.

조성희 지음 | 404쪽 | 신국판 | 값 18,900원

나만 나처럼
살 수 있다

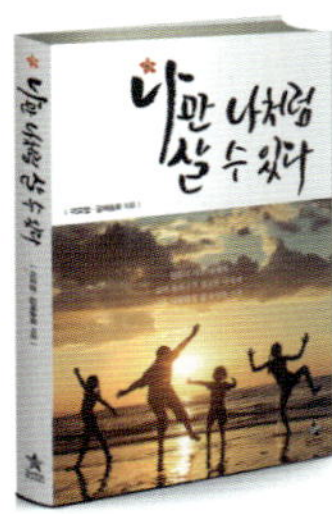

이제 나는 말한다, '나만 나처럼 살 수 있다'고

이제 나는 말한다, '나만 나처럼 살 수 있다'고 누구나 살면서 두 번, 세 번, 아니 수도 없이 쓰러진다. 이때 가장 필요한 것은 다시 일어설 수 있는 힘이 다. 그런데 안타까운 것은 많은 사람들이 이 힘을 보지 못한다는 점이다. 털어버릴 힘, 자신감, 자존감, 긍정적 가치관, 공동체를 지향하는 신념, 자아 정체성, 나를 조절할 수 있는 힘, 타인과의 소통이 세상을 살아가는 힘이다. 세상의 기준으로 보면 내세울 것 없는 사람이라도 '내 안의 행복'을 찾으면 비로소 나는 나 답게 살 수 있다. 이 한 권의 책이 누군가에게 꼭 필요한 지침서가 되고, 영혼까지 깊이 웃게 해주는 삶의 돌파구가 되기를 희망한다.

이요셉 · 김채송화 지음 | 372쪽 | 신국판 | 값 18,000원

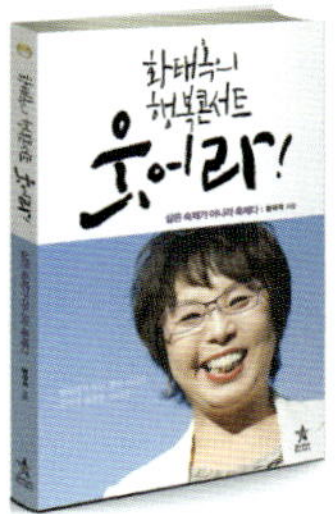

황태옥의 행복 콘서트
웃어라!

웃음 컨설턴트 황태옥의 행복 메시지, 세상을 향해 웃어라!

웃음 전도사로 유명한 저자가 지난 10년간 웃음으로 어떻게 인생을 다시 살게 되었는지 진솔하게 풀어낸 책이다. 암을 극복하고 웃음과 긍정 에너지로 달라진 그녀의 삶을 보면서 함께 변화를 추구한 주변 사람들의 사례는 물론 10년간의 삶의 흔적이 고스란히 담겨 있다. 독자들이 이 책을 읽고 삶을 업그레이드해 생활 속에서 행복 콘서트의 주인공이 될 수 있는 힘을 얻기를 희망한다. 또한 웃음을 통해 저자를 능가하는 변화된 삶을 살기를 바란다. "한 번 웃으면 한 번 젊어지고 한 번 화내면 한 번 늙는다(一笑一少一怒一老)"는 말이 있듯이 행복지수를 높여 삶을 춤추게 하고 싶다면 바로 지금 세상을 향해 웃어라!

황태옥 지음 | 260쪽 | 신국판 | 값 17,500원

니들이
결혼을 알어?

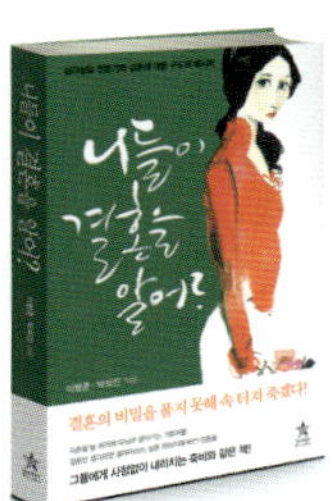

결혼이라는 바다엔 수영을 배운 후 뛰어들어라!

결혼은 액션이다! 아무런 행동도 하지 않고 막연히 앉아서 행복하길 기다리는 사람들의 결혼은 그 자체로 불행한 일이다. 이 책은 이병준 심리상담학 박사와 그의 아내이자 참행복교육원에서 활동하고 있는 공동 저자 박희진 실장이 상담현장에서 접한 생생한 사례를 토대로 하고 있다. 기혼자들과 결혼 판타지에 빠진 청춘에게 '꼭 해주고 싶은 말'을 읽기 쉬운 스토리 형식으로 담았다. 대부분 경고 수준의 문구지만 결혼식 준비는 철저하게 하면서 결혼준비는 소홀히 하는 이들에게 결혼의 중요성을 일깨워준다. 늘 머리에 '살아? 말아?'를 넣어두고 살아가는 이들에게 '까짓 살아보지 뭐!'라며 툴툴 털고 일어서게 하는 힘을 줄 것이다.

이병준 · 박희진 지음 | 380쪽 | 신국판 | 값 18,000원

미래 인사이트 도서

거대한 기회

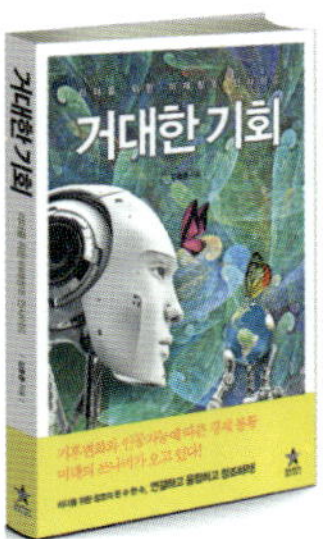

창조 지능 리더십을 선사할 '거대한 기회'를 잡아라!

세상이 짧은 시간에 급격하게 변하고 있다. 난공불락의 요새도 없고 절대적 강자도 없다. 이러한 시대에 살아남으려면 유연하게 변화하고 창조해야 한다. 현대의 리더는 변화의 큰 흐름을 읽고 거기서 기회를 포착해야 한다. 불꽃이 아니라 불길을 보아야 하고, 물결이 아니라 물살을 보아야 한다. 이 책은 리더들에게 시대의 흐름을 한눈에 보여주고자 불확실한 미래에 접근하는 방법을 다양하게 제시하고 있다. 남보다 더 넓게 보는 안목을 키우고 패러다임을 자기만의 방식으로 삶과 비즈니스에 접목함으로써 더욱 큰 사회공동체와 인류공동체를 위해 공헌하는 창조의 마스터가 되어보자.

김종춘 지음 | 316쪽 | 신국판 | 값 18,500원

잡job아라
미래직업 100

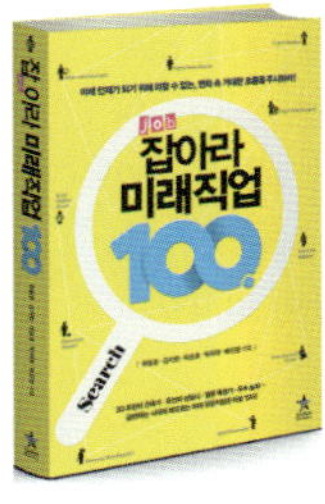

변화 속 거대한 미래직업의 흐름을 주시하라!

미래에는 로봇 혁명을 통해 전혀 새로운 일자리와 노동 시장이 만들어질 전망이다. 인간을 채용하는 대신 새로 개발된 기계를 활용하고 3D 프린팅, 무인차, 무인기, 사물인터넷, 빅데이터 등 시대의 패러다임을 바꿀 기술들이 노동 시장을 뒤흔들 것이다. 이 책은 이러한 문제점에 접근하기 위해 미래 노동 시장과 일자리를 끊임없이 추적한 성과물인 100가지의 미래 유망직업에 대해 서술하고 있다. 건강하고 안전한 미래, 편리하고 스마트한 미래, 상상이 현실이 되는 미래, 지속성이 보장되는 미래 이렇게 총 4챕터로 이루어져 있고 짧은 글들로 짜였지만 미래 노동 시장과 산업 전반에 대한 내용과 통찰력이 압축돼 있다.

곽동훈 · 김지현 · 박승호 · 박희애 · 배진영 지음 | 444쪽 | 신국판 | 값 25,000원

건강/의학 도서

굿바이, 스트레스

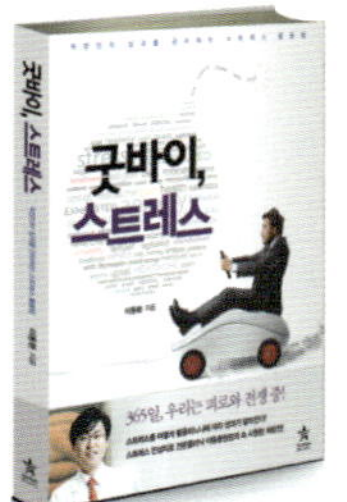

만성피로 전문클리닉 이동환 원장의 속 시원한 처방전!

대부분의 사람들은 흔히 스트레스라고 하면 부정적인 인식이 앞서 '나쁜 스트레스'만 떠올린다. 많은 현대들이 과도한 스트레스 때문에 힘들어하고 심한 경우 신체 질병까지 얻게 된다. 하지만 우리가 보편적으로 인식하고 있는 스트레스의 부정적인 이미지와는 달리 적절한 스트레스는 오히려 삶에 동기부여를 해줄 뿐 아니라 자극제가 되기도 한다. 저자는 스트레스를 무조건 줄이라고 하지 않는다. 오히려 스트레스를 적절히 관리해서 성과와 연결하는 방법을 소개한다. 계속되는 스트레스에 매몰되어 헤매는 것이 아니라 긍정적인 마음의 근육을 키워 스트레스를 통해 새로운 에너지를 얻음으로써 성과까지 창출하는 비법을 배워보자.

이동환 지음 | 260쪽 | 4×6배판 | 값 18,000원

잘못된 치아관리가 내 몸을 망친다

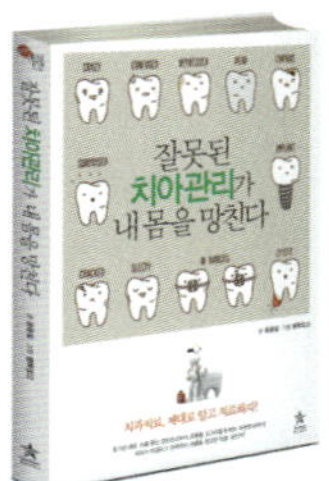

치과의사가 알려주는 치아 상식과 치과 치료의 오해와 진실!

치아는 잠자리에서 일어나는 아침부터 잠자리에 드는 저녁까지 모든 음식을 맛보는 즐거움을 우리에게 선사한다. 오복의 한 가지라 할만큼 치아건강은 인간의 행복에 큰 영향을 미친다. 이 책에서 치과의사인 저자는 일상생활에서 지켜야 할 치아 건강 관리법은 물론 상세한 치과 진료 과정, 치과 진료에서 궁금했던 점을 들려준다. 또한 잘못된 치아관리가 내 몸을 망칠 수 있으므로 제대로 알고 제대로 치료해야 건강한 치아를 간직할 수 있다고 강조한다. 이 책에는 치아전문 일러스트레이터들이 그린 생생한 일러스트를 실어 치료 과정을 쉽게 이해할 수 있도록 했다. 다양한 증상에 어떻게 대처해야 하는지 알려주는 유용한 책이다.

윤종일 지음 | 312쪽 | 4×6배판 | 값 20,000원

취미/기타 도서

매직스윙

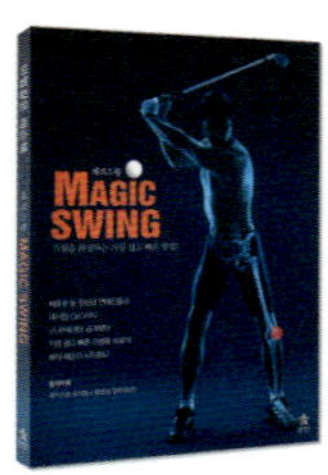

좀처럼 골프가 늘지 않는다면 매직스윙하라!

골프를 즐기는 사람은 많지만 정확한 스윙법을 구사하는 사람은 드물다. 프로든 아마추어든 골프를 시작한 나이, 체형, 성별 등에 따라 스윙법이 각각이지만 각 골퍼들의 스윙 문제는 비슷하기 마련이다. 이런 문제 해결을 위해 이병용 프로가 만든 '매직스윙'은 쉽고 간단하면서 효과도 빨라 수많은 유명 연예인, 기업체 CEO들을 반하게 했다. 이병용 프로는 보다 많은 사람들에게 매직스윙이 담긴 독자적인 레슨 이론을 소개하기 위해 책을 펴냈다. 좀처럼 골프 실력이 늘지 않아 고민 중인 분에게 이 책은 마치 직접 개인레슨을 받는 것과 같은 놀라운 경험을 선사할 것이다. 모두 골프의 매력에 빠질 준비를 해보자.

이병용 지음 | 208쪽 | 국배판 | 값 35,000원

위대한 개츠비

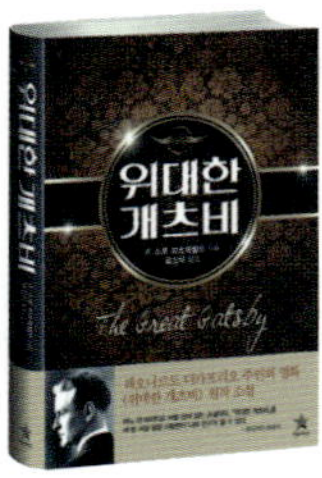

20세기 영미문학 최고의 걸작!

1974년에 이어 2013년 또다시 영화화되어 화제를 불러일으켰던 《위대한 개츠비》는 미국인이 가장 좋아하는 대표적 소설이다. 작품 배경이 되는 시기는 제1차 세계대전 직후, 이른바 '재즈 시대'라고 불리는 1920년대. 급격한 산업화와 전쟁의 승리로 풍요로워진 시대에 전쟁의 참화를 직간접적으로 경험한 젊은이들의 다양한 삶의 모습을 매우 섬세한 필치로 풀어낸 작품이다. 소설 속 주인공 개츠비는 젊은 시절의 순수한 사랑을 이루려고 자신을 내던진다. 아메리칸 드림을 이룬 그의 머릿속에는 부의 유혹에 넘어간 사랑하는 여인 데이지를 되찾으려는 생각밖에 없다. 그러나 현실은 그의 꿈을 용납하지 않는데….

F. 스콧 피츠제럴드 지음 | 표상우 옮김 | 4×6판 | 316쪽 | 값 12,000원

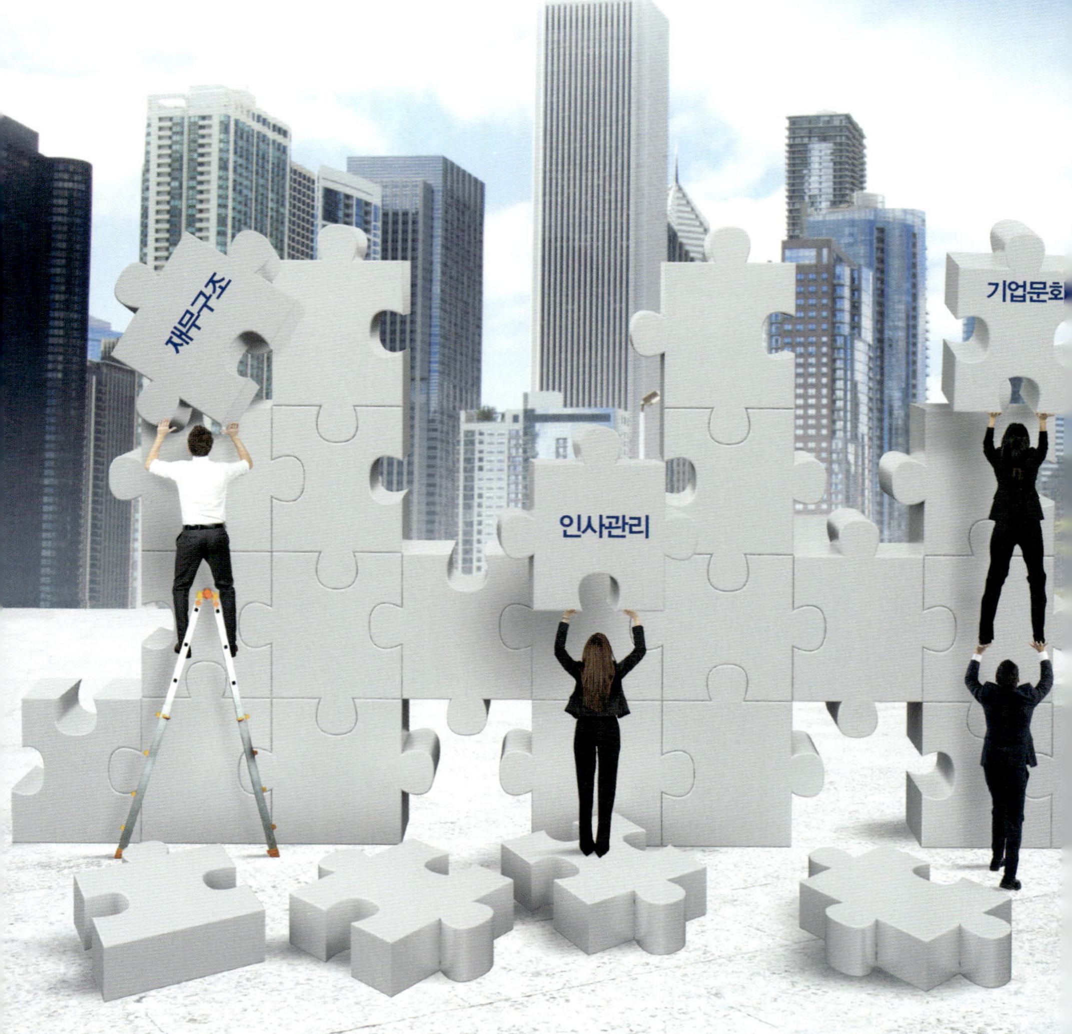
기업과 병·의원의 성장과 연속성을 위한 컨설팅 전문 지원센터

조세일보 기업지원센터

기업과 병·의원을 위한 최상의 플랫폼을 제공합니다!

조세일보 기업지원센터는 전문가 자문 그룹을 통한 재무구조 개선과 인사관리, 기업문화 창출 등
기업의 체계적인 성장과 건강한 기업문화를 확립할 수 있는 경영 컨설팅을 지원하고 있습니다.

재무구조
기업문화
인사관리

조세일보 기업지원센터   서울 강남구 강남대로62길 3 한진빌딩 5층 전화 02-6969-8918 / www.joseilbobiz.co.kr

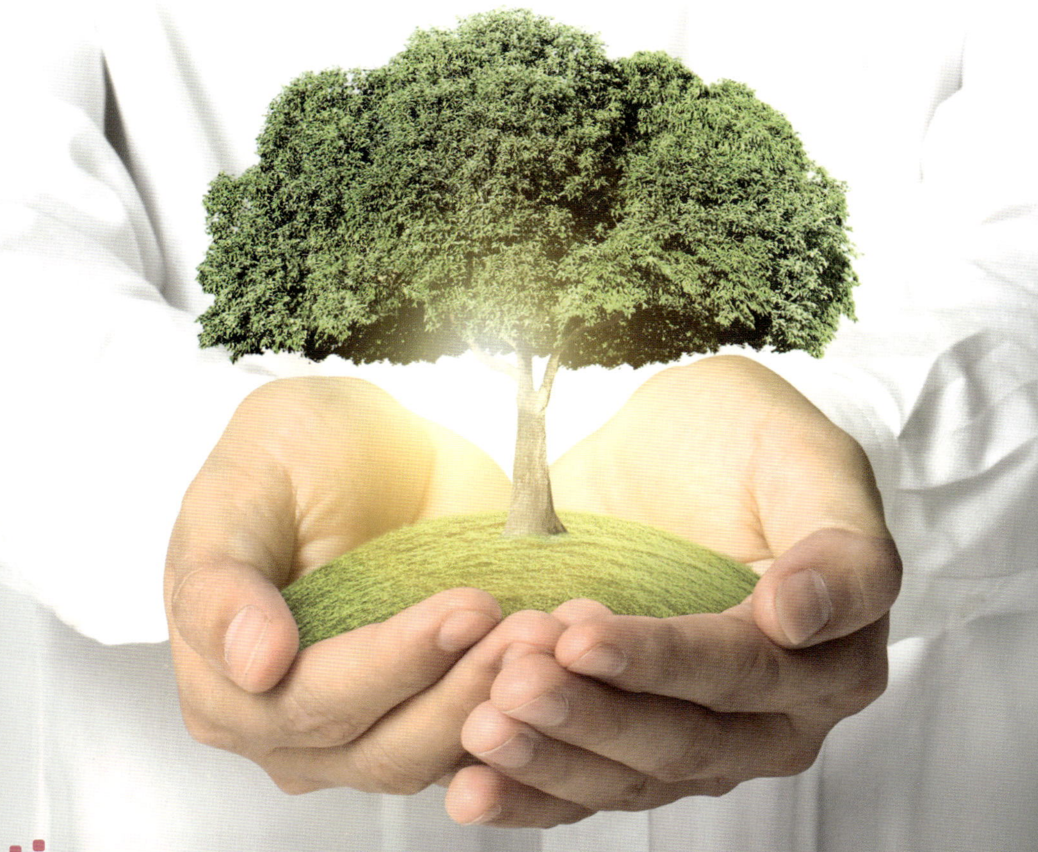
전자신문
기업성장 지원센터
기업과 병·의원의 체계적인 성장을 위한 전문 컨설팅 지원센터
창업주의 경영 노하우와 철학을 제대로 계승하고 기업의 DNA와 핵심가치를 유지하는 질적 성장의 힘!
전자신문 기업성장 지원센터는 100년 기업을 위한 CEO 경영 철학 계승 전략을 지원하겠습니다.
기업의 규모를 키우기만 해서는
장수기업의 대열에 합류하기 어렵습니다!
전자신문 | 기업성장지원센터 서울시 강남구 역삼동 837-9 한진빌딩 5층 전화 02-6969-8925 / www.ceospirit.etnews.com

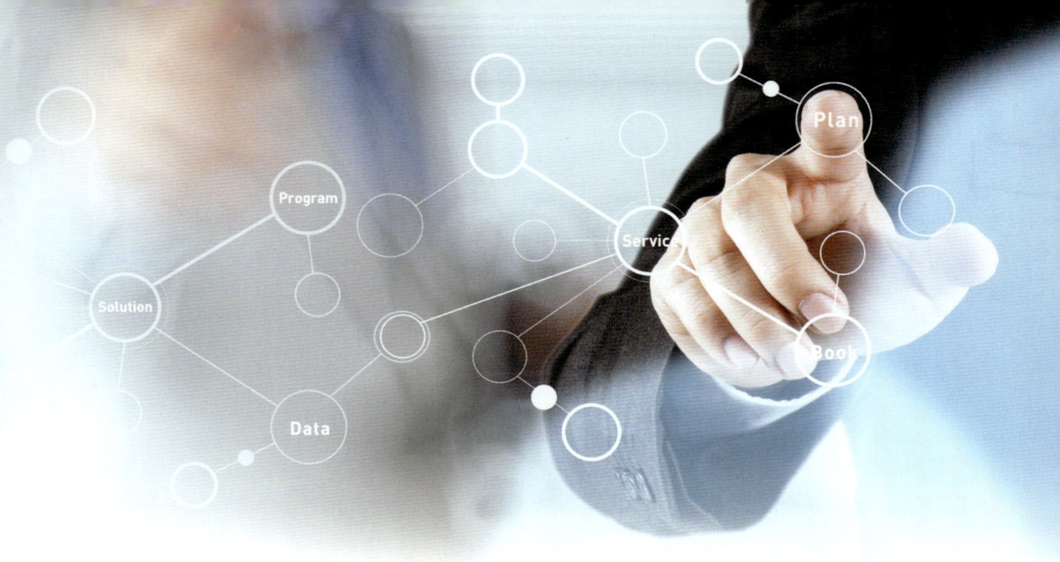

기업과 병·의원의 성장과 연속성을 위한 컨설팅 전문 그룹

스타리치 어드바이져

- 전문가 자문 그룹 플랫폼 제공
- 전자신문 기업성장 지원센터 운영
- 직원 성과 극대화를 위한 교육 프로그램 운영
- 스타리치 어드바이져 Gift Book 서비스
- 조세일보 기업지원센터 운영
- 기업문화 창출을 위한 교육 프로그램 운영
- 스타리치 CEO 기업가정신 플랜
- 김영세의 기업가정신 콘서트 주최

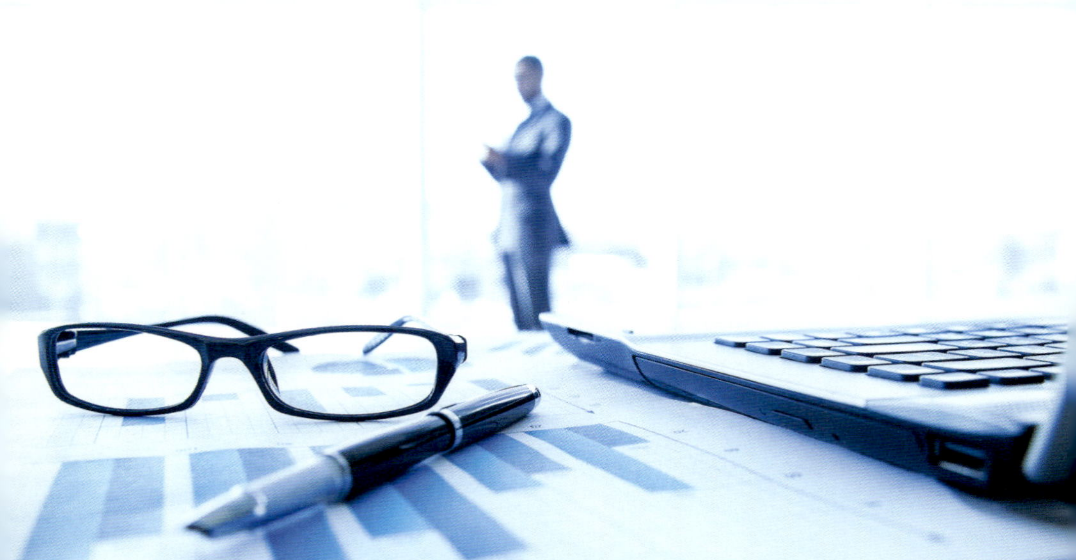

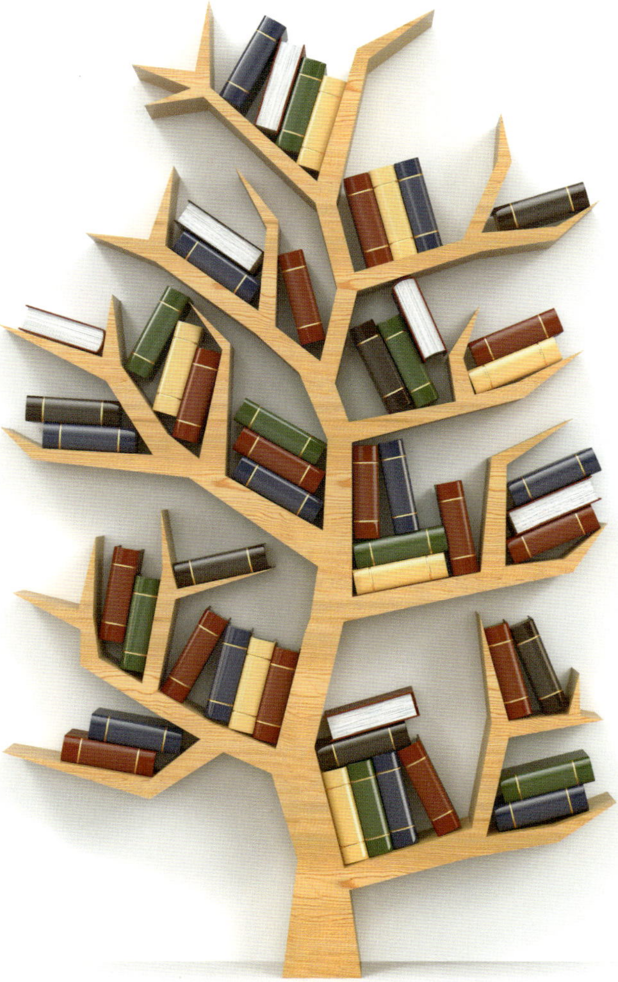

한국경제TV

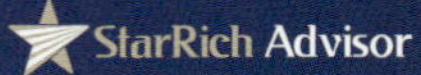
StarRich Advisor

김영세의
기업가정신
콘서트

100년 기업으로 향하는 기업가정신!
창업주의 경영 노하우와 철학을 제대로 계승하고
기업의 DNA와 핵심가치를 유지하는 질적 성장의 힘!

〈김영세의 기업가정신 콘서트〉는 매월 찾아갑니다.

주관 | 한국경제TV 주최 | 스타리치 어드바이져
후원 | 조세일보 기업지원센터 · 전자신문 기업성장 지원센터

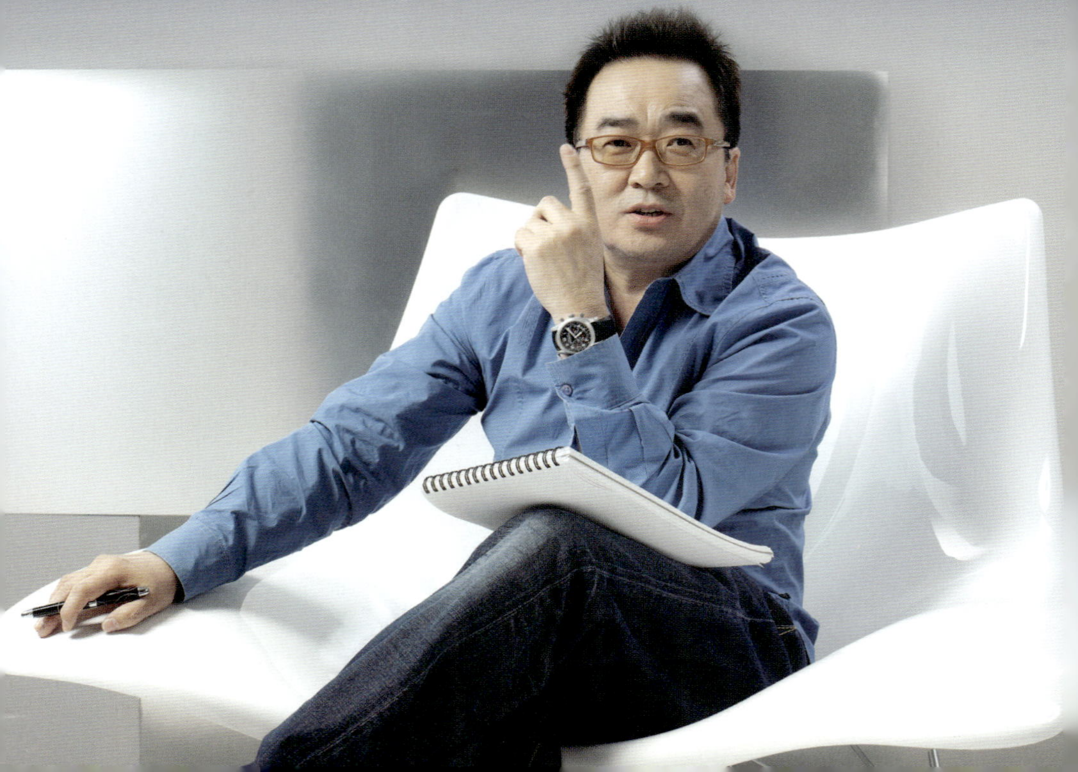

잘못된 상식이 척추 건강을 해칠 수 있다!

검증되지 않은 의료정보는 독이다!

모든 병은 원인을 제대로 알고 빠르고
정확히 치료해야 한다!
30여 년 척추전문의로 살아온
더조은병원 도은식 병원장의 경험과 노하우,
그리고 척추에 대한 오해와 진실을 밝힌다!

도은식 지음 | 252쪽 | 신국판 | 값 20,000원

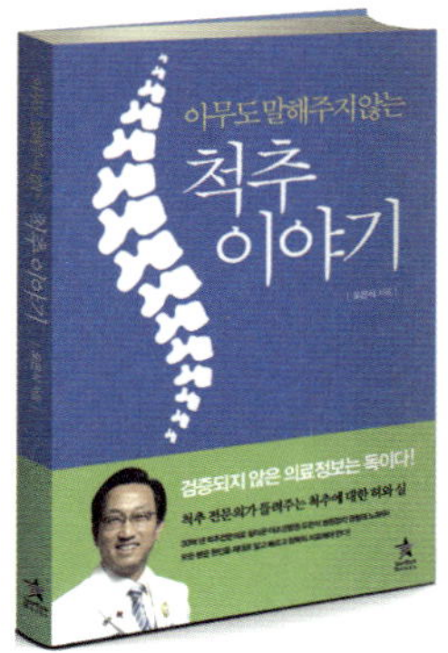

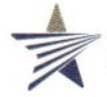

StarRich Advisor / StarRich Books

스타리치 패밀리 회원이란?

하나의 아이디로 스타리치에서 운영하는 사이트(스타리치 어드바이져, 스타리치북스, 스타리치몰, 스타리치 잉글리시 등)와의 모든 거래 및 서비스 이용을 편리하고 안전하게 사용할 수 있는 스타리치 통합 회원제 서비스입니다.

스타리치 패밀리 회원 혜택

- 스타리치몰에서 사용 가능한 적립 포인트(도서 정가의 5%) 제공
- 스타리치북스에서 주최하는 북콘서트 사전 초대
- 스타리치북스 신간 도서 메일 서비스 제공
- 스타리치 어드바이져/북스에서 주최하는 포럼 및 세미나 정보 제공
- 스타리치 어드바이져에서 제공하는 재무 관련 정보 제공

스타리치 패밀리 회원 등록 기존 스타리치 패밀리 회원일 경우 등록된 ID를 기재 부탁드립니다.

이름	연락처
주소	생년월일
이메일 주소	구매 도서명 아무도 말해주지 않는 **척추 이야기**
패밀리 회원 ID	소속(회사/학교)

사용하실 패밀리 회원 ID를 적어주시면 임시 비밀번호를 문자로 발송해드립니다.

접는 선

개인정보 사용 동의서

스타리치 패밀리 홈페이지는 수집한 개인정보를 다음의 목적을 위해 활용합니다. 이용자가 제공한 모든 정보는 하기 목적에 필요한 용도 이외로는 사용되지 않으며, 이용 목적이 변경될 시에는 사전동의를 구할 것입니다.

1) 회원관리
① 회원제 서비스 이용 및 제한적 본인 확인제에 따른 본인확인, 개인 식별
② 불량회원의 부정 이용방지와 비인가 사용방지
③ 가입의사 확인, 가입 및 가입횟수 제한
④ 분쟁 조정을 위한 기록보존, 불만처리 등 민원처리, 고지사항 전달

2) 신규 서비스 개발 및 마케팅·광고에의 활용
① 신규 서비스 개발 및 맞춤 서비스 제공
② 통계학적 특성에 따른 서비스 제공 및 광고 게재, 서비스의 유효성 확인
③ 이벤트 및 광고성 정보 제공 및 참여기회 제공
④ 접속빈도 파악 등에 대한 통계

상위 내용에 동의합니다.

년   월   일   서명_________________________ (인)

스타리치 패밀리 회원 비밀번호 변경은 www.starrichmall.co.kr에서 하실 수 있습니다.
엽서를 보내주시는 분들에 한하여 스타리치몰에서 사용 가능한 포인트(도서 정가의 5%)를 지급해 드립니다.
앞으로 더욱 다양한 혜택을 드리고자 노력하는 스타리치가 되겠습니다. **문의** 02-6969-8903 starrichbooks@starrich.co.kr